AF476482

l'atlas est in f° 

RECHERCHES

# D'ANATOMIE TRANSCENDANTE

ET

# PATHOLOGIQUE.

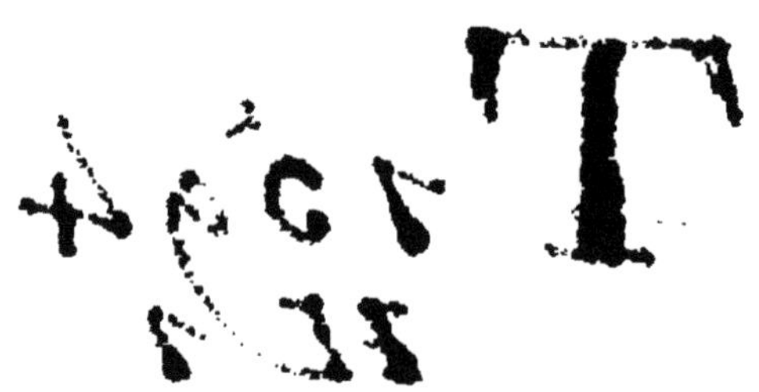

IMPRIMERIE DE FIRMIN DIDOT FRÈRES,
IMPRIMEURS DE L'INSTITUT, RUE JACOB, N° 24.

# RECHERCHES
# D'ANATOMIE TRANSCENDANTE
ET
# PATHOLOGIQUE.

THÉORIE DES FORMATIONS ET DES DÉFORMATIONS ORGANIQUES, APPLIQUÉE A L'ANATOMIE DE *RITTA-CHRISTINA*, ET DE LA DUPLICITÉ MONSTRUEUSE,

Accompagnée de 20 planches.

PAR M. SERRES,

MEMBRE DE L'INSTITUT DE FRANCE (ACADÉMIE DES SCIENCES), MÉDECIN DE L'HÔPITAL DE LA PITIÉ, ETC.

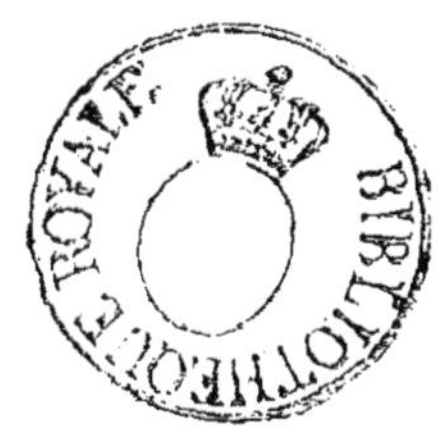


A PARIS,

CHEZ J. B. BAILLIÈRE,

LIBRAIRE DE L'ACADÉMIE ROYALE DE MÉDECINE,
Rue de l'École-de-Médecine, n° 13 bis.

A LONDRES, MÊME MAISON, 219, REGENT STREET.

1832.

# DÉDICACE.

A. M. E. Geoffroy St.-Hilaire, président de l'Académie des sciences (Institut de France), professeur-administrateur au Muséum d'Histoire naturelle, etc.

A L'AMITIÉ,

AU TALENT,

AUX VERTUS QUI HONORENT LE SAVANT!

L'auteur,

SERRES.

# ERRATA.

Pages, lignes.

85, 18, il y a aussi un cerveau, *lisez*, il y a ainsi.

123, 18, ganglions cervicaux intercostaux, *lisez*, ganglions cervicaux et intercostaux.

182, 15, leur repos, *lisez*, leurs repas.

18, la communauté du repos, *lisez*, la communauté des repas.

209, 19, tous à la distinction, *lisez*, à la fonction.

223, 19, supposer, *lisez*, supposez.

238, 5, fournissait au tronc, *lisez*, un tronc.

246, 4, renflement intérieur, *lisez*, inférieur.

251, 4, et que des deux organes, elles n'aient produit qu'un seul, *lisez*, et qui de deux organes se sont réduits à un seul.

253, 19, un ventricule, *lisez*, une vésicule.

265, 19, détendu par, *lisez*, distendu.

270, 11, que représentaient, *lisez*, représentent.

274, 14, s'ouvraient dans l'intérieur, *lisez*, à l'extérieur.

# RECHERCHES

## D'ANATOMIE TRANSCENDANTE ET PATHOLOGIQUE.

# THÉORIE

## DES FORMATIONS ET DES DÉFORMATIONS ORGANIQUES, APPLIQUÉE A L'ANATOMIE DE *RITTA-CHRISTINA*, ET DE LA DUPLICITÉ MONSTRUEUSE.

Par E. R. A. SERRES.

# PREMIÈRE PARTIE.

### ARTICLE PREMIER.

#### DES LOIS DE FORMATION DE L'ORGANISATION ANIMALE.

Les recherches sur l'organogénie, auxquelles je me livre depuis plusieurs années, m'ont permis d'établir les règles que suit la nature dans la formation successive des organes.

Tous se développent de la circonférence au centre; tous sont d'abord symétriques ou doubles. Les organes simples qui, chez les animaux, occupent la ligne médiane, et que nous nommons *impairs,* ont primitivement été pairs, c'est-à-dire composés de deux moitiés analogues.

Ces deux moitiés analogues, en marchant de dehors en dedans, sont amenées au point de contact; parvenues à ce point, elles s'engrènent, s'unissent intimement, et de telle manière, que deux parties organiques n'en forment plus qu'une seule. De pair l'organe devient impair.

Cette dernière loi est celle de conjugaison et d'*affinité.* Elle dérive, comme on voit, de celle de *symétrie,* de même que celle-ci n'est que la conséquence rigoureuse de la loi générale des formations de la *circonférence au centre.*

L'embryon de tous les vertébrés se forme et se développe d'après ces lois constantes. Tout embryon, ou tout organe qui n'arrive pas au type qui lui est propre, le fait d'après une dérivation de ces règles. Tout organe ou tout embryon qui dépasse ce type, leur reste également assujéti.

Ces déviations de la règle sont rarement générales; limitées le plus souvent à un ou deux systèmes organiques, elles n'intéressent que les parties à la formation desquelles concourent ces systèmes. Les autres appareils, étrangers à ces déviations, parcourent les métamorphoses qui leur sont propres, et les organes qu'ils constituent, ne sont ni arrêtés ni modifiés dans leur développement.

Il n'en est pas de même du système sanguin; système qu'on peut regarder comme régulateur des autres, ou comme formateur, en ce sens qu'il apporte avec lui les matériaux sans lesquels aucun organe ne peut se former ou se développer complètement. D'où il suit que, bien que ce système prenne son origine dans les parties, ses déviations sont nécessairement ressenties et partagées par les organes. D'où il suit encore que le nombre, le volume ou la masse des organes, sont toujours en raison directe du nombre et du calibre des artères qui leur sont destinées. Ce rapport des artères aux organes, est général et invariable, dans l'anatomie normale, anormale et pathologique.

La puissance de la nature, se manifeste tout entière dans ces diverses formations. Avec les mêmes matériaux, et par des procédés semblables, elle développe tantôt ces êtres réguliers destinés à vivre et à se reproduire; tantôt ces monstres par excès et par défaut de parties, frappés à mort en quittant le sein de leur mère; et d'autres fois enfin, ces enfants à organes surnuméraires dont l'existence, rompant tout à coup une harmonie qui nous paraît inséparable de la vie, viennent donner à notre physiologie un démenti si amer. Quel sujet de méditation!

Je n'ai pas l'intention de le parcourir dans son entier; je vais seulement considérer les monstres comme anatomiste. Ce sont les vérités matérielles qu'ils renferment que je m'attacherai à faire ressortir.

On est accoutumé, dans cette partie de la science, à des hypothèses si ingénieuses, on a fait de la monstruosité un roman si bizarre, que la vérité toute nue paraîtra peut-être décolorée à côté de ces rêves de l'esprit. On ne trouvera pas ici toute la mythologie personnifiée et réalisée par les monstres; on n'y verra pas non plus ces déductions, au moins prématurées, de l'*homologie,* qui nous montrent comme possibles, la transformation du coccix en crâne, du bulbe de terminaison de la moelle épinière en cerveau, du pénis en organe nasal, des maxillaires en membres, etc.

Mais en nous renfermant dans les limites de la nature, nous débarrasserons la science des hypothèses que l'on a imaginées pour expliquer le merveilleux qu'on lui supposait. Nous n'aurons recours ni à cette gigantesque idée de la préexistence des germes et des organes, qui a frappé de stérilité les plus belles recherches en anatomie, ni à ces lois irrégulières qui nous montrent l'organisation sous l'action d'une puissance aveugle et capricieuse, ni à ces jeux prétendus de la nature qui tournent les difficultés sans jamais les résoudre.

L'état présent de l'anatomie nous permet de suivre des voies moins tortueuses. L'organogénie, que d'Aquapendente Harvey, Ruysch et Malpighi élevèrent si haut, se dégage des liens qui l'étouffèrent à sa naissance.

L'ancien système des préexistences organiques s'écroule de toute part. Des pensées hardies et profondes s'échappent de ses ruines, et la théorie de l'épigénésie, dont Wolf peut être regardé comme le créateur, s'élève à l'insu même des anatomistes qui y coopèrent le plus utilement.

On ne croit plus maintenant que toute l'organisation animale se développe spontanément et d'un seul jet. On ne croit plus que les organes se forment comme une bulle de savon, dont on a si long-temps emprunté l'image, pour donner une idée des développements. On ne croit plus que l'intussusception soit le moyen unique de l'accroissement des organes. Cette physiologie est à deux siècles de nous.

Plus on étudie les embryons des animaux et de l'homme, plus on trouve que la formation des organes est graduelle et successive; chaque pas que l'on fait, dans cette partie si élevée de l'anatomie, atteste que les organes sont d'autant plus fractionnés que l'embryon est plus jeune; que la justaposition de ces matériaux d'abord isolés, ou l'addition de couches nouvelles sur des couches déja existantes, est le mécanisme primitif de leur accroissement; enfin que les matériaux des organes se comportent en s'unissant comme si une affinité propre présidait à leur arrangement; chaque tissu organique, chaque partie d'organe, se dirigeant vers la partie et le tissu qui lui est homogène, et ne s'unissant qu'à elle.

Ainsi les nerfs vont rejoindre les nerfs, les artères se portent sur les artères, les veines sur les veines, les noyaux osseux sur les os, les fragments du rein sur le petit rein central: jamais le rein ne se réunit au foie, à l'ovaire ou à la matrice; jamais un nerf et une artère ne se joignent ensemble. On croirait, en suivant ces formations, assister à une cristallisation régulière de divers sels, dont les molécules homogènes s'attirent, tandis que les hétérogènes se repoussent. Et cela sous l'influence de la vie!

Tous les systèmes, tous les appareils organiques, se forment de cette manière, et indépendamment les uns des autres. Tous se coordonnent d'après les règles précitées, leur corrélation s'établit sous l'influence du système nerveux, comme leur développement s'effectue, sous celle du système sanguin.

C'est, comme on le voit, l'inverse de ce que faisait supposer le système des préexistences; car, d'après ce système, un organe était d'abord tel qu'il nous apparaît chez l'animal parfait; l'embryon offrait en petit, ce que ce dernier nous présente en grand; formes et rapports, tout restait immuable.

Tout subit, au contraire, des transformations continuelles dans la nature; avant de revêtir les formes auxquelles il s'arrête, un organe passe transitoirement par une multitude de formes fugitives et passagères.

Ces formes transitoires sont d'autant plus multipliées, et les changements de l'organe sont d'autant plus nombreux, que sa composition est plus complexe; une forme plus compliquée étant toujours précédée d'une forme plus simple. De telle sorte, que les parties diverses d'un même organe se balancent alternativement, jusqu'à ce que sa composition soit définitivement arrêtée (1).

Il résulte de là qu'en traversant la vie embryonnaire les organes de l'homme, ou d'un même animal, offrent une multitude de formes, et des rapports divers, qui ne sont ni les rapports, ni les formes décrites chez l'adulte.

Il en résulte encore, que si un, ou plusieurs organes, se sont arrêtés dans leur marche, tandis que les autres auront parcouru sans entraves la série de leurs évolutions; l'être qui se sera développé sous ces influences, vous présentera à la naissance des rapports normaux et insolites. Les premiers correspondront aux organes régulièrement formés, les seconds vous reproduiront des rapports dont vous trouverez les analogues, en vous reportant à la période embryonnaire à laquelle ils correspondent dans leur irrégularité de développement.

Ainsi, l'homme doit à la complication de ses organes le rang qu'il occupe dans l'échelle des êtres; il est placé au

---

(1) Loi du balancement des organes, de M. le professeur Geoffroy Saint-Hilaire.

sommet parce que son organisation est la plus parfaite de celles des animaux, en prenant cette perfection dans un sens relatif.

Or, une observation générale sur l'organisation des animaux, montre que leurs appareils organiques comparés à ceux de l'homme, vont en se divisant, et en se fractionnant de plus en plus, à mesure que l'on se rapproche davantage des classes inférieures. La différence des animaux à l'homme tient donc à la simplicité des organes des premiers, relativement à la composition de ceux de l'espèce humaine, considérée au terme de ses développements.

Mais en prenant ce terme pour point de départ, et en s'élevant graduellement dans la vie embryonnaire de l'homme, jusqu'à la première ébauche de ses organes; on voit ceux-ci se divisant, se fractionnant de plus en plus; on les voit se fractionnant, et se divisant, de la même manière que cela a lieu chez les animaux. L'embryogénie de l'homme reproduit ainsi d'une manière transitoire et passagère, l'organisation fixe et permanente des êtres qui occupent les divers degrés de l'échelle animale.

Cela posé, il devient facile de déduire les conséquences de cette analogie des faits.

Premièrement, il est sensible en effet, que si les organes des embryons des vertébrés supérieurs s'arrêtent dans leur développement, cet arrêt aura pour résultat de rendre fixe une organisation qui, de sa nature, ne devrait être que passagère chez cet animal.

Secondement, que cet organe, ou les organes irrégulièrement développés, reproduiront les formes et les dispositions de ceux des classes inférieures, et des êtres d'autant plus descendus, que les organes se seront plus tôt arrêtés.

Troisièmement, que les lois déduites de l'organogénie des embryons supérieurs, seront applicables en tout, et pour tout, à l'organisation des classes inférieures, ainsi qu'à celle des monstruosités qui la reproduisent.

Quatrièmement, que la nature n'a donc pas besoin de recourir à des lois spéciales, soit pour développer les êtres des diverses classes, soit pour donner naissance aux monstruosités. S'il en était différemment, un même individu serait le produit du concours de ces diverses lois. Car d'une part ses organes normaux se seraient développés sous l'influence des lois régulières, et d'autre part les organes déformés ou surajoutés devraient leur formation aux lois irrégulières. Ce qui implique une sorte de contradiction qui ne se remarque jamais dans la nature.

Sous ce rapport, comme sous mille autres, l'esprit d'hypothèse nous avait détournés de la véritable observation. Mais en y rentrant, on observe que la nature se répète dans tous ses actes, se reproduit dans toutes ses opérations. Elle varie ses résultats de mille manières, tout en restant assujétie à des procédés constants. Un organe normal, ou anormal, régulier ou irrégulier, est pour elle le même organe; elle élabore l'un comme l'autre, l'un comme l'autre marchent à leur but d'après les mêmes règles; et soit qu'ils l'atteignent ou qu'ils ne l'atteignent pas, soit même qu'ils le dépassent, ils restent toujours circonscrits dans le cercle des lois qui président aux formations organiques.

Ces vérités acquièrent de l'importance, à mesure que l'on pénètre plus avant dans l'étude de l'organogénie; on voit et comment les organes se forment, et comment ils se déforment, et pourquoi ils se déforment. Toutes les anatomies se prêtent ainsi un mutuel secours, elles s'appuient les unes sur les autres, et se fondent en une seule et unique science qui embrasse toute l'organisation animale. Je vais en fournir de nouvelles preuves dans ces recherches sur la monstruosité (1).

---

(1) C'est cette anatomie, dont les principes sont si différents de ceux de l'anatomie établie d'après le système des préexistences, à laquelle j'ai donné le nom de *transcendante*, dans l'ouvrage sur les lois de l'ostéogénie, couronné par l'Académie des sciences en 1819. Ce mot, représentant un système d'idées différent de celui des autres anatomies, a été accueilli, bien qu'il soit peut-être un peu à prétention. Mais la sévérité portée de nos jours dans les recherches physiologiques et médicales, a fait grâce du nom, en faveur des choses positives dont il est l'expression.

L'anatomie transcendante a été si exactement définie et caractérisée par M. de Blainville, que je crois devoir transcrire ici cette définition.

« Des diverses sortes d'anatomie. »

« Enfin la sixième et dernière, est de beaucoup la plus étendue et la plus « difficile; c'est *l'anatomie philosophique* que l'on doit soigneusement dis- « tinguer de l'anatomie des animaux ou de la précédente. On pourrait peut- « être mieux la définir par la dénomination d'*anatomie transcendante*. La « plus profonde de toutes, sans s'arrêter à des détails minutieux sur la for- « me, sur les usages définis ou locaux des organes et des appareils, elle « s'élève des faits aux abstractions, c'est-à-dire du *posteriori* au *priori*, et « descend de celui-ci à celui-là. Le plus ou moins grand développement « d'un organe est pour elle peu important, mais bien son existence, ses con- « nexions. Elle cherche à rendre compte de la composition croissante ou « décroissante des animaux; elle suit un organe à travers toutes les variations « qu'il a pu éprouver, et le reconnaît à quelques traits généraux, comme « à ceux de connexion et d'usage.

« Son but principal est réellement la physiologie, ou l'explication des « phénomènes de la vie, par l'application des lois générales de la nature. »

(De l'organisation des animaux, ou principes d'anatomie comparée; par M. de Blainville. 1822. Pages 4 et 5.)

J'examinerai d'abord dans quelles conditions se trouvent les organes imparfaitement développés, ou arrêtés dans le cours de leur formation. Je passerai ensuite aux organes offrant un excédant de développement, et je chercherai à apprécier les conditions qui leur sont propres et qui diffèrent essentiellement des précédentes. Je me mettrai, par cette analyse, en état de concevoir, et de faire concevoir à mes lecteurs, ce que c'est qu'un monstre par défaut ou un monstre par excès; j'arriverai ainsi d'une manière qui me paraît toute naturelle à l'explication des monstres doubles, et de *Ritta-Christina*, objet principal de ce travail.

Enfin pour donner une idée de l'utilité de cette anatomie nouvelle, dont les Harvey, les Ruysch, les Malpighi, Haller et Bichat (1) ont indiqué les bases, je montrerai qu'en se développant l'organisation suit une marche ascendante dont le dernier terme est l'état normal que nous lui connaissons, et qu'en se détruisant par les maladies, elle suit une marche descendante dont l'effet est de la ramener à l'un des points d'où elle était partie; de telle sorte que, pour un observateur attentif, la structure et la forme des organes se répètent souvent et à l'entrée et à la sortie de la vie.

---

(1) Je crois nécessaire d'observer qu'il n'est pas question de l'histologie créée par Bichat.

## ARTICLE II.

### *Des défectuosités organiques constituant la monstruosité par défaut. (Ectrogénie (1) symétrique.)*

Si l'organisation se forme de dehors en dedans, et s'il n'y a d'abord que des moitiés d'organe de chaque côté du corps, on voit que pour former les parties simples qui occupent la ligne médiane, ces deux moitiés sont obligées de marcher à la rencontre l'une de l'autre. Or, avant de se rencontrer, elles sont séparées par un intervalle, qui est d'autant plus grand que l'embryon est plus jeune.

Si donc, par une cause quelconque, ces deux moitiés sont arrêtées dans leur trajet, non-seulement l'organe ou la partie qu'elles devaient former ne le sera pas comme à l'ordinaire, mais de plus, l'intervalle qui les séparait subsistant, la partie médiane sera remplacée par une ouverture insolite, ou par une fissure plus ou moins large, selon la période à laquelle le développement se sera arrêté.

Ce principe de formation étant général, l'effet devra se produire sur toute la ligne médiane, et ses résultats devront varier selon la diversité des usages de la partie, ainsi écartée de sa disposition normale.

Ainsi pour contenir et protéger la moelle épinière, la colonne vertébrale se ferme en avant par la jonction des deux moitiés du corps de chaque vertèbre, et en arrière par la réunion de ses apophyses épineuses; dans cet état la colonne épinière forme un étui clos de toute part.

---

(1) De Ἐκτρώω, Ἔκτρωμι, *je fais avorter*, et de Γένεσις, *génération*.

Mais si le corps des vertèbres s'arrête dans son mouvement, la colonne vertébrale se trouve perforée en cet endroit, et la moelle épinière s'échappe par cette ouverture, si c'est à la région dorsale; si au contraire, cet arrêt de symétrie se manifeste au col, ou bien la moelle épinière fait hernie comme dans le cas précédent, ou bien l'œsophage s'introduit dans le canal vertébral et vient occuper la place de la moelle épinière.

Sur le sacrum, la non-réunion du corps de ses vertèbres produit une large ouverture vers son centre; ouverture dans laquelle peut s'engager le rectum, comme dans le cas rapporté par Littre, ou la fin de l'S iliaque du colon, comme je l'ai observé; dans ce cas, il se forme une hernie sacrée, ainsi que l'ont observé Lafaye et un de mes élèves (1).

Enfin si la base du crâne, et les os de la face, s'arrêtent dans leur marche comme le font les corps vertébraux, le centre du sphénoïde et de l'ethmoïde se trouvent ouverts, et le cerveau peut passer au travers comme le faisait la molle épinière, ou le pharynx pénétrer dans la boîte cérébrale, comme le fait l'œsophage dans le canal vertébral: ou bien encore les os incisifs et la voûte palatine ne se réunissant pas, il en résulte le bec de lièvre double ou simple, ou la perforation accidentelle du plancher palatin, et la communication des fosses nasales avec la bouche.

Ces monstruosités ou ces maladies sont, sans doute, bien différentes les unes des autres, mais au fond elles sont identiques, et reconnaissent toutes pour cause, un arrêt de symétrie de la partie antérieure de la colonne vertébrale, et des parties qui lui sont analogues.

(1) Voyez Bulletins de la société médicale d'émulation de Paris. Année 1822.

Il en est de même de l'arrêt de symétrie de la partie postérieure : seulement les ouvertures changeront de place, et la moelle épinière, le cerveau et ses membranes feront hernie en arrière au lieu de s'échapper en devant.

Pour donner une idée de l'identité de ces ouvertures postérieures de la colonne vertébrale, il est nécessaire de considérer la disposition normale du sacrum. Sur cet os les apophyses épineuses, ou les lames des vertèbres sont avortées, et réduites dans leur dimension à un tel point qu'elles ne se réunissent ni ne se touchent sur la ligne médiane ; de là naît l'ouverture sacrée postérieure, et la gouttière qui termine en cet endroit le canal vertébral.

Supposez maintenant que cet arrêt de développement frappe les lames latérales des vertèbres lombaires ; ces lames avortées ne se réuniront pas, et elles reproduiront sur cette région la même disposition qu'au sacrum. La gouttière sacrée se trouvera transportée aux lombes. Or comme la terminaison de la moelle épinière correspond à cette région, ses membranes passeront au travers de cette ouverture, le liquide spinal les distendra en s'y accumulant, et il en résultera le *spina bifida,* déformation et maladie fréquente chez les jeunes enfants.

Supposez encore que cet arrêt de développement du sacrum, se prolonge sur les vertèbres dorsales et cervicales, vous aurez alors toute la colonne vertébrale ouverte en arrière, toutes les vertèbres seront descendues au niveau des vertèbres sacrées, et la gouttière postérieure du sacrum se trouvera prolongée dans toute l'étendue de la colonne vertébrale. La moelle épinière privée de l'appui qui lui est nécessaire, s'échappera par cette issue, ou disparaîtra complètement si l'arrêt de symétrie s'est déclaré à l'époque où elle était liquide. Les cent cas de monstruosités rapportés par les auteurs, depuis Tulpius jusqu'à nos jours, ne sont autres que cela ; qu'un arrêt de développement, ou qu'un avortement des lames vertébrales, dont le sacrum nous offre le type dans son état normal.

Enfin, supposons en troisième lieu, que les os qui forment la voûte et la partie postérieure du crâne, soient arrêtés au même degré que le sont dans les cas précédents les lames vertébrales, la cavité crânienne non oblitérée, sera convertie en une vaste gouttière, qui reproduira en grand la longue gouttière vertébrale, et la gouttière originaire du sacrum.

L'encéphale non contenu sortira du domicile qui lui est ordinaire, et vous verrez se produire toutes les variétés de l'anencéphalie ; variétés déterminées ou par l'état propre du cerveau au moment où survient cet arrêt de symétrie, ou par le nombre même des os sur lesquels cet arrêt portera son action.

Ainsi, si l'encéphale est à l'état liquide, il s'épanchera, et la cavité crânienne sera complètement vide. C'est l'anencéphalie, proprement dite, dont les cas rapportés par les auteurs sont si nombreux.

Si le cerveau est déja développé, et s'il a acquis une consistance pultacée, il fera hernie au dehors, et produira en arrière du col une saillie proportionnée au volume qu'il aura acquis. Ce sont les notencéphales de M. Geoffroy-S.-Hilaire.

Si l'ouverture postérieure du crâne s'est arrêtée aux occipitaux latéraux, vous aurez la cystencéphalie ; si elle est bornée aux pariétaux, ce sera la podencéphalie, etc. Ces variétés seront toutes produites par le siége qu'occupera l'ouverture insolite du crâne; le siége de cette ouverture sera lui-même déterminé par la nature des os sur lesquels aura porté l'arrêt de développement, et cet arrêt de développement ne sera lui-même qu'une répétition de l'espèce d'avortement, dont sont frappées dans leur état normal les vertèbres qui composent le sacrum. On voit donc que ce qui était si compliqué en anatomie pathologique, est en soi beaucoup plus simple que l'on ne s'y attendait, avant la détermination des lois de l'organogénie.

On voit encore, dans ce reculement du crâne et des vertèbres vers le sacrum, la tendance de la nature à rentrer dans des types organiques qui lui sont familiers. On voit enfin combien elle varie les effets d'une même cause.

Dans l'état ordinaire, l'enfant doit être fermé en avant comme il l'est en arrière; primitivement, il est ouvert sur toute la ligne antérieure; il y a deux demi-faces, deux demi-sternum, deux demi-bassins, deux demi-abdomen. Le cœur est hors de la poitrine, les intestins hors de l'abdomen, la vessie hors du pubis; d'après la loi du développement excentrique, tous ces viscères répandus à la circonférence de l'embryon, se dirigent vers l'axe central du corps qu'ils doivent occuper. A peine y sont-ils parvenus, que les deux moitiés de sternum, les deux moitiés de bassin, et les deux moitiés d'abdomen se ferment sur eux, se réunissent l'une à l'autre, et oblitèrent hermétiquement les cavités, d'où ils ne doivent plus sortir qu'accidentellement.

Mais on conçoit que si les viscères sont arrêtés dans leur marche, ou retenus par une adhérence insolite (1), leur

(1) MM. Geoffroy Saint-Hilaire, Otto, Meckel.

mouvement ne pouvant s'exécuter, ils restent dans leur position embryonnaire, et les deux moitiés de sternum, de bassin et d'abdomen se développant isolément, il en résulte un hiatus plus ou moins grand au-devant de la poitrine de l'abdomen et du pubis.

On conçoit encore que leur mouvement excentrique étant opéré, et leur position étant prise, un arrêt de développement peut frapper les éléments du sternum, de l'abdomen et du bassin; leurs deux moitiés cessant alors de marcher l'une vers l'autre, il reste entre elles un écartement par où les viscères mobiles s'échappent avant ou après la naissance.

Ce sont là les causes des mille cas de monstruosités, ou de maladies par déplacement, rapportés par les pathologistes, tantôt sous le nom de hernie ou d'ectopie du cœur, de hernie de l'abdomen ou d'éventration, de cystocèle ou de hernie de la vessie. Déplacements qui sont généraux ou partiels, selon que la cause a été locale, limitée ou générale.

Enfin, ces cavités étant fermées et les viscères ayant pris leur position, il peut arriver encore que les deux moitiés du diaphragme affectées d'un arrêt de symétrie, laissent entre elles une ouverture insolite; ouverture par laquelle les viscères passeront de l'abdomen dans la poitrine, et donneront naissance aux *ectopies* internes.

Quelque variées, quelque nombreuses que soient ces aberrations, elles se réduisent donc à un arrêt de symétrie, et cet arrêt est l'effet, ou d'une adhérence insolite des organes, ou d'une atrophie des parties qui doivent en avant fermer les cavités de l'embryon.

Dans l'état naturel, l'homme n'a aucune de ces parties avortées, à laquelle on puisse ramener ces états divers; il faut descendre jusque chez les oiseaux pour en retrouver le type. On sait que dans cette classe les os pubis, frappés d'une espèce d'avortement, ne se joignent pas sur la ligne médiane. Leur bassin est toujours ouvert.

Si les oiseaux avaient une vessie libre comme celle des mammifères, nul doute qu'ils ne fussent atteints de cystocèle, comme l'est dans ce cas l'embryon humain. Mais afin de prévenir un résultat qui serait inévitable, la nature a, chez les oiseaux, fixé la vessie au rectum, elle a rendu ces deux organes communs.

Aussi chez l'embryon humain, quand le bassin reste ouvert comme chez les oiseaux, l'atrophie qui affecte le pubis, affecte également la vessie et le rectum, et dans la plupart des cas, ces organes sont confondus comme chez les oiseaux; souvent aussi, comme chez eux, le rein tombe dans le bassin, et les organes génitaux restent dans l'abdomen, ou ne font nulle saillie à l'extérieur. La même cause amène des effets semblables.

Les oiseaux sont aussi sans diaphragme, et nul doute aussi que l'ectopie interne, ou le passage des viscères abdominaux dans la poitrine, ne fût la suite de cette absence, si les sacs aérifères, organes supplémentaires du poumon, ne venaient occuper la place de ce muscle, et remplir jusqu'à un certain point cette partie de ses fonctions.

Le même cause qui produit la division du sacrum de la colonne vertébrale, du crâne, de la face, de la poitrine, de l'abdomen et du bassin, produit aussi la division de la luette, du pharynx, du cœur, de l'utérus, du vagin, de la vessie, de l'urètre, et donne naissance à ces variétés infinies d'aberrations ou de maladies dont sont remplies les annales de la science.

Les organes, sortis alors de leurs conditions ordinaires, tendent en reculant à reproduire les conditions des mêmes parties sur des êtres où leur organisation est moins avancée.

En définitive, il y a d'abord deux moitiés d'embryon, l'une à droite, l'autre à gauche. Les parties qui sont d'un côté sont aussi de l'autre, mais par moitié seulement en ce qui concerne les organes uniques qui occupent l'axe du corps.

Dans l'ordre naturel des formations, ces deux moitiés d'enfant marchent de dehors en dedans, à la rencontre l'une de l'autre; parvenues au point de contact, elles se réunissent et forment un seul enfant, dont l'organisation nous sert de type pour nos descriptions.

Mais si ces deux moitiés s'arrêtent dans leur marche, leur réunion ne pouvant s'effectuer, il en résulte une organisation différente de la précédente, d'où naissent les aberrations, les monstruosités, ou les maladies dont nous venons de présenter une esquisse rapide; ces maladies, ces monstruosités ou ces aberrations sont donc toutes des arrêts de la loi de symétrie.

## Article III.

### *Ectrogénie asymétrique.*

### *Des organes déformés par inégalité de leur développement.*

Les deux parties dont se forme tout embryon se développent simultanément, arrivent en même temps au terme qui leur est assigné, ou s'arrêtent dans leur marche, à des époques qui se correspondent exactement de l'un et de l'autre côté. De là naît une sorte d'harmonie dans les déformations qui précèdent, et une régularité dans les êtres monstrueux qui en sont affectés.

Mais le contraire arrive quelquefois; il arrive qu'une seule moitié d'organe ou d'une partie est atrophiée, anéantie même, l'autre moitié ayant comme d'ordinaire continué ses développements. Rigoureusement parlant, les êtres ainsi frappés ne sont que des demi-monstres, mais en réalité ils sont plus déformés, plus difformes que les précédents. L'harmonie des êtres organisés est si étroitement assujétie à leur symétrie, que rien n'est choquant comme ce mésaccord entre les deux parties homogènes dont tout enfant doit être composé.

Ces faits ont peu occupé, et cela devait être, d'après l'hypothèse du développement centrifuge; l'intérêt qu'ils présentent ne pouvait être justement apprécié qu'après avoir reconnu l'espèce d'indépendance dont jouit chaque moitié d'un corps organisé.

Ainsi une capsule surrénale, un rein et son uretère, peuvent manquer d'un côté ou se développer très-imparfaitement, sans que l'organe opposé s'en ressente. Il en est de même d'un testicule, d'un ovaire, de l'utérus et de la vessie. Ces derniers cas ne sont pas rares, ils se sont offerts à l'examen des anatomistes dans la plupart des exemples caractérisés par l'existence d'une seule artère ombilicale. Les organes du bassin réduits à la moitié de leurs matériaux ont formé des masses compactes, sans formes arrêtées, et dans lesquelles on n'a pu reconnaître les organes dont ils tenaient la place.

Dans un de ces cas, j'ai vu, après Littre, les deux moitiés du sacrum aussi isolées que le sont les deux pariétaux;

dans un autre, j'ai trouvé un os coxal de moins, et la moitié du sacrum réduite des trois quarts, tandis que l'autre moitié avait conservé ses dimensions ordinaires. Dans un troisième, la moitié juste du sacrum ne s'était pas développée. Tout le monde a vu un bras ou une jambe de moins, l'autre bras ou l'autre jambe n'ayant nullement souffert de leur absence.

Quoique les côtes soient peu variables dans leur nombre, quoique même la plupart des anatomistes aient constaté qu'elles ont plus de tendance à s'accroître qu'à diminuer (1), j'ai vu des cas où leur avortement d'un côté les avait réduites du tiers de leur dimension ordinaire; le demi-sternum correspondant, avorté comme elles, n'avait pas rejoint l'autre demi-sternum dans ses deux tiers inférieurs, la poitrine était restée béante en cet endroit. Sur un fœtus à terme, j'ai trouvé cinq côtes de moins, c'étaient les cinq inférieures. Car il est à remarquer que les côtes surnuméraires se placent presque toujours au haut de la poitrine, tandis que leur décroissement affecte plus particulièrement le bas de cette cavité. Le poumon correspondant atrophié égalait à peine le sixième de l'autre poumon. J'ai vu aussi, après beaucoup d'autres observateurs, les muscles abdominaux manquer d'un seul côté, et les viscères entraînés au travers de cette ouverture par une de ces adhérences des membranes placentaires que MM. Geoffroy Saint-Hilaire et Otto ont les premiers si bien fait connaître.

C'est même le plus souvent par l'effet de ces adhérences

(1) Voyez le tableau donné par M. le baron Cuvier dans son Anatomie comparée. M. Meckel, de Duplicat. monst., pag. 32.

que la moitié d'une partie arrêtée mécaniquement dans ses évolutions, ou avorte dans ses développements, où même disparaît en totalité (1). Dans ces cas, dont les auteurs rapportent sous divers noms (2) de nombreux exemples, et dont M. Geoffroy Saint-Hilaire a seul donné l'explication, les organes conservés, tiraillés en divers sens, éprouvent des torsions et quelquefois des espèces d'arrachement qui donnent à ces monstres un aspect horrible.

Une défiguration non moins hideuse est le résultat de l'atrophie de la moitié de la face et du crâne, l'autre moitié n'ayant souffert que peu ou point d'altération. Les lois de l'organogénie sont si impérieuses que, lors même que les deux parties similaires sont si inégalement développées, on voit la plus forte dépasser la ligne médiane pour aller rejoindre la plus faible et s'unir à elle si nul obstacle étranger ne s'y oppose. L'axe médian de la face est alors rejeté sur les côtés, de perpendiculaire il devient oblique, et les organes qui l'occupent, déjetés d'un côté ou d'un autre, altèrent de la manière la plus bizarre la figure de l'enfant.

La bouche se trouve portée vers l'une ou l'autre des oreilles, le nez se trouve obliquement placé sur la face, les yeux ne sont plus sur le même plan ; l'un paraît placé au sommet de la face, tandis que l'autre est descendu au niveau de la pommette. Quelquefois l'un des yeux est énorme,

(1) Voyez à ce sujet la série des recherches de M. Geoffroy St.-Hilaire, Philos. anat., t. II, § III, p. 472. Mémoires du Muséum, t. XII, etc. M. Meckel, Descript. nouv. monstr., p. 91, 92.

(2) MM. Weese et Brechet, Ectopie du cœur.

l'autre paraissant réduit de la moitié ou du tiers de son volume. D'autres fois la conque auditive externe est anéantie, ce qui fait paraître l'oreille restante d'une longueur démesurée.

La charpente osseuse de la face explique ces divers déplacements; les maxillaires et l'os jugal étant atrophiés d'un côté, les os correspondants ont dépassé la ligne médiane pour aller les rejoindre; cette atrophie s'étendant au rocher, à la portion écailleuse du temporal, à la moitié du sphénoïde et de l'ethmoïde, la face entière peut éprouver un mouvement de rotation qui la fait paraître transversale. Toujours dans ces cas la moitié du cervelet et l'hémisphère cérébral correspondant sont réduits d'une quantité proportionnelle à la réduction du système osseux. Toujours aussi la carotide interne du même côté est atrophiée; la maxillaire interne, le nerf de la cinquième paire et leurs embranchements sont surtout le siége de cette réduction.

En étudiant le balancement respectif des divers os de la face, on voit à combien peu de chose tient l'harmonie qui caractérise la physionomie humaine. Un rien la lui fait perdre et la dégrade; peu de chose lui donne l'aspect différent qu'elle contracte dans les diverses races humaines.

Une des conséquences de mon travail sur l'encéphale a été de faire voir comment, dans ses développements successifs, le cerveau de l'homme traverse plus ou moins rapidement les formes de cet organe chez les poissons, les reptiles, les oiseaux et les mammifères. Une conséquence, non moins curieuse et plus utile peut-être, ressort de mes recherches sur l'ostéogénie de la tête. Dans ce mouvement progressif des os vers le terme qu'ils doivent atteindre chez la race caucasique, le crâne et la face revêtent passagèrement les caractères qu'ils présentent et où ils s'arrêtent, chez la race éthiopique, malaise, américaine et mongolique (1).

Or, un des effets de l'imperfection des développements est d'arrêter quelquefois l'encéphale dans ses évolutions, et de le maintenir descendu au niveau de l'une ou l'autre des classes inférieures. Un autre de ses résultats est aussi de fixer ces caractères fugitifs de la charpente osseuse de la tête, et de descendre la race caucasique au niveau de la race mongolique, malaise ou éthiopique. Les divers degrés de la *microcéphalie* nous présentent cette répétition et la dépassent encore; il n'est pas rare même de la voir se maintenir après la naissance, et de retrouver, dans les traits de ces enfants, les caractères physiques de ces diverses races, empreints sur une figure caucasique.

Le jeu de la physionomie humaine tient en effet aux proportions respectives des os de la face; sa régularité, à l'équilibre qui existe entre les os de la moitié droite et ceux de la moitié gauche; et toutes les nuances de son irrégularité, jusqu'à sa dégradation la plus complète, sont le résultat de l'inégalité de développement de l'une ou l'autre de ses deux parties.

---

(1) Il est inutile de faire remarquer que, dans ce rapprochement, il faut faire abstraction des caractères déduits de la coloration de la peau, de la disposition des cheveux et des dents.

## ARTICLE IV.

### *Ectrogénie analogique.*
### *Des arrêts de développement des organes.*

L'organogénie a deux périodes ; celle de formation, celle de développement. La seconde succède à la première. La première est caractérisée par le fractionnement des organes, et leur accroissement par extussusception ; la seconde se distingue par la réunion des matériaux organiques, leur augmentation par intussusception, et les métamorphoses diverses qu'éprouvent les parties, soit dans leur forme soit dans leur position, avant d'arrêter définitivement la position et la forme qu'elles doivent conserver chez l'animal parfait.

C'est dans le cours de ce développement progressif que, selon la belle remarque d'Harvey, les organes se correspondent d'une classe à l'autre, et, selon nous, d'une espèce plus élevée à une autre espèce plus descendue dans le règne animal. C'est l'idée que nous avons voulu exprimer, quand nous avons dit que l'organogénie reproduisait souvent l'anatomie comparative.

Or, si l'organogénie s'arrête dans sa marche, l'évolution des organes est imparfaite ; cette imperfection les maintenant à l'une de leurs périodes embryonnaires, les organes sont déformés. Ainsi déformés, ils entrent dans le domaine de l'anatomie pathologique. On voit donc le point par où se touchent l'anatomie pathologique et l'anatomie comparée. On voit encore comment l'organisation des animaux peut devenir un terme de rapport auquel se ramènent les défectuosités organiques de l'homme.

Tout cela est en partie compris dans les *arrêts de développement* de Haller que M. Meckel a convertis en loi de l'organisation. Mais cette formule, imaginée pour le système des développements, resterait sans application pour la théorie des formations, si on ne déterminait les conditions dans lesquelles tombent les organes ainsi arrêtés dans leur marche. On a vu précédemment la tendance du système osseux, vertébral et crânien, à reproduire dans leurs déformations l'organisation simple du sacrum. Ce reculement des organes composés, vers d'autres plus simples, se remarque dans beaucoup d'autres cas. Les membranes séreuses sont des parties les moins composées possible; ce sont des vésicules ou des sacs fermés de toute part. Quand d'autres vésicules ou sacs, qui dans l'état ordinaire doivent s'ouvrir à l'extérieur, restent fermés accidentellement, cette oblitération tend à reproduire et reproduit en effet la disposition des séreuses. Cela arrive pour le canal intestinal quand l'anus et la bouche sont oblitérés; pour les deux chambres de l'œil, quand la membrane pupillaire ne s'ouvre pas; pour la vessie, quand l'extrémité de l'urètre est imperforée; pour l'utérus enfin, quand l'hymen en ferme complètement l'ouverture du vagin.

Dans ces cas, que l'on considère tantôt comme des maladies, tantôt comme des monstruosités, un organe compliqué, s'arrêtant dans ses métamorphoses, reproduit une disposition normale propre à des organes plus simples. C'est cette ressemblance ou ce rapport que les anatomistes ont l'intention de faire ressortir, quand ils disent que dans ses imperfections l'organisation de l'homme se rapproche de celle de tel ou tel animal (1).

Mais on conçoit que ces rapports ne sauraient être établis sans que, d'une part, l'embryogénie de toutes les classes soit connue, et, de l'autre, sans la détermination des parties dont se composent leurs organes. Et de là vient l'impulsion générale donnée à ce genre de recherches; et de là vient que, comme je l'ai fait pour l'encéphale, l'organogénie des classes, dont on veut comparer un appareil, doit avant tout précéder, et les rapports anatomiques que l'on peut en déduire, et surtout les applications qui peuvent en être faites à l'anatomie pathologique et à l'étude de la monstruosité. Nous allons en citer quelques exemples (2).

Depuis Harvey, le cœur est devenu le sujet de prédilection des recherches des anatomistes; nul organe n'a été ni plus, ni mieux étudié. On l'a suivi depuis l'instant de son apparition jusqu'à son développement parfait; les changements de forme, de position et de structure, ont été notés avec soin; tout paraît dit sur cet organe. Tout est dit en effet pour le système des développements.

Mais il reste beaucoup à faire pour la théorie des formations. On aura une idée de ces lacunes si l'on considère:

---

(1) On s'abuserait étrangement si, contre l'intention des anatomistes modernes, on traduisait ce rapport, par celui de conversion de l'homme en tel ou tel animal.

(2) On composerait un volume, dit avec raison M. Meckel, des faits dans lesquels l'organisation arrêtée de l'homme, tend à reproduire celle des animaux. Notre but est moins de les reproduire, que d'établir les moyens à l'aide desquels doivent être jugés leurs rapports, dans la théorie des formations organiques.

1° Que l'on n'a pas suivi la marche des deux lames primitives qui le constituent, et qui se convertissent en un canal;

2° Que les transformations que le canal éprouve ne sont ni précisées ni déterminées;

3° Que la dilatation qui, pour Malpighi et Maîtrejean, doit devenir le ventricule droit, paraît être incontestablement, pour Haller, Pander, Burdach et Beer le ventricule gauche;

4° Que tout le monde a bien reconnu l'oreillette droite qui est méconnaissable, mais que l'oreillette gauche est tout-à-fait ignorée;

5° Que l'hypothèse de Lancisi, qui s'aperçut de cette lacune dans les travaux de son maître, n'est pas admissible, par la raison qu'il ne fit nulle attention au *canal auriculaire,* si bien désigné par Malpighi.

6° Que la préoccupation de Haller pour ce canal, dont il fait en quelque sorte un organe particulier, lui a fait méconnaître au contraire sa véritable destination;

7° Que la cause des évolutions si patentes du cœur est également ignorée; que si Lancisi les explique par la contraction de ses fibres musculaires, Haller, qui rejette cette explication, les attribue tantôt à l'élasticité du tissu cellulaire, et tantôt à une force attractive particulière;

8° Que, dans l'une ni l'autre de ces suppositions, on ne rend compte ni pourquoi ni comment le canal cardiaque se convertit en quatre poches distinctes, ni comment ces cavités, d'abord en libre communication entre elles, s'isolent, se séparent, se ferment de manière à former chacune une cavité distincte, sans communication avec la cavité qui l'avoisine.

La solution de ces diverses questions devant faire l'objet d'un autre travail (1), il n'est besoin pour celle qui nous occupe que de reconnaître la nature du premier des ventricules qui se manifeste dans le cours de l'incubation. Car d'après la supposition que ce ventricule est le gauche, on a dit jusqu'à ce jour que le cœur simple des poissons et des reptiles, est l'analogue du cœur gauche de l'homme et des mammifères. Quoique fondée sur l'absence des poumons chez les poissons, sur la circulation simple des reptiles, sur l'apparition tardive de l'organe pulmonaire dans la série animale et chez les embryons, cette détermination n'est pas exacte. Le cœur des deux classes inférieures correspond évidemment au cœur droit des classes supérieures, comme l'atteste la marche progressive de l'incubation.

En effet, un canal allongé représente le cœur en premier lieu; puis ce canal se dilate sur un de ses points; c'est l'oreillette droite, puis sur un autre qui est le ventricule correspondant, puis sur un troisième qui est le rudiment de ventricule gauche, puis enfin sur un quatrième qui est la seconde des oreillettes. Dans cet état, l'organe est formé par une poche quadrilobée, qui représente assez bien l'estomac des ruminants, puisque ses quatre cavités communiquent ensemble.

L'oreillette et le ventricule droit se dessinent nettement dans une seconde transformation. C'est le cœur des poissons et des reptiles. Alors le ventricule gauche forme un bulbe au-dessus du ventricule droit, comme cela existe chez

(1) Anatomie transcendante, cinquième Mémoire.

le plus grand nombre des poissons et sur beaucoup de reptiles. Un peu plus tard les oreillettes se divisent par une cloison médiane, comme on le remarque chez certains poissons cartilagineux, chez les tortues et les sauriens. Un peu plus tard encore les deux ventricules opérant le mouvement que viennent d'exécuter les oreillettes, une cloison verticale s'élève dans leur intérieur, et tout se dispose pour qu'au moment de la naissance chaque moitié du cœur soit isolée, et indépendante de l'autre. L'une est réservée pour le sang veineux, l'autre pour le sang artériel.

Que le cœur s'arrête dans ces transformations diverses, on voit qu'il doit nécessairement reproduire ou le cœur des invertébrés, ou celui des poissons osseux et des batraciens, ou le cœur des poissons cartilagineux, des sauriens ou des chéloniens. C'est la répétition de ce que nous avons développé dans un autre ouvrage pour l'encéphale (1).

Mais de même que pour cet organe, la clef de tous les rapports résulte de la détermination des lobes optiques des poissons, ramenés aux tubercules quadrijumeaux des mammifères et de l'homme : de même la source des analogies que présente le cœur dans ses décroissements successifs, se déduit de l'exacte appréciation du premier des ventricules qui se manifeste dans le cours de l'incubation. Autant alors les rapports sont naturels et précis, autant ils deviennent vagues et inexplicables si, d'après de faux aperçus, vous changez la nature des ventricules, en attribuant au gauche ce qui véritablement appartient au ventricule droit.

On conçoit, en effet, que pour que cette reproduction

(1) Anatomie comparée du cerveau. T. Ier, 1re partie.

des formes organiques inférieures se manifeste, ou chez les monstres ou chez les embryons, il est nécessaire que l'organe que l'on compare soit identique dans toutes les classes. S'il est différent, la chaîne des rapports se trouve rompue, et tous les efforts de l'esprit ne sauraient la rétablir. C'est ce que l'on observe pour l'organe pulmonaire.

Un monstre, quelque descendu qu'il soit, ne vous offrira ni les branchies des poissons, ni le sac aérifère des reptiles, par la raison que le poumon de l'homme, des mammifères et une partie de celui des oiseaux, n'est l'analogue ni de ces branchies, ni de ce sac aérifère (1). Le poumon, dans les monstruosités de l'homme, ne pourra que reproduire un des états qui lui sont propres dans le cours de la vie embryonnaire (2).

D'autres fois, au contraire, les ressemblances porteront tout à la fois, et sur l'organisation de l'homme et sur celle des animaux; et les unes comme les autres se déduiront également du mode de formations des parties, et des règles auxquelles ces formations sont assujetties. Telles sont certaines aberrations de la prostate, de l'utérus, du canal de l'urètre, et des organes génitaux externes.

On sait que, comme les autres organes, ceux-ci sont primitivement binaires. La prostate qui est simple chez l'adulte, est non-seulement double chez l'embryon, mais elle a de plus deux lobes de chaque côté. Cette disposition multilobulaire, correspond à la disposition semblable des reins. Plus tard, vers le quatrième et le cinquième mois de la vie

(1) Anatomie transcendante, cinquième Mémoire.

(2) Et au contraire par l'effet des maladies le poumon peut descendre jusqu'à celui des reptiles, et aux sacs aérifères des oiseaux.

utérine, les deux lobes internes se confondent, et la prostate n'est plus alors composée que de trois lobes. Plus tard encore, c'est-à-dire du sixième au huitième mois, tous ces lobes s'unissent entre eux, et forment, comme le rein, un organe unique, qui embrasse l'origine ou une partie de l'origine de l'urètre.

Or, on sait encore que chez divers mammifères les reins restent multilobulaires, comme chez l'embryon de l'homme, et si cette disposition persiste chez ce dernier, son organe urinaire reproduit la disposition qu'il conserve chez les premiers. Il en est de même de la prostate; cet organe reste formé par plusieurs lobes chez le bélier, le bœuf, l'éléphant, et surtout chez les solipèdes où elle est quadrilobée. Si donc l'embryon de l'homme s'arrête à l'une ou l'autre des périodes que nous venons de rappeler, on voit que la prostate peut reproduire, ou celle des solipèdes, ou celle des pachydermes. Dans ces cas, un sinus insolite se développe dans la prostate; des calculs pouvant s'y arrêter, la sonde peut s'y engager dans le cathétérisme, et la chirurgie se trouvait embarrassée dans les cas de cette nature, avant que mon célèbre ami M. Lisfranc ne l'eût éclairée de nos recherches sur l'organogénie.

L'unité prostatique de l'homme rappelle l'unité utérine de la femme adulte. Cette unité, qui se conserve plus ou moins parfaitement chez les singes, montre des traces manifestes de dualité chez les femelles des carnassiers, des herbivores et des rongeurs. Enfin chez quelques-uns de ces derniers, comme les *cavia* de *Gmelin*, et surtout chez le lièvre, les deux matrices, tout-à-fait disjointes, débouchent isolément dans l'intérieur du vagin. Or, on a trouvé chez la femme des matrices ainsi bilobées, comme chez les rongeurs; on en a trouvé de divisées en partie, comme chez les femelles des herbivores; on en a observé enfin dont le fond offrait une rainure profonde, comme chez beaucoup de singes. Ces déformations n'étaient donc qu'un reculement de cet organe vers des êtres où son organisation est moins parfaite.

Mais ce reculement n'était lui-même qu'un arrêt de formation (arrêt de symétrie); car la matrice formée de deux lames isolées, est bicorne chez l'embryon du deuxième ou troisième mois de formation; puis ces deux moitiés d'utérus se réunissent par la partie qui forme le col, elle est alors simple en avant et double en arrière; puis ce corps double se réunit lui-même, et constitue l'organe impair de la femme adulte. On voit donc comment l'anatomie comparative est reproduite par l'organogénie, et comment et pourquoi l'anatomie pathologique ou les monstruosités répètent les dispositions organiques de l'anatomie comparée. L'anatomie est une.

Mais on voit aussi, que la cause de ces ressemblances comme de ces rapports, réside dans la division des parties; division passagère chez l'embryon et permanente dans les animaux. C'est à ce caractère général, résultant du développement excentrique, que sont également dus l'homogénéité primitive des sexes, l'hypospadias et les simulacres d'hermaphroditisme.

Toutes les parties se formant de dehors en dedans, toutes sont d'abord disjointes, séparées et symétriques. Quand le bassin est ouvert chez le jeune embryon, le canal de l'urètre est fendu dans toute sa longueur, les deux moitiés du pénis et du clitoris sont écartées l'une de l'autre, la ligne médiane du périnée est ouverte dans toute son étendue. Ces deux moitiés d'organes génitaux, marchant à la rencontre l'une de l'autre, se réunissent au moment où se manifeste la symphyse du pubis; leur réunion s'opère en premier lieu par la face supérieure, puis en second lieu par la face inférieure. Avant cette réunion, il n'y a véritablement ni mâle ni femelle; tous les embryons sont identiques sous le rapport du sexe.

La réunion opérée, les deux branches du clitoris et de la verge font au haut du bassin une saillie si prononcée, qu'à cette époque, c'est-à-dire du quarantième au cinquantième jour, tous les embryons paraissent être des mâles; puis, quand la fente du périnée se rétrécit, quand les deux moitiés du scrotum vont pour se réunir, et que les deux moitiés du canal de l'urètre se rapprochent pour se confondre, on prendrait tous les embryons pour des femelles. Ce second déguisement se manifeste vers la fin du deuxième mois et au commencement du troisième.

On voit donc comment il se fait que primitivement il n'y a ni mâle ni femelle; puis qu'en apparence il n'y a que des femelles, puis qu'en apparence encore il n'y a que des mâles. Il suit de là, qu'à une certaine époque, toutes les petites filles ont l'air d'être hermaphrodites, et qu'à une autre époque un peu plus tardive, on prendrait tous les garçons pour des filles, sans un examen très-attentif. Or, que les formations s'arrêtent à l'une ou l'autre de ces périodes, on voit encore comment une fille peut venir au monde en simulant les organes d'un garçon, et comment un garçon peut conserver jusqu'à la naissance le déguisement d'une fille. Ce déguisement des sexes est assez fréquent chez certains animaux parfaits. Le volume du clitoris, dit un de nos jeunes et savants zootomistes (M. Isidore Geoffroy Saint-Hilaire), égale celui du pénis dans plusieurs espèces de mammifères, et même chez les singes (1). De telle sorte que, comme chez nos embryons, les femelles sont la plupart du temps prises pour des mâles.

A l'époque où le canal de l'urètre est ouvert dans toute sa ligne inférieure, tous les embryons de l'homme sont naturellement affectés d'hypospadias, c'est-à-dire qu'ils ont une gouttière qui règne sur toute la face intérieure de la verge. Cette gouttière, qui répète la division primitive du sternum, de l'abdomen, du sacrum, de la colonne vertébrale, du crâne et de la face, se ferme, comme tous ces organes, par les progrès des développements. Mais si les développements sont suspendus dans leur marche, il se forme une ouverture accidentelle, analogue quant au mécanisme de sa formation, aux ouvertures accidentelles de ces mêmes parties. Cette ouverture constitue l'hypospadias accidentel, maladie ou monstruosité assez fréquente chez les petits enfants.

Mais de même que la fissure accidentelle du canal vertébral peut se manifester sur divers de ses points, de même l'ouverture insolite qui caractérise l'hypospadias peut occuper diverses régions du canal de l'urètre, et donner naissance aux variétés de cette déformation du pénis, selon qu'elle est placée ou immédiatement au-dessous du gland, ou au milieu de la verge, ou tout-à-fait à sa racine, en se combinant avec la division plus ou moins complète du scro-

(1) Considérations générales sur les mammifères, p. 161 et suivantes, par M. I. Geoffroy Saint-Hilaire.

tum. Or, comme cet arrêt de symétrie du canal de l'urètre frappe en même temps les corps caverneux, il en résulte que la verge s'arrête au degré du développement du clitoris, et le reproduit. Comme la même cause agit sur le scrotum, il en résulte que les bourses divisées et privées de testicule, reproduisent exactement l'organisation descendue des grandes lèvres de la femme. Il y a simulacre d'hermaphroditisme; l'enfant vient au monde avec le déguisement sexuel qu'il avait sur la fin du deuxième mois de sa formation. C'est en cela que consistent le plus grand nombre des hermaphrodites, et par là qu'ils se rapprochent plus ou moins de l'organisation sexuelle des monotrèmes.

Cette empreinte des animaux sur l'organisation humaine, se décèle surtout par le prolongement caudal du petit embryon. Si un caractère saillant distingue l'homme de la plupart des quadrumanes et des mammifères, c'est bien évidemment l'absence de ce prolongement. Or, voici que l'embryon nous le reproduit, et nous dévoile, pour ainsi dire extérieurement, les ressemblances qui le lient par son organisation à la chaîne des êtres dont il constitue le dernier anneau. Cette petite queue de l'embryon humain a même cela de singulier, que c'est lors de sa manifestation et pendant sa durée que se reproduisent les répétitions de l'anatomie comparative. Ainsi c'est à cette époque que la verge, le clitoris, les prostates, la matrice de l'embryon, reproduisent la matrice, les prostates, la verge et le clitoris de certains animaux adultes. C'est à cette époque, que tous les fractionnements osseux du crâne et de la face, reproduisent les fractionnements permanents des mammifères, des reptiles et des poissons. C'est dans le cours de cette période, que le foie, les reins, les intestins et le cœur lui-même revêtent fugitivement les formes de ces mêmes organes chez les animaux. C'est dans ce moment enfin que l'encéphale se déguise sous des formes qui doivent lui devenir si étrangères. Or, ce qu'il y a de remarquable encore, c'est que le prolongement caudal n'a qu'une existence éphémère, comme toutes les ressemblances organiques de l'embryon. Il disparaît dans le cours du troisième mois, et c'est à partir de cet instant, que l'homme, laissant derrière lui tous les êtres organisés, s'avance à grands pas vers les types organiques qui le constituent.

N'oublions pas de faire remarquer qu'un grand nombre de déformations organiques que nous présentent les enfants, ne sont que des états relatifs à l'âge auquel nous les observons. Il a été une époque de l'embryon où cette disposition que nous qualifions de maladive ou de monstrueuse, était l'état normal et régulier de ce même organe. Il n'est donc monstrueux que par comparaison, ou par la raison qu'il est resté stationnaire, tandis que le reste de l'organisation a marché autour de lui. L'anatomie pathologique n'est devenue une science d'exception que parce que l'on a méconnu trop long-temps ce principe. A mesure que l'organogénie fait des progrès, on voit se réduire à la plus grande simplicité des faits qui tiennent à un arrêt de développement, et que l'on présentait naguère comme des exemples de cette tendance au merveilleux et à l'extraordinaire, que l'on supposait à la nature. De ce nombre, est la persistance des vaisseaux omphalo-mésentériques, considérés comme des veines ombilicales doubles ou triples.

Il n'est pas d'anatomiste qui ne sache que chez le jeune

embryon la vésicule ombilicale communique avec l'abdomen par deux vaisseaux nommés omphalo-mésentériques (1); ces vaisseaux sont une veine et une artère. La veine logée entre les deux lames primitives du mésentère, se porte de la vésicule à la veine mésentérique supérieure. L'artère, placée en dehors de ces replis, est toujours supérieure à la veine et se rend à l'artère mésaraïque. Enfin la veine ombilicale, située sur un plan un peu plus antérieur, s'abouche, comme de coutume, avec le sinus hépatique. Tout embryon, observé à cette époque, offre donc trois branches vasculaires dans la direction de la veine ombilicale: 1° celle-ci qui rejoint le foie; 2° l'artère omphalo-mésentérique qui rejoint l'estomac; 3° et la veine du même nom qui rejoint les intestins grêles.

Dans le cours ordinaire des formations organiques, les

(1) Cette vésicule a été d'abord observée par Albinus, Annot. academ., l. I, tab. 1, fig. XII, litt. C. Il a bien vu et décrit son pédicule, comme l'avait déja indiqué Noortwik; mais ce n'est que depuis Wriberg que cet organe qu'il nomme *vesicula secundinarum*, est bien connu. Ce célèbre anatomiste l'a fait représenter dans sa position chez un embryon de la septième semaine : trois figures parfaitement exactes la représentent, ainsi que la description l'indique, située entre le chorion et l'amnios. Un auteur moderne a dit le contraire; mais il a bien vite reconnu et redressé lui-même son erreur. Wriberg représente aussi la veine et l'artère omphalo-mésentériques, qu'il conduit jusqu'à l'entrée du cordon dans l'ombilic. C'est à M. Oken que nous devons des notions précises sur cet intéressant appareil, dont l'existence est si fugace chez l'homme et les mammifères. Jusqu'à présent, on n'avait pas réussi à faire passer le liquide de la vésicule dans les premiers rudiments du canal intestinal; M. Velpeau est parvenu dernièrement à suivre cette communication.

vaisseaux omphalo-mésentériques s'atrophient et disparaissent avant la fin du premier tiers de la gestation; la veine ombilicale survit seule à cet ordre de vaisseaux. C'est l'état régulier et normal du fœtus. Mais supposez que les vaisseaux omphalo-mésentériques persistent au-delà de leur terme accoutumé, le fœtus alors se présente avec trois vaisseaux au lieu d'un; il y aura avec la veine ombilicale, la veine et l'artère omphalo-mésentériques. Ce sera la veine ombilicale triple des auteurs. Supposez encore que l'un des vaisseaux omphalo-mésentériques persiste tandis que l'autre disparaît, vous aurez dans ce cas toujours la veine ombilicale et de plus un vaisseau insolite qui sera ou l'artère ou la veine omphalo-mésentérique. C'est ce qui a souvent été décrit sous le nom de veine ombilicale double. Et remarquez que la description même des auteurs ne laisse aucun doute à ce sujet; car dans les premiers cas, ils notent avec soin que la veine ombilicale se rendait, comme dans l'état normal, dans le sinus hépatique, et que des deux troncs surnuméraires, l'un se portait à l'estomac et l'autre aux intestins grêles. Observez aussi que, dans les ombilicales doubles, le vaisseau insolite se dirigeait vers l'un ou l'autre de ces organes, selon que c'était la veine ou l'artère omphalo-mésentérique qui avait persisté.

Ainsi, dans les cas de veines ombilicales triples décrits par Noortwik et Besler, vous voyez le tronc supérieur se porter à l'estomac, l'inférieur se rendant à l'intestin grêle, et l'antérieur qui est la veine ombilicale, suivre sa direction vers le foie. L'observation de Fabrice d'Aquapendente est surtout précieuse sous ce rapport : car il a fait représenter très-exactement les parties, et quiconque a vu une seule fois les vaisseaux omphalo-mésentériques, ne peut les méconnaître dans les deux vaisseaux insolites qui coïncident avec la veine ombilicale. Réduisez ce fœtus au trentième de sa grandeur et vous aurez la représentation fidèle des vaisseaux omphalo-mésentériques et de la veine ombilicale dans leur état normal (1); il en était de même du cas rapporté par Trew.

Dans les cas de veine ombilicale double, tantôt, comme dans l'observation de Kerkring et d'Arantius, l'ombilicale insolite va rejoindre la veine mésentérique supérieure, ce qui correspond exactement à la veine omphalo-mésentérique; tantôt comme dans le cas rapporté par Needham, le vaisseau anormal rejoint l'estomac et correspond parfaitement à l'artère du même nom.

En lisant ces descriptions dans les auteurs, vous les voyez frappés d'admiration à l'aspect de ces aberrations de leur prétendue veine ombilicale; les expressions leur manquent pour rendre le merveilleux qu'ils croient entrevoir dans ces jeux de la nature. Aujourd'hui que nous avòns fait un pas de plus dans l'étude de l'organisation, tout ce merveilleux se dissipe, nous ne voyons que ce qui est, une persistance des vaisseaux omphalo-mésentériques au-delà de leur terme accoutumé. Nous ne saurions trop le répéter pour les progrès de l'anatomie pathologique : le merveilleux n'est que dans notre esprit; l'ordre, la constance, l'assujétissement aux mêmes lois, aux mêmes règles, voilà la nature.

Plus on avancera dans l'étude des formations organiques,

---

(1) Une des meilleures figures que nous ayons de la vésicule ombilicale et de ses vaisseaux, est celle de Wriberg, fig. 3, D, E.

moins l'anatomie pathologique deviendra compliquée; plus on aura lieu de se convaincre qu'une grande partie des monstruosités sont dépendantes d'un arrêt de formation qui fixe certains organes à une période embryonnaire que d'ordinaire ils ne conservent que momentanément. Je vais en citer un dernier exemple.

Personne n'ignore que certains de nos ruminants domestiques, le bœuf et le mouton, ont un vaste estomac divisé en quatre loges de capacités inégales. En suivant l'ordre de leur grandeur respective, ces loges sont la *panse*, la *caillette*, le *feuillet* et le *bonnet*. Dans les monstruosités, cet ordre se trouve fréquemment interverti. J'ai vu sur des agneaux et des veaux monstrueux, tantôt le *bonnet* plus ample que les autres cavités; tantôt la *panse* dépassant à elle seule la capacité des trois autres estomacs; tantôt enfin le *feuillet* plus large que la *caillette*. Ces estomacs, dont la forme était si éloignée de celle de l'état normal, n'étaient monstrueux que parce que l'équilibre se trouvait rompu entre les cavités qui le constituent.

Or, d'après les règles que nous exposons, il était à présumer qu'en suivant le développement de cet organe chez l'embryon des ruminants, on y trouverait la cause de ces inégalités de volume et de capacité. On l'y trouve en effet.

Primitivement, chez de très-jeunes embryons de mouton et de veau, le *bonnet* était la seule cavité apparente. Un peu plus tard la *panse* dépassait à elle seule la capacité des trois autres loges. Un peu plus tard encore l'ordre de volume était le suivant, la *panse*, le *feuillet*, le *bonnet* et la *caillette*. A une quatrième métamorphose la *caillette* dépassait le *feuillet* et le *bonnet*, dont les capacités étaient égales. Enfin, ce n'est que peu de temps après l'apparition des poils que cet estomac quadrilobulaire nous a paru arrêter les formes qui lui sont propres chez l'animal parfait.

On voit donc, 1° que dans le cours de l'embryogénie chacune des cavités de l'estomac des ruminants est tour à tour dominante et dominée; 2° que selon que l'embryon s'arrêtera à l'une ou l'autre de ces périodes de formation, ce sera ou le *bonnet*, ou la *panse*, ou la *caillette*, ou le *feuillet*, dont le volume dépassera celui des autres; 3° on voit enfin que les monstruosités que nous avons rencontrées, n'étaient que des dispositions organiques embryonnaires, persistant au-delà du terme qui leur est ordinairement assigné par la nature.

La même remarque est applicable au cœcum des ruminants et de l'homme.

La même remarque est applicable à tout le paquet intestinal pris en masse.

## Article V.

### *Du siége qu'occupent les déformations organiques, provenant d'un arrêt de développement.*

On voit enfin, qu'en nous élevant dans la vie embryonnaire de l'homme, ou, ce qui revient au même, en descendant vers l'anatomie des classes inférieures, nous pouvons retrouver des types organiques, correspondants à ceux que nous offrent les organes déformés par arrêt de développement.

Mais ni tous les organes, ni les différentes parties d'un même système d'organes, ne seront également soumis à ces déformations. Il y a de l'ordre dans ce désordre même; et cet ordre est une suite de la loi générale des développements de la circonférence au centre.

L'anatomie comparée nous met déja sur la voie de cette règle des variations. Les organes des animaux sont d'autant plus variables et différents les uns des autres, que leur position est plus excentrique. De là les variétés infinies des caractères zoologiques; ces variétés sont déja moins grandes dans les muscles sous-cutanés, elles sont moins sensibles encore dans les muscles profonds. Les os sont plus analogues que les muscles, et les viscères centraux plus ressemblants encore que les os. Quel que soit le système organique que l'on considère, les dissemblances sont à la périphérie et les ressemblances au centre. On peut en juger par un seul exemple; tous les anatomistes sont d'accord sur les pièces osseuses qui occupent le centre de la tête des poissons, tandis qu'ils diffèrent tous sur la détermination des pièces qui en forment la ceinture.

L'embryogénie reproduit ces caractères; car tandis que les formes primitives du cœur et de l'axe cérébro-spinal sont analogues dans toutes les classes, la périphérie de ces êtres est si différente, que chacun d'eux conserve le type qui lui est propre. Ainsi l'embryon du reptile ne répète pas le poisson à l'époque où son encéphale est ichtyomorphe. L'embryon de l'oiseau n'est ni reptile ni poisson, aux époques où son cerveau reproduit les formes de celui de ces classes. Enfin l'embryon de l'homme est toujours homme, quoique son axe cérébro-spinal revête fugitivement les formes encéphaliques des classes inférieures.

On a dit, et on a même fait représenter le contraire; mais ces monstres d'homme, à figure et à tête de cheval, de cochon, d'oiseau, de reptile et de poisson, doivent être relégués dans le domaine de la fable, à laquelle ils ont été empruntés.

Cette règle des variations organiques, se rattache à celle des développements. Les organes se forment et se déforment de la circonférence au centre. Chacun peut suivre de l'œil ce mécanisme, dans l'exemple que j'en ai donné pour la membrane ombilicale des oiseaux, dans le cours de l'incubation (1); dans la formation et la déformation du système nerveux pendant les métamorphoses des larves des insectes (2). Tout se suit; la nature se répète dans ses diverses productions : elle développe les organes irréguliers comme ceux qui nous servent de type dans nos descriptions.

Cela étant, on voit de suite, 1° que les organes situés à la périphérie de l'être, seront plus que les autres exposés aux déformations; 2° que sur les divers appareils organiques, la monstruosité devra siéger plus fréquemment à ses extrémités qu'au centre de l'appareil.

Si du principe nous descendons aux faits, on aura lieu d'être surpris que ce rapport du siége des déformations organiques n'ait pas déja frappé les anatomistes.

Premièrement, sur l'être en général, les acéphales et les anencéphales forment plus de la moitié des monstres par défaut; les deux tiers de la seconde moitié appartiennent aux aberrations du sacrum, du bassin et des organes qu'ils protègent; le plus petit nombre se remarque sur la partie médiane et centrale du tronc.

Secondement, les déformations qui affectent les membres

(1) Anatomie transcendante, troisième Mémoire, p. 33, 34. 40.

(2) Anatomie comparée du cerveau. T. II, chap. Ier.

portent en premier lieu sur leurs extrémités digitales, en second lieu sur leur extrémité articulaire, et en troisième lieu, mais beaucoup plus rarement, sur leur partie centrale.

Troisièmement, si vous considérez la monstruosité par défaut dans sa plus grande généralité possible, vous voyez la tête manquer, puis les membres, mais surtout les inférieurs, puis la poitrine, tandis que constamment dans le monstre le plus réduit, le tronçon abdominal reste et se conserve. La disparition de l'individu s'opère de la circonférence au centre.

Passons maintenant aux appareils organiques en particulier.

Et d'abord sur le canal intestinal ; à l'une de ses extrémités, nous voyons sans cesse se reproduire la perforation de la voûte palatine, les imperfections de la langue, et surtout les irrégularités de la dentition. A l'extrémité opposée on remarque fréquemment l'absence du rectum, l'occlusion complète de l'intestin, ou son imperforation (1), l'abouchement anormal de cet organe, tantôt avec la vessie chez l'homme, tantôt avec la vessie ou le vagin chez la femme. La fréquence de ces déformations est sans doute remarquable, mais elle le devient surtout si vous leur opposez l'extrême rareté

(1) Observons à ce sujet, que l'oblitération de l'anus est très-fréquente, tandis que rien n'est plus rare que l'oblitération de la bouche. Dans cet état la monstruosité reproduit l'organisation des *méduses* et des *rhisostomes*, chez lesquels une seule ouverture fait à la fois l'office de bouche et d'anus. La tendance à l'imperfection, de la fin du canal intestinal, est du reste une suite de son développement incomplet qui se prolonge jusque chez les oiseaux et les monotrèmes.

de celles qui affectent l'estomac, le foie et la rate, que l'on peut considérer comme le centre de cet appareil.

Sur l'axe cérébro-spinal, qui ne sait que les anomalies des lobes cérébraux et du cervelet, que les hydro-céphalies, les anencéphalies, les hydro-rachis et les spina-bifida, siégent habituellement sur ses deux extrémités, tandis que rien n'est si rare qu'une déformation congéniale et partielle de la partie moyenne de la moelle épinière?

L'observation nous montre la répétition du même rapport, dans les aberrations de l'appareil génito-urinaire. Nous voyons tous les jours se reproduire à l'une de ses extrémités, l'absence ou la déformation des capsules surrénales, la déformation, l'absence ou le déplacement des reins, l'arrêt de développement des ovaires et des testicules; à l'extrémité opposée nous remarquons aussi fréquemment les imperfections de la verge et des bourses, du vagin et des grandes lèvres, l'imperforation du gland, les hypospadias, les variétés de l'hermaphroditisme, etc., tandis que rien n'est si rare en comparaison, que les déformations spéciales de la matrice et de la vessie placés au centre de cet appareil.

Ce siége des variations se remarque jusque sur le système sanguin; l'artère cœliaque placée au centre de l'aorte est si fixe dans son insertion, que je ne connais pas un fait qui atteste son déplacement. Les variations et les anomalies de la crosse de l'aorte et des iliaques, sont au contraire si fréquentes qu'il n'est pas d'anatomiste qui ne les ait souvent observées.

De ce principe dérive la coïncidence des aberrations quand elles sont multiples sur le même sujet; toujours on les remarque à l'extrémité des divers appareils, et rarement à leur centre. On vient d'en voir la raison.

La formation et la déformation des membres est si étroitement assujétie à la loi du développement excentrique, que je ne puis concevoir encore les objections que m'ont faites à ce sujet divers anatomistes. La question est toute renfermée dans l'ordre successif de la manifestation des faits.

Que si les membres se développent du centre à la circonférence, on doit voir paraître en premier lieu le bras et la cuisse, en second lieu la jambe et l'avant-bras, en troisième lieu la main et le pied.

Que si au contraire, le développement s'opère de la circonférence au centre, c'est directement l'inverse qui doit avoir lieu. La main et le pied doivent paraître de prime abord; au pied et à la main doivent succéder la jambe et l'avant-bras, et à ceux-ci le bras et la cuisse. La solution de la question résulte, comme on le voit, de l'ordre que suit l'apparition des parties dont se composent les membres.

Or, cette apparition a constamment lieu ainsi qu'il suit. Sur la fin du premier mois de l'embryon de l'homme, les membres sont représentés par de petits mamellons. Ces mamellons s'épanouissant au commencement du deuxième mois, on en voit sortir la main et le pied, et seulement le pied et la main. Vers la septième semaine l'avant-bras est ajouté à la main, la jambe au pied, et on ne voit aucune trace ni de bras ni de cuisse. Enfin ce n'est que dans le cours de la huitième, et quelquefois de la neuvième semaine, que les membres se complètent par la manifestation du bras et de la cuisse. Cet ordre est constant, je le répète; jamais on ne voit la cuisse et le bras précéder la jambe et l'avant-bras; jamais on n'observe l'avant-bras et la jambe précéder les pieds et les mains. Le développement n'a donc pas lieu du centre à la circonférence.

Il s'opère incontestablement de la circonférence au centre, comme on vient de le voir, et comme l'attestent encore les proportions qui existent entre ces diverses parties. Car au moment où les membres se composent de la main et de l'avant-bras, du pied et de la jambe, le pied et la main sont énormes eu égard à l'exiguïté de la jambe et de l'avant-bras. Et de même quand les membres sont complets, la cuisse et le bras paraissent atrophiés à côté de l'avant-bras et de la jambe. Ces proportions ne souffrent pas plus d'exception que l'ordre et la succession des parties; ordre et succession qui sont exactement les mêmes chez l'embryon des oiseaux, et sur les têtards des batraciens, chez lesquels la lenteur des développements permet d'en suivre tous les phases.

Or, il est facile de déduire les conséquences qui résultent de ces faits, et de l'arrêt des développements. On conçoit, en effet, que si l'avortement arrive dans la première période, les membres seront uniquement représentés par les pieds et les mains; que s'il survient dans la seconde, il n'y aura que les mains et l'avant-bras, les pieds et les jambes; que s'il survient dans la troisième, les trois parties des membres seront présentes, mais il existera entre elles les disproportions que nous avons exposées, parce qu'elles sont un résultat inévitable de la loi des développements. Tous les faits de monstruosités des membres confirment ce principe, que nous trouverions appuyé encore par la considération des membres des phoques, des chauves-souris, de la plupart des oiseaux et de beaucoup de reptiles, si notre sujet nous permettait d'entrer dans ces développements.

Mais, désirant par-dessus tout éclairer les déformations dont peut être affectée l'organisation de l'homme, nous devons ajouter que la main comme le pied ne se forment pas de toute pièce; le développement des doigts s'opère de dehors en dedans, du côté externe au côté interne. D'où il suit encore que ces deux parties venant à être frappées par l'arrêt de formation, l'avortement affectera la partie interne avant de s'étendre à la partie externe. Ainsi, s'il n'y a qu'un doigt à la main ou au pied, ce sera le cinquième qui existera, puis le quatrième, puis le troisième, puis le deuxième, puis enfin le pouce.

Pareillement les os qui composent le tarse et le carpe se succèdent dans le même ordre, c'est-à-dire de dehors en dedans. De ce mode de développement naissent les luxations congéniales dont paraissent affectés tous les jeunes embryons. Ces luxations ont toujours lieu en dedans, par la raison que le pied et la main manquant d'appui de ce côté, c'est de ce côté que le membre doit mécaniquement incliner.

Si donc les pieds et les mains sont arrêtés dans leur formation, on voit d'une part pourquoi ils seront luxés, et de l'autre on voit encore comment il arrive que constamment les luxations sont en dedans (1).

En définitive donc, les monstruosités par arrêt de développement sont plus fréquentes à la circonférence qu'au centre des organes, des appareils organiques et de tout l'animal qui en est affecté.

---

(1) Des lois de l'Ostéogénie, partie IV, de la formation et de l'évolution des membres.

Circonstance d'autant plus digne d'être remarquée que nous verrons la disposition inverse servir de règle aux organes monstrueux par excès de développement.

Les premières se forment sous l'influence des lois du développement excentrique et de symétrie.

Les secondes seront le résultat de la loi de conjugaison.

---

# SECONDE PARTIE.

## Article VI.

### *De la monstruosité par excès. — Composition des organismes qui la constituent.*

Mais la monstruosité n'est pas limitée à cette imperfection des développements; souvent, au contraire, le nombre des parties se trouve augmenté. L'être monstrueux qui en résulte offre d'abord les organes propres à un individu simple, et de plus des organes surajoutés qui le doublent en partie, ou en totalité.

Dans le système des développements ce surcroît de parties ne venait pas seulement compliquer le problème de la monstruosité, il le changeait en tout point. Dans le néant où était tombée l'épigénie organique, on ne pouvait que difficilement concevoir un être surabondant. On concevait bien ou du moins on croyait bien concevoir les êtres défectueux, par la raison que l'on attribuait les défectuosités à une maladie. Et bien que les maladies fussent tout aussi inconnues que les défectuosités, on se contentait néanmoins de cette apparence d'explication.

Mais cette explication ne pouvait être appliquée aux monstres par excès. Comment attribuer à une maladie la production d'une tête nouvelle? celle d'un ou de plusieurs membres? La chose était impossible. On imagina donc de supposer que tout monstre par excès était le produit de deux êtres; que de ces deux individus, l'un était détruit en partie par les maladies, et que les organes qui survivaient à cette destruction allaient se coller ou se greffer sur l'autre sujet resté sain et intact. Cette hypothèse qui eut une certaine vogue, ne fut jamais celle des anatomistes; il leur répugnait d'attribuer au hasard, et à un désordre aussi extraordinaire, l'ordre et l'harmonie qu'ils observaient dans la disposition des organes surnuméraires. Il en fut de même de beaucoup d'autres suppositions, qui furent rejetées, parce que nulle d'entre elles n'avait ses racines dans l'étude approfondie de l'organisation.

Sacrifiant le brillant au solide, les anatomistes en revenaient toujours à l'observation. Malheureusement l'observation restait stérile à cause de l'absence de règles propres à leur faire concevoir les associations organiques qu'ils avaient sous les yeux. Privés de termes de rapport, ils se trouvaient en présence d'une anatomie nouvelle dans laquelle tout leur paraissait insolite; la forme, le nombre, la disposition des organes et leurs rapports; l'absence même des rapports et le bouleversement général qu'ils remarquaient dans les viscères quand d'autres viscères venaient se loger, ou dans la poitrine, ou dans l'abdomen, ou même dans le crâne.

La confusion paraissait ici la règle, le désordre semblait

substitué à l'ordre. Aussi la plupart des observateurs effrayés des difficultés que leur offrait cette anatomie, ne la décrivaient-ils que d'une manière vague, et sans même hasarder de s'en rendre compte. D'autres se déguisaient leur insuffisance en disant que la nature se jouait en produisant de tels arrangements. D'autres encore, pour qui le doute était trop fatigant, imaginaient des germes monstrueux ainsi construits primitivement. Tous, pour en finir d'une manière ou d'une autre avec des êtres si importuns à la science, les considéraient comme des méprises de la nature, qu'il fallait en quelque sorte lui pardonner, en raison de l'ordre admirable que d'habitude elle déploie dans ses autres créations.

Nul ne paraissait se douter que les faux principes qui régissaient la science, la condamnaient à cette impuissance, et que pour sortir du cercle étroit dans lequel on s'était renfermé, il était nécessaire de revenir sur ses pas, et de reprendre des recherches délaissées depuis un demi-siècle.

Ces recherches avaient pour objet les formations organiques; car anciennement on avait compris qu'avant d'arriver à expliquer l'augmentation des parties, il était indispensable de savoir comment se forment les parties ordinaires. On avait bien compris que la composition, la disposition et les rapports des parties surajoutées, ne seraient éclairés qu'après que les rapports et la composition des parties normales seraient connus.

Que sont, en effet, pour la nature quelques organes de plus? Déterminer comment les organes ordinaires se forment et se coordonnent dans l'état normal, tel était le problème à résoudre; la solution des monstres par excès se réduisait ensuite à une question de surabondance de matériaux dont il restait à suivre les dispositions nouvelles.

En procédant ainsi du simple au composé, on marcherait du connu vers l'inconnu. Pour se rendre compte des organes complexes et doubles des monstres, on aurait sous les yeux les organes de même nature des êtres simples et réguliers. Les uns mettraient sur la voie des autres. La composition des organes normaux déterminée, on pourrait espérer d'arriver à celle des organes anormaux. A la vérité les matériaux de ces derniers proviennent souvent de sujets différents. Mais qu'importe à la nature d'où lui viennent ses matériaux ? pourvu qu'ils soient identiques, elle n'en construit pas moins les organes, en leur appliquant les règles qui la dirigent dans ses formations ordinaires. A la vérité encore, la confusion que la présence de nouveaux viscères produit dans leur disposition, est quelquefois on ne peut plus étrange; mais si nous parvenons à déterminer la cause de leurs rapports naturels, cette étrangeté disparaîtra d'elle-même ; nous verrons ce désordre apparent ramené à l'ordre, cet écart de la règle rentrer dans la règle, et confirmer ainsi l'uniformité du plan général de la nature.

L'organisation des monstres par excès nous fournira de cette manière des données dont l'application ne sera pas sans fruit pour les organisations normales. Il n'est pas jusqu'à la mort presque inévitable, dont ils sont frappés à la naissance, qui ne puisse être mise en œuvre par la physiologie. Car il y a beaucoup à apprendre, pour la science de la vie, dans la comparaison de deux types généraux d'organisation, dont l'un est presque toujours mortel, et l'autre presque toujours viable; la raison de la mort du premier et de la viabilité du second, est souvent rendue manifeste par la conversion des deux organisations; le type mortel devient viable, en rentrant dans les conditions à peu près normales; et le type viable devient mortel en se rapprochant plus ou moins des conditions anormales. La mort des uns explique la vie des autres.

Combien d'ailleurs de problèmes anatomiques et physiologiques nouveaux ressortent de leur organisation! Ici, c'est un estomac unique qui doit servir à la nutrition de deux êtres; là, un double estomac destiné à celle d'un enfant simple par le haut. Chez un troisième, un seul diaphragme appartient à deux poitrines; une tête simple est commune à deux enfants; tous les organes même peuvent se réunir par moitié pour accomplir une fonction unique.

Plus ces organisations sont surprenantes, plus elles semblent violer l'ordre commun, plus il était nécessaire d'en rechercher les causes particulières, d'en assigner les limites actuelles, et de les ramener même, s'il était possible, aux lois générales connues.

C'est le but que nous nous proposons d'atteindre en étudiant, d'abord les associations organiques par lesquelles les deux êtres confondent leurs organismes, puis les associations individuelles qui sont le résultat de l'accord et de l'harmonie de ces organismes nouveaux.

## Article VII.

*Loi de conjugaison et d'association des organismes chez les monstres doubles. Organes complexes.*

Si nous savions en vertu de quelle force les molécules organiques homogènes se portent les unes vers les autres, nous aurions l'explication des développements excentriques. Nous saurions pourquoi lorsque deux parties de même nature sont en présence l'une de l'autre, elles s'attirent mutuellement et se confondent en une seule masse dont la forme est toujours déterminée par celle des composants réunis. Les organes exécutent alors en masse ce que les tissus primitifs opèrent les uns à l'égard des autres. Sans chercher à pénétrer plus loin que l'anatomie ne peut nous conduire, on ne peut s'empêcher de reconnaître dans ce mouvement quelque chose d'analogue à celui des molécules composantes, agissant les unes sur les autres pour former d'abord la molécule minérale, puis le cristal (1).

On peut même aller au-delà, car rien n'est si ordinaire que de trouver des cristaux qui paraissent se pénétrer mutuellement à la manière de deux solides géométriques. Cet accident a lieu lorsque les centres de plusieurs cristaux naissants sont à de petites distances les uns des autres, et que ces cristaux en prenant de l'accroissement, parviennent

---

(1) Voyez à ce sujet M. Chevreul : Analyse organique ; le Discours préliminaire de l'Anatomie comparée de M. de Blainville ; et la Philosophie anatomique de M. Geoffroy Saint-Hilaire.

à se toucher, en sorte qu'ils ne peuvent plus continuer de croître sans que leurs faces ne s'entrecoupent (Haüy).

Pareillement quand deux organes homogènes sont amenés au point de contact, ils se pénètrent, deux faces contiguës s'entrecoupent, comme celles des cristaux ; mais leur accroissement s'effectuant par intussusception, les deux organes finissent par se réunir et se confondre en une seule masse qui forme ce que nous avons nommé organe complexe.

On peut distinguer deux sortes de cette pénétration organique ; l'une naturelle ou normale, l'autre accidentelle ou anormale. La première a lieu quand des parties de même nature sont amenées l'une contre l'autre par le seul progrès des développements. L'autre se manifeste au contraire, ou quand des parties homogènes faites pour rester à distance l'une de l'autre sont fortuitement portées à se toucher, ou bien encore quand, chez les monstres par excès, un nouvel organe se forme en présence de celui qu'exige l'ordre naturel des développements.

On a des exemples de la pénétration normale dans la formation de l'os canon de certains ruminants, dans celle de l'os de l'avant-bras et de la jambe des reptiles batraciens, dans la formation de l'aorte, de l'artère spinale antérieure et de la basilaire, etc. Dans ce cas, deux artères se résolvent en une, deux os parfaitement distincts se convertissent en un seul os. Le corps thyroïde de l'homme répète en partie la même disposition : on sait qu'il est double chez les mammifères et les embryons ; à mesure que celui-ci se développe, les deux angles inférieurs sont portés l'un vers l'autre ; ils ne font d'abord que se toucher, puis ils se pénètrent, puis ils se confondent. L'organe était pair chez l'embryon, il est impair chez l'enfant.

La pénétration accidentelle reproduit exactement le mécanisme de cette formation. D'ordinaire les deux glandes amygdales sont écartées l'une de l'autre par toute la largeur de la base de la langue ; il arrive quelquefois que leur extrémité inférieure se porte sur cette base, et se réunit à sa congénère de la même manière que le font les deux angles inférieurs du corps thyroïde. D'ordinaire les deux reins sont à une grande distance l'un de l'autre, quelquefois ils sont ramenés sur la ligne médiane; là ils se touchent, se pénètrent, et forment un corps rénal unique qui répète dans l'abdomen la disposition du corps thyroïde.

La même chose arrive pour les deux yeux quand ils sont amenés l'un vers l'autre, pour les deux oreilles quand elles parviennent au point de contact. Les deux yeux n'en font qu'un, les deux oreilles se réunissent en une seule oreille. La même chose survient aux membres si écartés les uns des autres dans l'état normal. Ainsi les deux scapulum, les deux os coxaux, n'en font qu'un; les deux humérus, les deux fémurs, le cubitus et le radius, le péroné et le tibia, se confondent les uns avec les autres, et répètent exactement la formation de l'os canon, et l'os du bras et de la jambe des batraciens.

Les formes organiques résultant de ce mode de pénétration sont irrégulières, eu égard à la forme de l'un des composants ; mais elles sont régulières en soi, en tant qu'elles résultent de la coalescence plus ou moins profonde de deux éléments dont les formes sont déterminées. Ainsi le corps thyroïde diffère bien évidemment de chaque moitié de ce corps considéré chez l'embryon ou chez les mammifères; ainsi l'os canon est différent des deux os qui le constituent; ainsi la forme des deux yeux fondus en un seul n'est pas la même qu'un œil ordinaire. Mais cette forme nouvelle est tout aussi régulière, tout aussi invariable que les formes normales des organes simples.

Le mécanisme de formation de ces organes est le même chez tous les êtres réguliers ou irréguliers; ils diffèrent seulement par le nombre des composants qui se rencontrent chez les uns, et ne sauraient se trouver chez les autres.

Ainsi tous les organes doubles ou pairs peuvent se réunir et se confondre de manière à former des organes complexes, soit chez les êtres réguliers, soit chez les monstres par défaut. Mais on conçoit que cette formation est impossible pour les organes uniques ou impairs, tels que le pharynx, l'estomac, les intestins, le cœur, le foie, la vessie, l'utérus, etc., etc. Pour que ces derniers organes puissent devenir complexes, il faut nécessairement que primitivement il y ait eu deux utérus, deux vessies, deux cœurs, deux foies, deux estomacs, deux canaux intestinaux; or, ces doubles organes ne se rencontrant et ne pouvant se rencontrer que chez les monstres par excès, il en résulte que c'est chez ces êtres et seulement chez eux, que pourront se rencontrer les utérus, les vessies, les cœurs, les foies complexes. C'est en effet ce qui a lieu, et ce qui a été vu par un grand nombre d'anatomistes, quoiqu'ils n'aient pu s'en rendre compte.

Supposez en effet que deux cœurs se trouvent dans un même thorax, deux foies dans un même abdomen; si par une disposition que nous chercherons à déterminer, ces organes sont portés l'un vers l'autre, comme le sont, ou les deux reins, ou les deux thyroïdes, il en résultera un cœur unique, un foie unique. Les deux organes n'en formeront plus qu'un seul. Il en sera de même de deux pharynx, de deux estomacs, de deux utérus, de deux vessies. Il est inutile de dire que la composition de ces organes complexes sera d'autant plus compliquée, que les composants seront eux-mêmes moins simples. Ainsi un estomac, un foie, une vessie complexe, seront facilement reconnaissables et déterminables dans les parties qui sont immédiatement en rapport avec eux; il n'en sera pas de même pour les organes compliqués, tel que le cœur.

Pour peu que l'on se rappelle la composition normale de cet organe chez l'homme, le nombre de ses cavités, le nombre, la disposition et la nature des vaisseaux qui en sortent ou qui y pénètrent, on concevra, sans peine, la confusion qui devra résulter de la fusion de deux cœurs en un seul; la difficulté qu'il y aura à distinguer la nature des ventricules et celle des vaisseaux; les réunions, les séparations ou les transpositions qui auront pu s'effectuer entre eux, agglomérés comme ils le sont sur un si petit espace. On concevra surtout que les anatomistes n'aient pu souvent démêler cette confusion, persuadés comme ils l'étaient que tous ces vaisseaux prenaient leur origine dans le cœur.

Mais en procédant d'après l'idée contraire, on parvient, par une observation attentive, à démêler cette complication; à se rendre compte de la nature de ces nombreux vaisseaux, de leurs associations nouvelles, de leurs insertions séparées ou communes, soit dans les oreillettes, soit dans les ventricules. On parvient à reconnaître les parties des cœurs par lesquelles s'est opérée la pénétration, et par ce moyen on arrive à déterminer la nature des cavités de ce cœur complexe. Les connexions des parties environnantes, principalement celles des organes hépatiques, facilitent toujours ces diverses déterminations.

On voit donc que, quoique nouveaux et sortis en apparence de toutes les limites connues, les organes complexes des monstres sont néanmoins régulièrement conformés; le mécanisme de leur formation étant le même que celui de la formation des os canons et du corps thyroïde, on voit encore qu'il n'est pas nécessaire de recourir à des lois spéciales pour se rendre compte de leur développement. La nature de leur composition est, à la vérité, différente chez les monstres par excès ou par défaut; mais cette différence est facilement appréciable d'après l'absence ou la présence des composants de ces organes. Car tout organe complexe exigeant, comme le corps thyroïde, deux parties analogues pour sa composition, on conçoit facilement que tous les organes pairs des monstres par défaut peuvent se transformer en organes complexes; de même que l'on conçoit aussi que cette transformation est impossible pour les organes impairs. Pour que ces derniers puissent devenir complexes, il faut qu'ils se doublent; or, cette duplicité ne pouvant se manifester que chez les monstres par excès, ce n'est donc que chez eux que les organes ordinairement impairs pourront se transformer en organes complexes.

## Article VIII.

*Suite des organes complexes des monstres par excès. Loi d'association.*

Mais tout en convenant que les organes complexes sont bien de doubles organes confondus, on peut demander quelles sont les preuves qui attestent leur mode de formation? Qu'est-ce qui établit que leur disposition n'est pas primitive, et qu'elle est au contraire le résultat d'une sorte de pénétration dont le corps thyroïde nous fournit le type? On conçoit que pour répondre à cette question, il est nécessaire qu'à une certaine époque chaque organe pénétré conserve ses limites, de sorte que l'on puisse dire, ici commence et là finit l'organe A; ici finit et là commence l'organe B, dont la réunion a constitué l'organe complexe C. L'organogénie, les divers degrés de pénétration des organes composants, et l'appréciation des conditions sous l'influence desquelles s'opère cette pénétration, me paraissent propres à mettre hors de doute cette proposition.

D'abord, il n'y a pas nécessité absolue que les organes doubles se réunissent; la moindre interposition d'une partie qui rompt leur homogénéité, suffit pour qu'elle n'ait pas lieu; d'où il suit que fréquemment les deux foies, les deux estomacs, les deux œsophages, etc., existent séparément chez les monstres doubles. D'autres fois, d'après le mode de réunion des deux sujets, les organes homogènes sont seulement adossés l'un contre l'autre (1) dans la poitrine comme dans

(1) Planche II, lettres D, *h*, *f*, *e*.

l'abdomen. D'autres fois encore les organes ne sont pénétrés que faiblement, et la ligne de leur démarcation est très-visible; quand enfin leur pénétration est si intime (1) que les traces de leur réunion sont effacées, leur dissection fait souvent apercevoir une différence de coloration qui circonscrit leurs limites. Ceci se remarque sur les organes parenchymateux.

Pour le système osseux, les limites sont plus long-temps apparentes, à cause de sa formation tardive. Ainsi, dans un sternum complexe (2), on distingue nettement la ligne de démarcation des deux sternum (3). On voit d'une part les pièces osseuses qui appartiennent à l'un de ces os (4); et de l'autre, les pièces osseuses de l'autre os réuni (5). On voit même le mode selon lequel s'est opérée la pénétration (6).

Sur les yeux complexes tantôt les sclérotiques seules sont confondues, de sorte que les deux rétines, les deux cristallins et les deux cornées restent distinctes. Tantôt, au contraire, la pénétration a confondu les deux yeux (7), de manière que la dissection seule de ses parties constituantes permet d'isoler les matériaux de l'un, et les matériaux de l'autre.

Lorsque deux poitrines sont confondues, leur base est séparée de l'abdomen par un double diaphragme sur lequel

---

(1) Pl. III, BB.

(2) Pl. X, fig. 1, *dd.*

(3) Pl. X, fig. 1, A. B.

(4) Pl. X, fig. 1, A*b*, A*e*.

(5) Pl. X, fig. 1, B*e*, B*c*.

(6) Pl. X, fig. 1, ligne pointillée, *d. d.*, *a. a.* Voyez encore pl. XI, *d*, *k*, *e*, *i*, *g*, *h*.

(7) Pl. XVI, fig. 11, G G, A.

on aperçoit la partie qui appartient à l'un des thorax, et la partie qui appartient à l'autre. Souvent même c'est vers ce point de jonction que se forme une ouverture par laquelle les viscères pénètrent de l'abdomen dans la poitrine.

Quelquefois on observe sur des organes pénétrés une disposition tout-à-fait semblable à celle des organes chez lesquels cette pénétration constitue l'état normal. Ainsi sur des humérus et des fémurs complexes, on trouve deux cavités médullaires, comme on les remarque à une certaine époque dans l'intérieur de l'os canon; comme on le remarque sur les os du bras ou de la jambe des batraciens à l'époque de leur métamorphose (1). On peut même isoler les deux os l'un de l'autre en divisant la cloison qui sépare ces deux cavités médullaires. La même disposition se remarque dans certains cas d'utérus complexes. Quoique les deux corps de l'organe soient pénétrés, chacun d'eux est distinct par une espèce de raphé; chacun d'eux a son col à part, débouchant dans un vagin séparé. Chaque vagin forme un canal propre, s'ouvrant isolément à l'extérieur, quoique cet extérieur n'offre que des parties génitales simples. Chaque utérus enfin a ses artères particulières.

Observons même à ce sujet, que l'individualité organique est exactement représentée par les artères. Or, avant comme après la réunion des deux corps thyroïdes, chacun d'eux conserve son artère. Avant comme après la réunion des deux reins, les deux artères rénales sont et restent distinctes. Après comme avant la réunion des deux foies, des deux estomacs, des deux yeux, des deux bras, des deux cuisses, etc., cha-

(1) M. Martin St.-Ange.

cune des artères propres à chaque composant conserve sa spécialité ; d'où il suit qu'un foie complexe a deux artères hépatiques ; un estomac, deux artères gastriques ; un œil, deux ophtalmiques : d'où il suit encore que dans le corps thyroïde, chacun des composants étant représenté par son artère, chaque artère hépatique représente son foie ; chaque gastrique, son estomac ; chaque ophtalmique, son œil. Tous ces faits, tous ces rapports se suivent et se répètent ; ce qui est applicable à l'un est applicable à l'autre ; la thyroïde est un organe complexe, tous les organes complexes sont des thyroïdes.

Quelle que soit enfin la complication d'un organe complexe, et celle de la connexité des deux composants, on voit l'artère propre à chacun d'eux ne point l'abandonner, le suivre dans sa pénétration, en dessiner tous les contours et lui demeurer invariablement attaché (1). L'individualité organique reste intacte au milieu de cette complication. On aurait pu prévoir ce résultat, mais l'anatomie seule pouvait en donner la démonstration.

En résumé les organes complexes sont de doubles organes pénétrés ; leur formation exige au moins deux composants. Ces composants sont toujours, ou des organes analogues, ou des parties d'un même système organique.

L'origine des composants peut varier et différencier les organes complexes. Ainsi deux yeux du même sujet, se pénétrant, formeront un organe complexe que nous nommons *homogène*, les deux composants provenant du même

---

(1) Pl. X, fig. 1, A, *b*, *e* ; B, *b*, *e*.

individu. Les monstres simples ne peuvent ainsi nous présenter que des organes complexes homogènes.

Et au contraire, chez les monstres doubles, l'œil d'un sujet se réunissant à l'œil d'un autre, il en résultera un organe complexe (1) que nous nommons *hétérogène*, par la raison que chacun des composants provient d'un individu différent. Tous les organes impairs complexes seront ainsi hétérogènes, et ne pourront se rencontrer que chez les monstres doubles.

Quelque étonnante que soit la formation de ces derniers organes, il était bien nécessaire d'en préciser la composition, afin de faire concevoir celle des organes *hétérogènes simples* des monstres doubles, dont nous allons présentement nous occuper. J'appelle ainsi des organes normaux en apparence, dont la moitié est fournie par un des sujets réunis, tandis que l'autre moitié provient de son frère.

## Article IX.

### *Loi de conjugaison et d'association des organismes. Des organes hétérogènes simples des monstres par excès.*

On n'a pas oublié l'étonnement que manifestèrent les anatomistes, quand j'annonçai que, conformément à la loi du développement excentrique, l'embryon était un axe binaire, que par conséquent il y avait deux moitiés d'embryon, que ce qui était à droite se trouvait à gauche. L'idée contraire devenue un des axiomes de la science, opposait à ce fait

(1) Pl. XVI, fig. XI, A.

fondamental de tels obstacles, que tout en accordant à la nature une puissance illimitée, on la croyait impuissante pour former un tout régulier de ces deux parties.

Il ne s'agissait cependant que des organes d'un même individu, que de la réunion de doubles matériaux provenant du même embryon, enfin que de la dualité primitive et passagère des organes impairs et simples qui, chez l'adulte, se trouvent sur la ligne médiane. L'étonnement eût été bien autre, si j'avais avancé que chez les monstres par excès, un organe simple et tout-à-fait normal en apparence, était formé non-seulement de deux moitiés d'organe, mais encore que chacune de ces moitiés avait une origine différente; de telle sorte que l'une de ces moitiés provient de l'un des enfants réunis, et l'autre moitié appartient à son frère.

Ce partage d'un même système d'organe entre deux enfants différents, est sans doute un des résultats les moins attendus en anatomie; il dérive de la loi de symétrie et de conjugaison, et ne saurait être compris sans l'application de ces règles.

On sait que la plupart des monstres doubles ne le sont qu'à partir de l'ombilic. Les uns sont doubles au-dessus de cette région, et n'ont au-dessous que les parties dévolues à un enfant ordinaire; les autres, au contraire, simples par la tête, la poitrine et les membres supérieurs, ont un double abdomen et un double train inférieur.

Dans le plus grand nombre de cas de ce genre dont les anatomistes nous ont transmis le récit, ils n'ont jamais porté leur attention que sur les parties surajoutées ou doubles de l'état normal; les parties simples leur ont toujours paru celles d'un enfant ordinaire. Ces parties simples ont néanmoins une composition tout aussi compliquée que les autres. Elles sont doubles en ce sens, que chacune d'elles est formée de deux moitiés différentes; l'une de ces moitiés appartient à l'un des enfants, la seconde appartient à l'autre. Ces deux moitiés hétérogènes se réunissent toutefois, et de la même manière, et d'après les mêmes règles que si elles étaient homogènes. L'organe unique qui en résulte devient ainsi une propriété commune.

Ainsi (en choisissant pour nos exemples les cas les plus simples possibles), si comme Ritta-Christina (1), un enfant est double au-dessus de l'ombilic, et simple au-dessous; s'il a deux têtes, quatre bras, deux poitrines réunies, avec un seul abdomen, une seule paire de jambes, un seul bassin, une seule vessie, une seule matrice, ou un seul pénis (2), la moitié de cet abdomen appartient à l'un des enfants supérieurs, la seconde moitié appartient à l'autre (3). Chacun des enfants a une jambe qui lui est propre; chacun des enfants est propriétaire de la moitié de ce bassin unique (4), chacun d'eux apporte la moitié de cette vessie avec son uretère; chacun d'eux, si c'est un mâle, apporte son testicule (5) et la moitié du pénis; chacune d'elles, si ce sont de petites filles, apporte et son ovaire, et la moitié de sa matrice, et la moitié de son vagin, et la moitié de ses parties extérieures de la génération. Tout se coordonne pour amener

(1) Pl. I, fig. 1.

(2) Pl. XVII, n° 1.

(3) Pl. I, fig. 1.

(4) Pl. XI, n$^{os}$ 3, 4, PQ.

(5) Pl. XVII, n° 2, 2.

à l'unité, la dualité des deux êtres, et tout se coordonne en vertu des lois de symétrie et de conjugaison.

Quelque extraordinaire que puisse paraître ce résultat, l'anatomie de ces monstres en donne la démonstration; l'isolement et l'individualité des deux êtres qui concourent à la formation de ces organes simples et communs, se montre d'abord dans le système sanguin. Souvent les deux aortes se prolongent dans l'abdomen quoique celui-ci soit simple (1); chaque aorte produit une des iliaques qui pénètrent dans le bassin (2); chaque iliaque fournit une artère épigastrique pour développer la moitié des muscles abdominaux; une hypogastrique (3), d'où partent les artères qui se distribuent à la moitié de la vessie, à la moitié de l'anus, à la moitié de la matrice, à la moitié du pénis, à la moitié des organes externes de la génération. Chaque aorte fournit son artère rénale pour le rein et l'uretère propre à chaque enfant; son artère émulgente, pour se porter sur son ovaire et son testicule.

En sortant du bassin, l'iliaque de chaque enfant forme l'artère crurale, et la fessière (4) qui vont nourrir celui des deux membres inférieurs qui lui appartient. Tout est par moitié dans cette association organique, chaque enfant fournit son contingent pour la construction des organes qui doivent leur servir en commun.

---

(1) Pl. XIX, Pl. V, *q*, *h*, *i*, *r*.

(2) Pl. V, fig. 1, *q*, *q*.

(3) Pl. V, *i*, *i*, *u*, *o*.

(4) Pl. V, *v*, *v*. Voyez aussi pour ce rapport, pl. VIII, fig, 3, et pl. XIX, fig. 1.

Ce qui est vrai pour les artères, l'est également pour les nerfs ; soit que les colonnes vertébrales restent distinctes jusqu'au sacrum, ce qui est le plus ordinaire (1); soit que leur fusion s'opère à la région lombaire, la partie inférieure de chaque moelle épinière reste en son entier (2), et chacune d'elles fournit la moitié des branches nerveuses qui vont à la vessie, à l'anus et aux parties internes et externes de la génération (3). Après avoir ainsi envoyé leur contingent aux parties communes, chacune de ces moelles épinières produit le nerf crural et sciatique destiné au membre inférieur qui lui correspond. Il en est de même du grand sympathique, chaque enfant fournit la moitié de chaque plexus (4).

Cet isolement de chacun des enfants devient plus manifeste encore dans le système osseux (5). Chacun d'eux a sa colonne vertébrale, et à cette colonne vertébrale correspond au bas ou un demi-sacrum, ou un sacrum entier (6). A ce sacrum est annexé un os coxal qui est propre à chaque enfant (7). A cet os coxal est joint un fémur qui lui appartient en particulier (8), et qui n'a rien de commun avec le fémur, l'os coxal et le sacrum de son frère.

De la réunion des os coxaux résulte ainsi un bassin dont la moitié est la propriété de l'un des enfants, et l'autre moitié

---

(1) Voyez pl. I, et pl. XX, t. 1.

(2) Pl. X, fig. 2, A, fig. 3, B.

(3) Pl. X, fig. 2, *c*, *d*, *e*, *f*, *f*, *f*. fig. 3, *d*, *e*, *e*, *f*, *f*, *f*.

(4) Pl. VIII, fig. 3, *b*, *b*, *r*, *r*.

(5) Pl. XI, n° 5, 6.

(6) Pl. XX, et pl. XI, 3.

(7) Pl. XI, n° 3, 4.

(8) Pl. XI, n° 7, 8.

là propriété de l'autre (1). Or, comme chaque os coxal apporte avec lui ses muscles, il en résulte que les muscles psoas, les iliaques, comme les fessiers, comme les jumeaux, les pyramidaux, etc., sont dévolus en propre à chacun des enfants auquel appartient cet os coxal. Il en résulte, au contraire, que les muscles qui sont sur la ligne médiane, tels que le releveur de l'anus, les sphincters, les bulbo et ischio-caverneux, le constricteur du vagin, sont une propriété commune, chacun des enfants envoyant la moitié des fibres qui concourent à leur formation.

Isolez maintenant par la pensée ou à l'aide du scalpel, ces os, ces muscles, ces nerfs, ces artères et ces veines, rendez à chaque côté la moitié de la vessie, la moitié de l'utérus et des organes génitaux, la moitié du rectum qui lui appartiennent, vous retrouverez vos deux enfants tels que la nature les a formés.

Chacun des enfants aura supérieurement sa tête, ses bras, sa poitrine; mais à partir de la base de celle-ci, il n'aura que la moitié d'un abdomen, qu'un seul rein, que la moitié d'une vessie, qu'une moitié d'utérus, qu'un ovaire, qu'un testicule, qu'une prostate et une moitié des organes génitaux externes. Par le haut, ce sera une être ordinaire; par le bas, ce sera un monstre par défaut. Il aura une jambe, mais il ne pourra se mouvoir sans emprunter le secours de la jambe de son frère; sa volonté sera soumise à une autre volonté, à cause de l'isolement des organes de relation. Et, au contraire, la communauté des organes de nutrition et d'excrétion, le mélange des nerfs de la vie animale et de la

(1) Pl. XX, fig. 1.

vie organique, rendant commune la sensation des besoins, la nécessité d'y satisfaire sera spontanée chez les deux enfants.

Quelle sagesse dans cette répartition! que de prévoyance dans cet isolement des organes de relation, d'une part, et dans la connexité des organes de nutrition et d'excrétion de l'autre! que l'un des enfants voulant marcher, l'autre s'y refuse, c'est fâcheux, sans doute, mais ni la vie ni la santé ne seront compromises! la santé et la vie seraient, au contraire, menacées à chaque instant, si les besoins n'étaient partagés, et si les organes qui doivent les satisfaire n'étaient une propriété commune. La nature ne se dément jamais...

Cette organisation singulière, mais admirable, se reproduit en sens inverse chez les enfants doubles par en bas, et simples par le haut (1). Ceux-ci ont deux trains inférieurs, surmontés par une seule poitrine, par un seul col et une seule tête. Mais cette poitrine est commune aux deux enfants, chacun d'eux apporte ses muscles pectoraux (2) et la moitié du sternum pour la cloisonner par devant; la moitié du diaphragme pour la fermer par en bas; la moitié des côtes, des muscles intercostaux et des muscles dentelés pour en constituer les parois. Chaque enfant apporte sa clavicule, pour assujettir son bras au haut de ce thorax commun. Dans ce thorax, le poumon droit appartient à l'enfant qui est à droite, le gauche, à l'enfant qui est à gauche. S'il n'y a qu'un cœur, chacun des enfants en apporte sa moitié; l'un apporte le cœur destiné à la circulation veineuse, l'autre, celui destiné à la circulation artérielle. Un tout commun

(1) Pl. XII, fig. 1, A, B, C.

(2) Pl. XII, fig. 4, *x*, *x*.

se construit avec les matériaux de ces deux individualités d'abord séparées.

C'est la même répétition pour le col (1). Les muscles (2), les artères, les veines (3), les nerfs d'un côté sont à l'un des enfants; ceux du côté opposé sont à l'autre. La moitié du larynx, de la trachée-artère et de l'hyoïde appartiennent à l'un, la seconde moitié à l'autre. Cette tête unique (4) qui surmonte ce col n'est elle-même que deux demi-têtes étrangères l'une à l'autre, quant à leurs matériaux primitifs; tout un côté, os, muscles (5), nerfs, vaisseaux, est à l'un des enfants, tout le côté opposé est à son frère.

Divisez encore ce que la nature a réuni dans ses formations, vous réduirez chacun des enfants à ce qui lui revient en propre dans cette communauté d'organisation. Chaque enfant sera comme à l'ordinaire pour son train inférieur, mais, arrivé à la poitrine, il n'aura plus que la moitié des parties qui lui seraient nécessaires pour former un enfant complet. Les deux enfants isolés formeront ainsi deux monstres par défaut; réunis, ils développeront un monstre par excès, dont une moitié sera double, et dont l'autre moitié, quoique simple, sera commune aux deux enfants.

Si, dans le cas précédent, nous trouvons un bassin dévolu à deux enfants, et dans ce bassin une vessie, une matrice et des organes génitaux, simples mais communs; si

---

(1) Pl. XII, fig. 4, *v*.
(2) Pl. XII, fig. 4, *m*, *n*, *s*.
(3) Pl. XII, fig. 4, P, Q.
(4) Pl. XII, fig. 4, *a*, *a*.
(5) Pl. XII, fig. 4, *b*, *b*, *d*, *e*.

nous trouvons deux cuisses et deux jambes en apparence étrangères l'une à l'autre ; nous voyons dans celui-ci une circulation complète, établie à l'aide de deux cœurs étrangers; une langue, une voûte palatine, un organe olfactif, dont les matériaux constitutifs sont empruntés à deux êtres différents. Nous y voyons encore des yeux, des oreilles, des hémisphères cérébraux, étrangers les uns aux autres, et coordonnés toutefois avec une harmonie parfaite. Quel résultat!

On conçoit que j'ai dû choisir pour exemple les cas les plus simples de ce genre. Mais il est extrêmement rare qu'ils se présentent de cette manière. (On en verra plus bas la raison.) Il est rare, en effet, que dans les formations provenant de matériaux propres à deux êtres particuliers, la nature se borne tout juste à la production des demi-organes qui lui sont nécessaires, pour former les parties simples de réunion des deux enfants.

Le plus souvent chaque enfant produit ses deux moitiés d'organes pour beaucoup d'autres parties, et alors ces moitiés produites, formées comme nous venons de le dire, se réunissent constamment, en croisant leur organisation, et forment des parties simples dont la moitié appartient à chacun d'eux. Il y a alors deux organes de même nature, et chacun d'eux appartient par moitié aux deux enfants. Je vais en donner des exemples.

Dans les espèces d'hépato-dymes si bien caractérisées par M. le professeur Geoffroy Saint-Hilaire, par les noms de *Synotus* (1) et *Enniops* (2), on remarque souvent au col

(1) Pl. XII, fig. 1, A, B, *c*.
(2) Pl. XII, fig. 3, A, B, *c*, *e*.

deux trachées-artères, deux larynx et quatre poumons avec une tête, offrant deux oreilles surnuméraires et un œil de même nature situés en arrière de la tête qui paraît normale (1).

En étudiant la structure anatomique de ces parties, on trouve 1° que des deux poumons antérieurs (2), l'un est celui de l'enfant droit, l'autre celui de l'enfant gauche (3). 2° La trachée-artère qui fait suite à ces poumons (4) est formée moitié par un des enfants, l'autre moitié par son frère. 3° On observe cette dualité hétérogène dans le larynx dans ses muscles, dans ses artères et ses nerfs; 4° dans l'hyoïde, la langue et le pharynx (5); dans leurs nerfs, dans leurs veines, dans leurs artères (6), leurs muscles et leurs os.

Pareillement, des deux poumons postérieurs qui toujours sont moins développés, l'un provient de l'un des enfants, l'autre de son frère; la petite trachée-artère qui les soutient, appartient par moitié à chacun d'eux; il en est de même du petit larynx, du petit hyoïde et du noyau de la langue qui termine en haut cet appareil. Toutes ces parties, leurs artères, leurs veines, leurs muscles, leurs nerfs appartiennent par moitié à chacun des enfants réunis (7).

Or de ces deux appareils, l'un, l'antérieur, est normal, l'autre, le postérieur, est atrophié ou rudimentaire; d'où il

---

(1) Pl. XII, fig. 1, 3, *d*, *e*.
(2) Pl. XVI, fig. 8, E, *f*.
(3) Pl. XVI, fig. 8, D, D.
(4) Pl. XVI, fig. 8, C, C, C, C.
(5) Pl. XVI, fig. 8, B, B, A, A.
(6) Pl. XVI, fig. 4, *b*, *b*. *g*, *g*, *h*, *h*.
(7) La fig. 8, de la pl. XVI, montre cette quadruple association.

résulte que chaque enfant a un poumon normal, et un poumon atrophié; une moitié de larynx, d'hyoïde et de langue dans ses dimensions ordinaires dans l'état que nous nommons *régulier;* et l'autre moitié atrophiée, avortée, rudimentaire, dans l'état que nous nommons irrégulier, monstrueux; d'où il suit enfin que chaque enfant est *un monstre par défaut* par une moitié de ces parties, tandis que par l'autre moitié il est parfaitement régulier.

Ce résultat se répétant dans la tête, donne naissance à la structure singuliere de cette partie (1); une des moitiés crâniennes et faciales de chaque enfant (2) se développant très-régulièrement, et se conjuguant entre elles, une tête normale est produite sur le devant (3); la seconde moitié crânienne de chaque enfant (4), plus ou moins avortée dans son développement, produit ou le demi-anneau qui complète de chaque côté le trou occipital (5), ou, en second lieu, la moitié de cet anneau et de plus un demi-rocher qui, en se réunissant, forme un rocher complet (6); ou en troisième lieu, un rocher de chaque côté et de plus un demi-sphénoïde (7); ou, en quatrième lieu, ce demi-sphénoïde et de plus un demi-pariétal (8) et un demi-coronal. Et en cinquième lieu enfin, les deux moitiés du crâne et de la face sont complétées en

(1) Pl. XV, fig. 8, fig. 7.
(2) Pl. XV, fig. 3, M, H, G, K.
(3) Pl. XV, fig. 1, E, F, G, H, I, K, M.
(4) Pl. XV, fig. 1, A, A, B.
(5) Pl. XV, fig. 1, 3, O.
(6) Pl. XV, fig. 1, A, A.
(7) Pl. XV, fig. 2, B, B, fig. 8, A, C.
(8) Pl. XV, fig. 8, A.

arrière comme ceux-ci le sont en avant (1); il y a alors une double tête (2), c'est le céphalodyme, ou janiceps. Mais cette double tête est produite par quatre demi-têtes croisées dans leur conjugaison (3), et avant que ce crâne soit un céphalodyme complet, il est d'abord demi-céphalodyme (4), puis demi-céphalodyme et demi (5), puis demi-céphalodyme trois quarts (6).

Avant d'analyser les parties qu'enveloppe ce crâne à des états si divers, nous devons faire remarquer que jamais cette réunion ne donne naissance à l'anencéphalie. Les deux moitiés hétérogènes ou fournies par chaque enfant sont toujours suffisantes et au-delà, pour développer une tête complète, et de plus les parties surnuméraires dont nous venons de faire l'énumération.

Dans l'intérieur les parties contenues sont exactement en rapport avec les contenantes. En premier lieu, il y a deux hémisphères cérébraux, celui de l'enfant de droite, et celui de l'enfant de gauche. Il y a aussi un cerveau commun. En second lieu, il y a un cervelet pour chaque enfant (7), avec un seul hémisphère cérébral pour chacun d'eux (8). En troisième lieu, il y a deux cervelets et deux paires d'hémisphères cérébraux. Les deux encéphales sont complets.

---

(1) Pl. XV. fig. 7, K, K, G, G, H, H, I, I, J, J, O.
(2) Pl. XVI. fig. 5.
(3) Pl. XV. fig. 7, *m*, *n*, *o*, *a*, *a*, *b*, *b*, *c*, *c*, *d*, *d*, *e*, *e*, *f*, *f*.
(4) Pl. XV. fig. 1, et 3.
(5) Pl. XV. fig. 3.
(6) Pl. XV. fig. 8.
(7) Pl. XV. fig. 9, D, E.
(8) Pl. XV. fig. 12, A, B.

Sur la base du crâne on trouve constamment les doubles paires de nerfs, comme dans l'état normal; mais un olfactif, un optique, un nerf de la 3e, de la 4e, de la 5e, 6e et 7e paires appartient à un enfant, les autres nerfs congénères sont produits par son frère. A mesure que ce crâne se double en arrière, et que le cervelet, les pédoncules cérébraux et les hémisphères cérébraux se développent pour produire un céphalodyme, on voit apparaître en arrière comme en devant, d'abord le nerf acoustique, puis l'optique, puis la 3e paire et la 4e, puis la 6e, et enfin la 5e et la portion dure de la 7e.

De cette organisation singulière il résulte que chez un synotus par exemple, les organes des sens sont doubles comme dans l'état normal. Mais ce qu'il y a de particulier dans la composition de la tête, qui par le nombre et la structure des organes ne diffère en rien d'une tête ordinaire, c'est qu'un œil, une narine, une oreille, la moitié de la voûte palatine et la moitié de la langue, sont la propriété d'un enfant, et l'autre œil, l'autre oreille, l'autre narine, l'autre moitié de la langue et de la voûte palatine, sont la propriété de l'autre. C'est une unité parfaite produite par deux individualités distinctes. Ce sont des organes des sens, et des hémisphères cérébraux pour un seul individu, adaptés au service de deux, puisqu'il y a évidemment deux *moi* dans cette tête unique.

Ce mode de formation des doubles organes simples est invariable; d'où il suit que plus les enfants associés se rapprochent de leur état naturel, plus sont nombreux les organes développés sous l'influence de cette double association, plus est irrégulier et monstrueux le tout commun qui en résulte. Dans nos idées actuelles, ce résultat paraît contradictoire, mais il est si juste, il est si inévitable, d'après les lois de l'organogénie, qu'il est presque de toute impossibilité physique qu'il se produise d'une autre manière. C'est même parce qu'il est produit d'après des lois fixes que la mort de ces enfants en est la suite la plus ordinaire.

En définitive donc, les organes insolites des monstres par excès se réduisent aux deux conditions suivantes.

1° A des organes doubles produits par la pénétration de deux organes qui sont simples chez un enfant ordinaire.

2° A de doubles organes, simples comme ils existent dans l'état normal, mais avec cette différence que chacun de ces organes est fourni par moitié par chacun des deux enfants.

En définitive aussi, les parties qui nous paraissent simples chez un monstre double, sont communes aux deux enfants, chacun d'eux fournissant par moitié les matériaux nécessaires à sa formation. Chacun d'eux fournit également un des membres, un des reins, un des testicules, un des ovaires, quand ces organes sont restreints à leur nombre ordinaire.

D'où il suit comme conséquence dernière, qu'il n'y a pas un seul organe nouveau chez ces monstres; c'est-à-dire qu'il n'existe pas une seule partie formée avec des matériaux qui ne se trouvent pas chez un enfant ordinaire.

Or, s'il n'y a pas d'organes nouveaux, il n'est donc pas nécessaire de lois spéciales pour leur développement. Les lois ordinaires suffisent.

S'il n'y a ni lois spéciales, ni organes nouveaux, il ne saurait y avoir de germes particuliers pour ces monstres. A quoi serviraient-ils, puisque les germes ordinaires rendent si bien compte de leur formation?

Enfin s'il n'y a pas de germes nouveaux, on voit encore

pourquoi et comment ces monstres et leurs organes restent étroitement circonscrits dans les limites de leur espèce, de leur famille et de leur classe.

Ces conséquences se déduisent rigoureusement des faits qui précèdent, et de ceux qui vont suivre.

## Article X.

*Du siége qu'occupent, chez les monstres par excès, les organes surnuméraires et insolites.*

Nous avons vu que les déformations organiques par arrêt de développement, s'opérant sous l'influence de la loi du développement excentrique *(loi centripète de formation)*, leur siége se trouvait, par cette raison, à l'extrémité des appareils, tandis que les centres en étaient beaucoup moins atteints. Les organes insolites des monstres doubles se produisant sous l'influence de la loi de conjugaison, leur siége devra se manifester d'une manière inverse; les centres devront être affectés de préférence, tandis que la circonférence nous reproduira les organes dans leur état presque normal. Cette déduction des lois de l'organogénie est parfaitement justifiée par les faits.

Quand les doubles têtes et les doubles membres sont libres, ou détachés des troncs réunis, ces parties répètent si exactement la disposition qu'elles présentent dans leur état normal, que l'on a pensé long-temps qu'elles étaient simplement greffées sur un fœtus ordinaire, lequel n'était devenu monstrueux qu'à cause de cette union accidentelle.

Quand au contraire les deux bras se réunissent et n'en forment qu'un, quand les deux jambes se confondent et n'en forment qu'une, cette jambe et ce bras surnuméraires sont toujours placés à la partie supérieure, postérieure et centrale de la poitrine, à la partie centrale et postérieure du bassin (1). Si l'on considère que ce bras et cette jambe uniques sont formés moitié par un enfant, moitié par l'autre, on verra que leur fusion s'opère et ne peut s'opérer que sur le point médian des deux êtres. La position est nécessitée par le mode de formation.

Il en est de même de tous les organes complexes; les deux cœurs confondus en un seul, les deux foies réunis (2), les deux œsophages (3), les deux estomacs (4), les deux duodenums (5), ramenés à l'unité par leur conjugaison insolite, sont toujours placés sur l'axe médian de la poitrine et de l'abdomen de ces monstres. Ils sont déplacés de leur position ordinaire, et maintenus vers le centre de ces cavités par le mécanisme même de leur formation, et la pénétration des deux organes qui en est le résultat.

Pareillement sont les organes simples et hétérogènes formés de deux moitiés étrangères, et provenant l'une d'un enfant-conjoint, l'autre de son frère; on conçoit que ces deux moitiés marchant à la rencontre l'une de l'autre, leur réunion ne peut s'effectuer que sur la ligne médiane, où on les trouve constamment.

Lors même que par leur pénétration, ces organes donnent

(1) Pl. XX. C, E, D.
(2) Pl. III, *b*, *b*, *b'*.
(3) Pl. XVI, fig. 8, *c*.
(4) Pl. XVI, fig. 8, H H.
(5) Pl. XVI, fig. 8, *h*.

naissance à des parties compliquées dans leur structure, les dispositions normales restent toujours à la circonférence, les insolites se développent au centre. Ainsi dans deux cœurs réunis (1), s'il existe trois ventricules (2), les deux excentriques sont dans leur état normal (3), le troisième formé de la réunion de deux autres est seul méconnaissable (4). Ainsi dans les deux foies réunis (5), les lobes extérieurs restent dans leur disposition ordinaire (6), il n'y a d'insolite et d'étrange que la partie moyenne (7). Ainsi dans la tête d'un céphalodyme (8), tous les organes extérieurs conservent leur forme normale (9), les anormales ne se montrent qu'au centre (10). Cette disposition inverse se remarque dans les muscles, les nerfs, les artères, les veines et les os.

C'est même d'après la comparaison de ces derniers avec ceux de l'anencéphalie que l'on peut bien apprécier le contraste du siége des déformations, dans les monstres par excès et par défaut de parties. Dans l'anencéphalie, tous les os du centre conservent leur disposition normale : ceux de la circonférence sont si déformés, qu'il a fallu toute la sévérité des principes de détermination de M. Geoffroy-St-Hilaire,

---

(1) Pl. XV, fig. 4, A, B.
(2) Pl. XV, fig. 6, A, F, G.
(3) Pl. XV, fig. 6, A, G.
(4) Pl. XV, fig. 6, F.
(5) Pl. VI, fig. 1, A, B.
(6) Pl. VI, fig. 1, *a*, *b*, *m*, *l*.
(7) Pl. VI, fig. 1, *f*, *q*.
(8) Pl. XV, fig. 3, A, B, O, H.
(9) Pl. XV, fig. 3, B, C, F.
(10) Pl. XV, fig. 3, E; fig. 1, E; fig. 7, K, K, fig. 8, G.

pour que cet illustre zootomiste pût apprécier leur analogie; et au contraire, chez les céphalodymes (janiceps G. St-H), ou les demi-céphalodymes (synotus G. St-H.), les os de la circonférence n'ont pas éprouvé la moindre déformation, tandis que ceux du centre, tels que les sphénoïdes, les basilaires, et la base des occipitaux, ne ressemblent en rien aux occipitaux, aux basilaires et aux sphénoïdes d'un enfant ordinaire (1). Dans le premier cas, la monstruosité a perverti toute la circonférence, le centre a été respecté; dans le second, la perversion a porté sur le centre, et la circonférence est restée intacte. Ce résultat général et constant ne peut tenir qu'aux règles fixes d'après lesquelles se développe la monstruosité.

La structure de la tête des céphalodymes se reproduit dans toutes les parties, par lesquelles se conjuguent les enfants dans les monstruosités doubles. Si elle a lieu par la poitrine, c'est sur le centre et en arrière de cette cavité que vous rencontrez les côtes déformées, avortées, ou irrégulièrement unies les unes aux autres; la même déformation se répète sur les muscles intercostaux, les nerfs, les artères et les veines intercostales. Au premier aperçu, la confusion de ces divers organes est telle, que l'anatomiste a beaucoup de peine à se reconnaître au milieu de ce désordre apparent. Mais, avec un peu d'attention et beaucoup de patience, on distingue parfaitement les demi-côtes de chaque enfant ou réunies, ou accidentellement articulées; on distingue les muscles intercostaux se continuant entre eux, comme le font les deux muscles coronaux en avant du front. Au-dessus de

(1) Voyez les fig. 1, 3, 7 et 8, de la planche XV.

ceux-ci, on distingue mieux encore les éléments des muscles rhomboïdes et dentelés, et plus superficiellement encore les grands dorsaux et l'extrémité inférieure des trapèzes. Plus on se rapproche de la circonférence, plus les couches musculaires reprennent des formes et des dispositions qui rappellent leur disposition et leurs formes normales.

Si la réunion s'est opérée par les faces latérales des colonnes vertébrales, les côtes, leurs muscles, leurs artères, leur nerf ont disparu pour une moitié de chaque enfant; les apophyses transverses des vertèbres éprouvent les aberrations que nous venons de remarquer sur les côtes, et les muscles de ces gouttières vertébrales se réunissent entre eux, comme nous venons de voir que le font les muscles intercostaux. Enfin, si la réunion s'opère par les bassins, c'est en arrière et sur le centre que se remarquent les aberrations osseuses (1), musculaires (2), ou vasculaires (3). Dans tous ces cas, la circonférence est toujours à l'état normal.

Nous ne rappellerions pas à cette occasion le système sanguin et central de ces êtres, si Haller n'avait considéré comme des parties tout-à-fait nouvelles les branches de communication (4) qui se rendent quelquefois de l'une à l'autre des aortes (5), de l'une à l'autre des veines caves (6), de l'une à l'autre des veines portes. Ces branches, rendues indispen-

---

(1) Pl. XX, C, n° 5.

(2) Pl. IX, *f*, *f'*, *g*, *g*, *h*, *h*, *i*, *i*.

(3) Pl. IX, R.

(4) Pl. VIII, fig. 3, *u*.

(5) Pl. XIX, *u*.

(6) Pl. XIX, *j*.

sables par le mode de circulation commun aux deux enfants, et admirablement disposées pour que la vie aérienne s'effectue, si nulle autre cause ne s'y oppose, ne sont toutefois que la répétition des branches communicantes que les artères et les veines s'envoient réciproquement, pour peu que ces vaisseaux se rapprochent les uns des autres. On en trouve le type ou dans le canal artériel simple des mammifères, ou dans le double canal artériel des oiseaux, ou même dans les artères communicantes de l'encéphale de l'homme. Quoi qu'il en soit, ces vaisseaux insolites sont toujours sur le centre des deux fœtus, dont ils sont destinés à opérer la fusion la plus intime (1).

Enfin, pour généraliser, autant que possible, l'application de cette règle aux monstres doubles, nous devons faire remarquer que chez certains d'entre eux il existe deux centres distincts. D'abord celui qui est commun aux deux enfants, et, en second lieu, celui qui est propre à chacun d'eux. Cette remarque est spécialement applicable aux doubles organes hétérogènes, qui toujours correspondent à ce dernier, tandis que les organes hétérogènes simples occupent constamment le premier.

Ainsi quand il y a deux trachées-artères et deux larynx, chacun d'eux correspond, en particulier, au centre de la région du col de l'un des enfants : de même, quand il y a deux foies séparés ; de même, quand il y a deux utérus ; la position centrale de ces organes est toujours relative à l'un ou à l'autre des enfants en particulier, et cette position est elle-même la suite de leur étrange formation.

(1) Pl. XIX, *u*, *j*; pl. VIII, *m*, *c*.

Quelque singulière que soit la composition des organes hétérogènes, on voit néanmoins qu'ils proviennent constamment de matériaux identiques, bien qu'ils soient formés par des individus différents. On voit encore que ces matériaux, comme ces organes, restent invariablement assujettis aux régions du corps, où d'ordinaire on les observe chez l'homme.

Ainsi ce n'est qu'au col que l'on trouve de doubles trachées-artères, de doubles larynx; ce n'est qu'à la base du crâne que l'on rencontre les doubles pharynx réunis; et dans son intérieur que l'on remarque ou un double cervelet, ou des lobes cérébraux quadruples: comme ce n'est également que dans l'abdomen que se voient les doubles estomacs, les doubles utérus et les vessies hétérogènes.

La raison en est simple pour nous qui voyons dans les artères le point de départ des organes, et dans les troncs le rapport invariable de leur manifestation. Des têtes et les parties qui s'y rapportent, ne peuvent provenir que des carotides; des bras que des axillaires, des cuisses et des jambes que des fémorales. Une double tête suppose des carotides doublées, un double tronc inférieur coïncide toujours avec l'existence d'une double aorte abdominale. Des jambes, des bras surnuméraires sont en rapport avec des fémorales et des axillaires surajoutées aux axillaires et aux fémorales ordinaires.

Or les carotides et les vertébrales sont et restent toujours, quand elles existent, au haut de la crosse de l'aorte, les fémorales sont constamment au bas de cette artère, les axillaires font suite aux sousclavières. D'où il suit que la position des parties surnuméraires est commandée par la position de ces principaux vaisseaux; la tête surajoutée est toujours à côté de l'autre tête, les bras à côté des autres bras, les jambes à côté des autres jambes, etc. Il n'y a, et il ne peut y avoir transposition dans les excédants de développement des parties.

On a dit le contraire; mais le contraire est une erreur, et cette erreur nous paraît un des abus les plus étranges que l'on ait pu faire des idées homologiques.

De tout ce qui précède, il résulte : 1° que les parties surnuméraires n'étant que la répétition des parties normales, leur position à côté de celles-ci dérive de leur organisation et de leur développement.

2° Que les organes insolites des monstres doubles, se forment tous en vertu de la loi de conjugaison ou d'affinité des parties.

3° Que d'après le mécanisme même de leur formation, les organes complexes occupent toujours la ligne médiane des deux êtres.

4° Il en résulte aussi que les organes hétérogènes simples se trouvent constamment sur la partie centrale de ces deux êtres, tandis que les doubles organes hétérogènes occupent les centres qui correspondent en particulier à chacun des enfants réunis.

5° Il en résulte enfin que, soit que l'on considère un monstre double dans son ensemble, soit qu'on le considère dans chacune des parties déviées de leur type normal, les ressemblances sont toujours à la circonférence, et les dissemblances au centre, disposition inverse de celle que l'on remarque dans la monstruosité par arrêt de développement.

## Article XI.

*Association individuelle des monstres par excès. — Explication de leurs organismes.*

On vient de le voir, les monstres doubles se distinguent des autres, et des êtres ordinaires, par le nombre de leurs organes, par la variété de leurs formes, et la nature étrange de la composition de certains d'entre eux. Ce n'est donc pas sans quelque raison que les anatomistes avaient regardé ces êtres comme sortis des limites communes de l'organisation. Mais dans l'impossibilité où ils se trouvèrent de déterminer en quoi et comment ils avaient franchi ces limites, et l'esprit ne pouvant rester oisif devant un si étrange spectacle, on imagina, pour s'en rendre compte, toutes sortes de combinaisons. Nous en serions réduits encore à ce genre de tâtonnements, si les lois de l'organogénie ne nous avaient ouvert une voie nouvelle propre à en donner l'explication.

Comment concevoir, en effet, que chaque enfant fournisse la moitié d'un organe qui doit être commun à tous les deux, si la loi du développement excentrique ne nous avait appris que dans leur état normal les organes impairs étaient primitivement doubles? que la vessie provenait de deux moitiés de vessie, le canal intestinal de deux lames isolées; la trachée-artère de deux demi-trachées; le larynx, l'utérus et le vagin, de deux moitiés de vagin et d'utérus? Comment concevoir sans cette loi et celle de symétrie qui en dérive, que dans une poitrine unique avec deux bras comme dans l'état ordinaire, un des bras et la moitié de cette poitrine soit la propriété d'un des enfants, tandis que l'autre bras avec le demi-thorax appartiennent à son frère? Comment concevoir qu'une tête bien conformée soit construite avec deux moitiés de tête empruntées à des enfants différents? que l'un des hémisphères cérébraux soit à l'un, l'autre hémisphère à l'autre? que chaque enfant n'ait qu'un organe des sens qui lui soit propre, le second des organes de même nature appartenant à son frère? et entre une dualité si tranchée, l'unité de sensation?

Comment concevoir un abdomen formé de muscles différents à droite et à gauche, un bassin unique dont chaque moitié provient, avec ses muscles, ses vaisseaux et ses nerfs, de l'un des deux enfants réunis? et à ce bassin deux cuisses articulées comme à l'ordinaire, dévolues en toute propriété, l'une à un des enfants, l'autre à son frère? Sans la loi de symétrie, la science eût-elle pu se rendre raison d'associations semblables?

Eût-elle pu faire concevoir aussi comment deux estomacs, comment deux foies, comment deux pharynx n'en forment qu'un en se pénétrant mutuellement, si la loi de conjugaison ne nous avait offert le type naturel de cette formation, soit dans les deux os canons, qui, en se pénétrant, se convertissent en un seul os, soit dans les deux aortes primitives qui se résolvent en une seule aorte, soit dans les artères spinales antérieures, soit dans les deux basilaires ramenées à l'unité par ce mode général de développement? Quelle complication d'une part, et quelle simplicité de l'autre, quand la marche de la nature est bien interprétée!

Mais ce n'est pas tout; si jusqu'à présent nous avons montré comment chez les monstres les parties s'ajoutent, se déforment, disparaissent, se divisent ou se réunissent, il nous reste à dire encore comment elles se coordonnent entre elles, quand elles sont en plus ou en moins; comment un ordre nouveau s'établit au milieu de ce désordre apparent; quelle est la règle, quel est le mobile d'après lesquels chaque organe prend sa place sans s'embarrasser dans sa marche, sans gêner celle des organes voisins. Nous devons rechercher enfin pourquoi chez deux enfants réunis, tantôt les deux foies, les deux estomacs, les deux cœurs sont confondus en un seul cœur, en un seul estomac, en un seul foie; et comment tantôt ils restent distincts et séparés les uns des autres: pourquoi, chez les uns, le train inférieur est double, tandis que le train supérieur paraît unique; pourquoi et comment, chez les autres, l'ordre inverse s'établit.

Des différences aussi tranchées, et dont la répétition est si remarquable dans les auteurs, sont-elles l'effet du hasard? Ont-elles, au contraire, une raison dans l'organisation de ces êtres? L'anatomie peut-elle nous éclairer et nous aider à nous reconnaître au milieu de cette confusion et de ces bizarreries? Nous le pensons, et nous allons essayer de le prouver.

Mais, afin de procéder avec méthode dans des recherches dont on ne peut se dissimuler les difficultés, nous devons d'abord établir les conditions générales des monstres doubles; nous verrons ensuite comment de ces conditions se déduisent les particularités organiques qui les caractérisent.

## Article XII.

### *Caractères, dénomination et division des monstres doubles.*

Posons en fait que tout monstre double a nécessairement deux foies (1), et de ce fait primordial déduisons les différences qui caractérisent les monstres doubles des conditions diverses dans lesquelles se trouvent ces deux organes.

Il y en a deux principales qui distinguent et sous-divisent les hépato-dymes.

Dans la première, les deux foies sont réunis et confondus en un seul (2); ils constituent un foie complexe. Ce sont les hépato-dymes complexes.

Dans la seconde, les deux foies sont séparés (3). Chacun de ces organes est isolé de son congénère. Ce sont les hépato-dymes acomplexes.

De ces conditions primitives, dérivent d'autres conditions secondaires qui différencient complètement ces deux genres de monstres.

Chez le premier (hépato-dymes complexes), les deux êtres sont réunis par les flancs (4), les colonnes vertébrales se correspondent légèrement par leurs faces latérales (5).

---

(1) De là le nom d'*hépato-dymes* par lequel nous croyons devoir les dénommer, conformément aux principes de nomenclature posés par MM. Geoffroy-St.-Hilaire père et fils. On vera dans l'un des articles suivants, d'où vient la nécessité des deux foies chez les monstres doubles.

(2) Pl. VI, fig. 1, A, B.

(3) Pl. XIII, fig. 2, *m*, *m*.

(4) Pl. I, fig. 1; Pl. XVIII.

(5) Pl. XI, fig. 5, 6.

Chez le second (hépato-dymes acomplexes), les deux êtres, réunis par leur partie antérieure, se correspondent face à face (1); les deux colonnes vertébrales se regardent par leur côté antérieur (2).

Les premiers ont un abdomen vaste, mais simple (3), avec deux membres inférieurs (4), auxquels sont ou ne sont pas annexés d'autres membres rudimentaires (5).

Les seconds ont deux abdomens (6), deux bassins isolés (7), auxquels correspondent une paire de membres pour chaque bassin (8).

Les hépato-dymes complexes ont ou les deux poitrines séparées et se touchant seulement par leurs appendices xiphoïdes (9), ou bien ces deux poitrines sont confondues en une seule (10); mais, dans ce cas, il n'y a jamais qu'un seul sternum complexe (11), servant de couvercle à ce vaste thorax.

Chez les hépato-dymes acomplexes, les poitrines, toujours confondues, sont néanmoins binaires (12), au lieu

---

(1) Pl. XIV, fig. 1, *a*, *b*, *c*.

(2) Pl. XIV, fig. 2, A, B.

(3) Pl. I, fig. 1.

(4) *Idem.*

(5) Pl. XI, P, Q; pl. XX, C, E, D.

(6) Pl. XII, fig. 1, *d*, *e*; fig. 4, Z, Z, Z.

(7) Pl. XIV, fig. 1, E, G; fig. 2, L, M, N.

(8) Pl. XII, fig. 2, *f*, *g*.

(9) Pl. XX, G.

(10) Pl. II, fig. 1, K, K, K, K.

(11) Pl. XI, D, K, *e*, *g*; pl. X, A, B, fig. 1.

(12) Pl. XIII, fig. 1 et 2.

d'un sternum complexe; il y en a deux qui sont hétérogènes (1); l'un est situé au devant (2), l'autre en arrière (3).

Chez les premiers, les têtes sont presque toujours séparées; chez les seconds, presque toujours elles sont confondues.

Les premiers se correspondant par les flancs, si les têtes sont amenées au point de contact, elles se pénètrent par leurs faces latérales; les organes des sens, toujours complexes quand ils se réunissent, sont situés au devant de la tête. (Hépato-dymes, Poliops. G. St-H.)

Et, au contraire, chez les seconds, la correspondance s'établissant face à face, les têtes, en se pénétrant, font un demi-tour sur elles-mêmes, et les organes des sens surnuméraires se placent toujours en arrière de la tête principale. (Hépato-dymes, Enniops, Synotus. G. St-H.)

De l'isolement des têtes, chez les hépato-dymes complexes, résulte l'isolement des langues des pharynx, des larynx, des trachées-artères; de leur pénétration chez les acomplexes, résulte leur confusion; leurs langues sont hétérogènes (4); il n'y a, le plus souvent, qu'un pharynx (5), mais formé par moitié par l'un et l'autre des êtres conjoints.

L'inverse se remarque à l'autre extrémité du tronc. De l'isolement des bassins, chez les hépato-dymes acomplexes, résulte l'isolement des organes génitaux externes et internes,

(1) Pl. XIV, fig. 1 et 2.
(2) Pl. XIV, fig. 1, C, C, D.
(3) Pl. XIV, fig. 2, H.
(4) Pl. XVI, fig. 8, A, A.
(5) Pl. XVI, fig. 8, B, B.

de la vessie, du rectum et du colon; de leur pénétration chez les hépato-dymes complexes, résulte la confusion de ces mêmes organes. Il n'y a, le plus souvent, que des organes génitaux uniques, qu'un rectum, qu'un colon, qu'une vessie communs; mais ces organes communs sont toujours hétérogènes.

Enfin, de la réunion des foies chez les *complexes* résulte le développement de deux estomacs (1), de deux œsophages séparés (2), de deux intestins grêles propres (3), et d'un gros intestin commun (4).

Et, au contraire, de la séparation des foies, chez les *acomplexes*, résulte l'unité de l'estomac (5) et de l'œsophage (6), l'unité et la communauté du commencement de l'intestin grêle (7), et la dualité de la fin de cet intestin et du colon (8).

En définitive, la pénétration des deux êtres s'opère par le bas du tronc, chez les hépato-dymes complexes, et par le haut, chez les acomplexes; leur séparation s'effectue en sens inverse, c'est-à-dire par les têtes chez les premiers, et par les bassins chez les seconds.

Or, l'organisation servant de base à la classification des monstres, on voit, en premier lieu, que le nom d'*hépato-*

---

(1) Pl. VII, *b*, *b*.
(2) Pl. VII, *a*, *a*.
(3) Pl. VII, *e*, *e*, *e*, *e*.
(4) Pl. VII, D, E, F.
(5) Pl. XIII, fig. 2, P.
(6) Pl. XIII, fig. 2, *x*.
(7) Pl. XIII, fig. 1, S, S, S.
(8) Pl. XIII, *q*, *q*, *q*, *q*.

*dymes* exprime exactement la condition fondamentale des monstres doubles ; en second lieu, que celui de *complexes* désigne le caractère du genre dans lequel les foies sont pénétrés et unis l'un à l'autre ; en troisième lieu, que le nom d'*hépato-dymes acomplexes* indique qu'au lieu d'être pénétrés les organes hépatiques restent libres. La formule suivante exprime ces conditions premières, et les caractères secondaires qui en dérivent.

| | | Caractères. |
|---|---|---|
| HÉPATO-DYMES. | Ier Genre. Hépato-dymes complexes. | Pénétration des foies ; union des êtres par les flancs. Séparation des têtes ; sternum unique et complexe ; unité du bassin et de l'abdomen (hétérogènes) ; dualité de l'estomac et des intestins grêles. |
| | IIe Genre. Hépato-dymes acomplexes. | Séparation des foies ; union des êtres face à face ; réunion des têtes ; sternum double ; dualité de l'abdomen et du bassin. Unité de l'estomac et du commencement des intestins grêles. |

Nous allons rechercher maintenant comment des conditions hépatiques si légères en apparence, peuvent produire des résultats si divers.

## Article XIII.

### *Explication de l'organisation extérieure des hépato-dymes (monstres doubles).*

On distingue, en anatomie, deux bords et deux extrémités à chaque foie. Des deux bords, l'un est postérieur et correspond à la colonne vertébrale, l'autre est antérieur ou abdominal. Des deux extrémités, l'une est logée dans le flanc droit; l'autre, chez l'embryon, s'étend toujours jusque dans le flanc gauche. C'est par ces bords et ces extrémités que les foies se correspondent ou se pénètrent chez les hépato-dymes.

Les hépato-dymes complexes se pénètrent constamment par les extrémités, et les acomplexes se correspondent par leurs bords.

Or, les extrémités du foie étant situées dans les flancs de l'embryon, on voit comment et pourquoi, lorsqu'elles se réunissent, c'est toujours latéralement que doivent s'unir les deux enfants. On voit, au contraire, que, lorsque ce sont les bords hépatiques qui se correspondent, les enfants ne peuvent se joindre que dos à dos, ou face à face.

Indépendamment de ce premier résultat, la réunion des foies en entraîne beaucoup d'autres. Car, en se pénétrant, les deux organes conservent la position qu'ils ont chez le jeune embryon. Cette position, très-élevée comme on sait dans la poitrine, maintient très-écartées les régions supérieures des deux colonnes vertébrales. Le foie complexe fait alors, à leur égard, l'effet d'un coin qui s'oppose à leur rapprochement (1). Les colonnes vertébrales ainsi écartées par le haut (2), les têtes qui les surmontent sont naturellement placées et maintenues à distance l'une de l'autre ; elles sont et restent presque toujours isolées et libres (3).

Or, plus les foies réunis s'élèvent dans la poitrine, plus ils délaissent l'abdomen ; plus ils tendent à éloigner les têtes, en écartant la région supérieure des colonnes vertébrales, plus la région inférieure de ces colonnes tend à se rapprocher (4), et à se porter l'une vers l'autre (5). Plus, en effet, l'abdomen s'affaisse, plus les régions lombaires se rapprochent ; elles peuvent même se confondre, et ces deux régions n'en faire qu'une.

Supposez deux lignes verticales parallèles et mobiles sur un point qui occupe leur milieu, comme l'ombilic. Si vous écartez leur plan supérieur, leur plan inférieur se rapprochera ; le rapprochement de ce dernier plan sera en raison directe de l'écartement du premier. C'est exactement ce qui arrive chez les hépato-dymes complexes. Le bas se rapproche comme s'écarte le haut. Plus la duplicité des enfants sera complète supérieurement, plus ils se rapprocheront de l'état simple et ordinaire inférieurement. Ce résultat est mécanique, et il se produit sur la nature avec une certitude qui en approche.

Cette condition établie, vous pouvez en suivre tous les

---

(1) Pl. III, *b*, *b'*, *b'*.

(2) Pl. XX, *m*, *n*.

(3) Pl. XX, A, B.

(4) Pl. XI, n°, 5, 6.

(5) Pl. XX, *j*, *j*.

effets, en partant du plus haut point d'élévation où puissent parvenir des foies complexes, et les suivant jusqu'au dernier terme d'abaissement qu'ils puissent atteindre dans l'abdomen.

Le degré d'élévation du foie complexe se mesure par l'écartement des sternum et leur degré de pénétration. Si l'on a suivi le mécanisme que nous exposons, on doit voir que les sternum se correspondent face à face (1) et se touchent d'abord par leur appendice xiphoïde (2). Mais la manière dont s'effectue leur pénétration ne saurait être comprise, si d'abord on ne se rappelle que constamment, chez le jeune embryon, chaque sternum est composé de deux moitiés isolées et indépendantes (3) (Loi de symétrie). Deux sternum qui vont se réunir, offrent donc quatre moitiés mobiles du côté où la pénétration va commencer.

Dans cet état, la moitié de l'appendice d'un sternum (4) se joint, non à sa congénère, mais bien à la moitié de l'autre sternum (5). A mesure que la pénétration s'avance, chaque sternum s'ouvre de bas en haut, et ses moitiés se réunissent dans le même sens à celles du sternum qui lui est opposé (6). Chaque moitié sternale suit ainsi une direction inverse.

Représentez-vous deux compas entr'ouverts dont les pointes

---

(1) Pl. XI, *j*, *i*.

(2) Pl. XX, 6.

(3) Pl. XX, *h*, *h*, indiquant l'hyatus qui a persisté pendant toute la vie utérine.

(4) Pl. X, fig. 1, n^os^ 1, 3.

(5) Pl. X, fig. 1, n^os^ 2, 4.

(6) Le mécanisme est expliqué par la fig. 1, pl. X.

se correspondent; à mesure que les compas s'ouvriront, les lames opposées s'appliqueront l'une contre l'autre. C'est l'imitation de la formation du sternum de ces hépato-dymes. Or, on voit que, d'après cette formation, la partie moyenne de ce sternum complexe est supérieure et horizontale (1), tandis que les deux extrémités se déversent à droite et à gauche (2), ou en avant (3) et en arrière, pour couvrir la poitrine et recevoir les côtes qui la cloisonnent sur les flancs (4). Ce sternum, qui recouvre les cœurs, se trouve ainsi au milieu des deux poitrines.

Il est aisé de concevoir maintenant que, dans le plus haut degré d'élévation du foie complexe, les deux sternum ne seront confondus que par leur appendice xiphoïde (5). Dans le reste de leur étendue, chaque sternum sera libre (6), et les deux poitrines formeront l'angle le plus ouvert qu'elles puissent atteindre dans cet état (7). Elles seront dès lors indépendantes l'une de l'autre, si ce n'est par le diaphragme complexe qui les fermera inférieurement (8).

Les poitrines étant dégagées, non-seulement les têtes seront dégagées aussi, mais les bras et les épaules seront par-

---

(1) Pl. XI, D, 1, *k*, 4, *m*.
(2) Pl. XI, *j*.
(3) Pl. X, fig. 1, *d*, *d*.
(4) Pl. XI, n$^{os}$ 1, 2.
(5) Pl. XX, G.
(6) Pl. XX, T, *h*.
(7) Pl. XX, CL, CL; pl. XIX.
(8) Pl. XVIII, *j*, *j*, *j*.

faitement distincts (1), ainsi que les cœurs (2), ainsi que les poumons (3), ainsi que les vaisseaux qui sortent et pénètrent dans ces organes (4).

Dans un degré moindre d'élévation du foie, la moitié des sternum sera pénétrée au point où elles l'étaient chez Ritta-Christina (5); les têtes seront ramenées l'une vers l'autre (6), ainsi que les bras (7), ainsi que les poitrines, qui deviendront communes (8), ainsi que les cœurs, qui se logeront dans un même péricarde (9), ainsi que les poumons, qui se placeront à droite et à gauche de chaque cœur (10); dans cette poitrine unique, il y aura encore tous les organes propres à deux poitrines.

Dans un second degré d'abaissement du foie complexe, les deux tiers de chaque sternum seront pénétrés. La poitrine, resserrée par le haut, fera rapprocher les têtes; les deux bras du milieu, ramenés au point de contact, n'en formeront qu'un; il n'y en aura plus que trois, dont un sera complexe. Les deux cœurs, logés dans le même péricarde, se pénétreront par les oreillettes; les poumons postérieurs seront réduits à la moitié de leur volume.

---

(1) Pl. XVIII, *x*, *x*; pl. XX, O, P.
(2) Pl. XVIII, *q*, D, C.
(3) Pl. XVIII, L.
(4) Pl. XVIII, Q, S, S, E, F.
(5) Pl. XI, *d*, *k*, *e*, *l*.
(6) Pl. XI, I, I.
(7) Pl. XI, comparée pour cet objet à la planche XX.
(8) Pl. II, *a*, *b*, *k*, *k*, *k*, *k*.
(9) Pl. II, *a*, *a*.
(10) Pl. II, *k*, *k*, *k*, *k*.

Dans un troisième degré, les sternum seront pénétrés jusqu'à leur pièce supérieure; les têtes seront très-rapprochées; le bras complexe sera réduit à un simple tubercule; ce tubercule pourra même disparaître; il n'y aura alors que deux bras, dont l'un appartiendra à l'un des enfants, l'autre à son frère. Les cœurs, toujours logés dans le même péricarde, seront confondus par les ventricules qui, de quatre, seront réduits à trois (1), ou même à deux. Les poumons postérieurs seront diminués des trois quarts; ils pourront même disparaître complètement, comme les bras moyens.

En suivant ce mouvement de haut en bas, comme nous venons de le faire, on voit les enfants perdre successivement diverses parties, à mesure que leur pénétration devient plus intime; mais s'ils perdent par le haut, ils gagnent par le bas; car, en s'abaissant, le foie complexe qui abandonne la poitrine, fait saillie dans l'abdomen; celui-ci s'élargit en raison directe du rétrécissement du thorax; cet élargissement agrandissant le champ des développements inférieurs, des organes anéantis ou avortés dans les premiers degrés, reparaissent dans les derniers.

Si, à mesure que le foie complexe s'abaisse, on voit les membres supérieurs et moyens se rapprocher d'abord, puis se confondre en un seul, puis se réduire en un tubercule, puis s'anéantir. On voit en même temps le bassin privé, en premier lieu, de tout vestige de membre surnuméraire, acquérir un tubercule postérieur qui dénote leur apparition; puis, en second lieu, ce tubercule se convertit en un membre inférieur complexe; puis, en troisième lieu, ces mem-

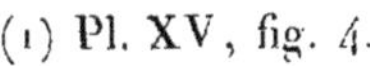
(1) Pl. XV, fig. 4.

bres complexes se disjoignent, et vous voyez reparaître en bas les quatre membres qui étaient dans le haut.

## ARTICLE XIV.

*Explication de l'organisation extérieure des hépato-dymes acomplexes (monstres doubles).*

Si cela est, nous voilà ramenés naturellement des hépato-dymes complexes aux hépato-dymes acomplexes. Ceux-ci, avons-nous dit, ont constamment deux bassins séparés, et par conséquent deux paires d'extrémités inférieures. Cette constance d'organisation est-elle en rapport avec une disposition constante des foies? Cela doit être d'après ce qui précède, et cela est en effet.

Supposons encore deux jeunes embryons médiatement réunis par l'intermède de leur cordon ombilical (1): et supposons, de plus, que leurs foies, au lieu de se correspondre par leurs extrémités, soient placés face à face, et se regardent par leur bord antérieur ou abdominal (2). Dans cette position, les foies ne pourront jamais se réunir; car ils seront séparés l'un de l'autre par l'œsophage, l'estomac et la rate (3). Non réunis, ces organes parcourront toutes leurs évolutions; chacun d'eux restera dans son abdomen; il maintiendra par en bas les colonnes vertébrales écartées, les bassins (4) resteront isolés, et les membres pelviens n'éprouve-

(1) Pl. XIII, *m*.
(2) Pl. XVI, *x*, *x*.
(3) Pl. XVI, I, I, H, H, G.
(4) Pl. XIV, E, F, G, fig. 1.

ront aucun obstacle dans leur développement (1). Tout sera comme pour deux enfants ordinaires, à partir de l'ombilic. Au-dessus, commenceront les dispositions insolites dont l'arrangement et l'ordre suivront un mode bien différent du précédent. Or, ce mode nouveau dépendra encore de la position des organes hépatiques.

Car les côtes viendront autour de chaque foie pour fermer la poitrine (2). Chaque rangée de côtes, apportant avec elle ses éléments sternaux par moitié, se placera sur les flancs du foie qui lui correspond (3). Latéralement, les poitrines seront comme à l'ordinaire; ce n'est que sur le milieu, c'est-à-dire par les sternum, qu'elles seront différenciées. On conçoit d'abord qu'il y en aura deux, l'un antérieur (4), l'autre postérieur (5). Mais comme les enfants seront apposés face à face, on conçoit encore que les côtes droites de l'un (6) correspondront aux côtes gauches de l'autre (7). Or, comme chaque rangée de côtes est suivie de la moitié de son sternum, il arrivera que le demi-sternum de l'un des enfants (8) se joindra au demi-sternum de son frère (9). Ces organes seront dès lors hétérogènes.

---

(1) Pl. XII, fig. 1, *g*, *g*.
(2) Pl. XIV, *a*, *a*, *a*, *b*, *b*, fig. 1.
(3) Pl. XIII, fig. 2, *m*, *m*.
(4) Pl. XIV, fig. 1, *c*, *d*.
(5) Pl. XIV, fig. 2, *h*.
(6) Pl. XIV, fig. 1, *a'*, *a*.
(7) Pl. XIV, fig. 1, *b*, *b*.
(8) Pl. XIV, fig. 2, *h*.
(9) Pl. XIV, fig. 1, *c*, *d*.

Considérées par devant et par derrière, les poitrines le seront aussi ; car la poitrine antérieure sera formée par les côtes droites de l'enfant de droite, et les gauches de l'enfant de gauche. La poitrine postérieure le sera exactement de la même manière (1). Ce mode de formation est le seul possible; il est aussi le seul suivi par la nature chez les hépato-dymes acomplexes.

Tout se tient, se lie, se commande dans l'organisation. Je l'ai souvent dit; mais involontairement, on se trouve engagé à le répéter en voyant cet ordre se maintenir au milieu de ce qui nous paraît un si grand désordre.

De la non-réunion des foies résulte leur saillie dans l'abdomen (2), et par suite l'écartement lombaire des colonnes vertébrales; de cet écartement, l'isolement des bassins; de cet isolement, la séparation des cuisses et des jambes (3).

De la position des foies face à face dérive la formation de deux poitrines et de deux sternum hétérogènes. Des deux poitrines dérive le développement de deux paires de membres supérieurs, la direction verticale des colonnes vertébrales, et leur correspondance par la face antérieure des vertèbres.

Mais, dans l'ordre naturel des développements, chaque foie amène son cœur. Ces hépato-dymes auront donc deux cœurs, comme ils ont deux sternum, deux poitrines, quatre bras et quatre jambes. Je prends toujours pour exemple les cas les plus simples.

(1) Voyez les fig. 1 et 2 de la planche XIV.

(2) Pl. XIII, *m*.

(3) Pl. XIII, voyez les fig. 1 et 2 *a*, *a*, *b*, *b*.

Car, dans les cas compliqués, les foies venant à chevaucher l'un sur l'autre sans se réunir, les cœurs qui les suivent sont amenés au point de contact, et se pénètrent; les sternum qui suivent les cœurs cessent d'être parallèles, et se déjettent dans le sens de ces organes; les poitrines qui suivent les sternum, se distordent comme eux, et les membres supérieurs qui obéissent aux poitrines cessent d'être égaux et symétriques. Les irrégularités naissent donc de l'irrégularité première dans les rapports des foies. On conçoit que de nouveaux arrangements doivent nécessairement intervenir, quand, au lieu de se correspondre par leur face abdominale, les foies se correspondent par leur face vertébrale. Mais n'ayant pas disséqué des hépato-dymes de ce genre, il y aurait de la présomption peut-être à vouloir déterminer *à priori* ce qui doit en être. Je me renferme dans ce que j'ai vu.

Qu'il y ait deux cœurs séparés, ou qu'il n'y en ait qu'un plus ou moins complexe; que les sternum et les poitrines soient symétriques ou ne le soient pas, toujours les régions cervicales (1) de la colonne vertébrale se regardent par leur face antérieure (2). On croirait, d'après cette position, que les têtes vont se correspondre bouche à bouche et nez à nez, comme sont deux personnes qui s'embrassent. Cela serait, si chaque tête se formait de toute pièce, comme on le supposait; si, d'abord, elles étaient chez l'embryon telles qu'elles sont à la naissance. Mais il n'en est rien. Ces têtes ne sont que des demi-têtes; chacune d'elles est exactement fendue sur la ligne médiane. Chacune des moitiés a une existence

(1) Pl. XIV, fig. 1, *a*, *b*.
(2) Pl. XIV, fig. 2, *a*, *b*.

indépendante de sa moitié congénère, chacune a sa carotide interne et sa carotide externe.

Quand donc ces quatre demi-têtes sont amenées au point de contact, elles s'unissent et se conjuguent absolument de la même manière que le font les quatre moitiés de sternum qui forment les deux poitrines. La moitié droite d'une tête se joint à la moitié gauche de l'autre; il en résulte une tête unique commune aux deux enfants. Cette tête se forme d'abord en devant, et correspond au sternum antérieur. Une semblable se développe en arrière, et correspond au sternum postérieur. Ces têtes deviennent le type des céphalodymes ou janiceps (Geoff. St-Hilaire). Un céphalodyme est donc un hépato-dyme acomplexe.

Si vous pratiquez une section qui suive l'axe médian de cet hépato-dyme, vous le séparez en deux parties égales et tout-à-fait semblables. Chacune de ces moitiés sera un enfant complet, et le même enfant; seulement la poitrine sera très-ouverte en devant, à cause de l'éloignement de chaque demi-sternum; les demi-têtes seront très-écartées l'une de l'autre, et se rapprocheront des coupes qui nous servent en anatomie pour l'étude des fosses nasales et de leurs sinus. Rapprochez ces demi-têtes et ces demi-sternum, et vous reconstituerez chacun de vos enfants comme ils auraient dû être et comme ils eussent été sans leur accollement fortuit, amené par la jonction de leurs cordons ombilicaux. Que d'effets pour une si petite cause!

Abstraction faite de leur composition étrange, chacune de ces têtes sera d'ailleurs complète et régulière. Mais il est rare que ce quadruple développement s'opère dans toute son étendue; souvent il avorte en partie, et l'avortement porte constamment sur la tête postérieure, par conséquent sur la demi-tête de chaque enfant qui concourt à sa formation. Ce siége de l'avortement tient, comme nous le verrons bientôt, à une règle générale.

L'avortement de la tête postérieure suit une décroissance graduelle, à partir de la circonférence, et se dirigeant vers le centre. Cette tête devient monstrueuse par défaut de parties, et les organes qui la composent suivent dans leur marche le même reculement que chez les monstres par défaut. L'hépato-dyme de céphalodyme (1) devient un $\frac{3}{4}$ de janiceps (2), c'est l'*enniops* de M. Geoffroy-Saint-Hilaire (3); puis un demi-janiceps, c'est le *sinotus* (4); puis les oreilles et les rochers disparaissent, et il ne reste que deux cervelets dans le même crâne (5); enfin ce cervelet peut manquer lui-même, et la tête peut être réduite à un crâne ordinaire, dont la moitié appartient à l'un des enfants, et l'autre moitié, à son frère. C'est la composition constante des parties hétérogènes, quelque degré d'élévation ou d'abaissement qu'elles atteignent.

En résumé, on voit donc que l'organisation extérieure de ces deux genres d'hépato-dymes est très-différente. Mais, quelque différente qu'elle soit, on voit aussi qu'en définitive elle se réduit à une circonstance de séparation ou de réunion des organes hépatiques. En sera-t-il de même de leur

(1) Pl. XV, fig. 7.
(2) Pl. XV, fig. 8.
(3) Pl. XV, fig. 3.
(4) Pl. XV, fig. 1.
(5) Pl. XVI, fig. 12.

organisation intérieure? la position singulière des viscères de ces monstres, leur composition si variées, et leurs rapports si insolites, pourront-ils être ramenés à un fait primordial? l'observation va nous l'apprendre.

## Article XV.

*Explication de l'organisation intérieure des hépato-dymes (monstres doubles). — Principe des évolutions des organes et de leurs rapports chez les êtres normaux et anormaux.*

Quand on suit les formations organiques chez les embryons, l'observateur est frappé de la position qu'occupent les viscères, et de l'espèce d'évolution qu'ils exécutent pour venir se ranger chacun à leur tour à la place qu'ils doivent conserver le reste de la vie. Éloignés d'abord de l'embryon, situés à sa périphérie, on les voit se diriger de la circonférence au centre, et pénétrer dans leurs cavités respectives avec un ordre qui est toujours le même, si nul obstacle ne s'y oppose et ne vient l'intervertir. Quelle que soit la force qui les attire ainsi vers le centre de leurs cavités, une fois qu'ils y sont parvenus, on les voit se mouvoir encore, sans qu'au premier aperçu on puisse se rendre compte de ces mouvements, de leur cause, de leur nécessité et de leur but.

Mais, par une observation attentive, on reconnaît bientôt l'influence que le foie exerce sur ces mouvements des organes. On reconnaît que c'est lui qui commande en quelque sorte toutes les évolutions que l'on remarque dans les viscères de l'abdomen et de la poitrine. Placé au milieu de ces deux cavités, c'est par lui et autour de lui que tout se dispose et se coordonne. Sa position assigne aux autres viscères leur position; son déplacement commande aux autres leur déplacement. Sa transposition commande aux autres leur transposition. Son absence fait cesser toute harmonie dans les rapports, sa duplicité commande une harmonie nouvelle, dont il est toujours, et le centre, et le mobile et le régulateur.

Cela étant, on sera surpris peut-être que cet organe ait si peu fixé l'attention des anatomistes; mais si l'on considère que, dans les développements centrifuges, le cœur était tout, qu'on en faisait le *primum vivens*, qu'il était un centre d'où radiait toute l'organisation; on trouvera dans cette préoccupation la cause de cet oubli, et dans cet oubli l'ignorance où l'on est encore des raisons qui portent ainsi les viscères à se mouvoir autour d'un centre commun.

Ces mouvements ont pour but de caser chaque organe au lieu et place qu'il doit occuper, et pour résultat l'harmonie qui constitue les rapports normaux des viscères les uns à l'égard des autres. Afin d'apprécier les changements que la présence de nouveaux organes introduit dans leur disposition, et de juger avec quelque certitude la disposition nouvelle qu'ils affectent, nous devons donc commencer par nous rendre compte de leur état habituel. L'observation va nous montrer que le foie exerce sur les organes de l'abdomen et de la poitrine, une influence analogue à celle des lobes optiques (tubercules quadrijumeaux) dans l'évolution qui assigne à chaque partie de l'encéphale, la place qu'elle doit occuper (1). Nous verrons encore que dans ces perturbations

(1) Anatomie comparative du cerveau, I^re et II^me parties; tome I^er.

organiques auxquelles la nature se livre, elle sacrifie la forme et la position des organes à leurs connexions : par la raison que des connexions résulte l'harmonie organique, et que de cette harmonie dépend la vie de l'individu que la nature a toujours en vue dans ses formations.

Venons à notre objet.

Chacun sait que primitivement le cœur est hors de la poitrine, et le canal intestinal hors de l'abdomen; ce dernier est logé dans le cordon ombilical, et le premier se trouve placé au-devant du col. Le foie, d'une dimension démesurée, occupe à lui seul, et l'abdomen , et la poitrine.

A mesure que le jeune embryon se développe, le cœur d'abord, puis les intestins viennent prendre domicile dans les cavités qu'ils doivent occuper : mais ils ne le font et ne peuvent le faire qu'au fur et mesure que la réduction du foie le leur permet.

En premier lieu, et jusqu'à la fin du quatrième mois de l'embryon humain, la réduction du foie s'opère également sur toute sa masse; il occupe alors la partie médiane et antérieure de l'abdomen, sans s'incliner ni d'un côté ni de l'autre. Le cœur, qui a pénétré dans la poitrine, se place au milieu de cette cavité, et il est maintenu là par le plan horizontal que lui présente le diaphragme immédiatement appliqué sur la convexité du foie.

Du cinquième au sixième mois de la vie embryonnaire, l'équilibre de la décroissance du foie se trouve rompu; l'atrophie porte principalement sur le lobe gauche, le lobe droit conserve son volume, et il s'enfonce dans l'hypocondre du même côté. Le cœur, qui se trouve reposer sur la face convexe de cet organe, suit naturellement l'inclinaison du plan qu'elle présente. A mesure que le lobe gauche du foie s'abaisse, le cœur suivant son mouvement s'abaisse avec lui, et du même côté que lui. Finalement la pointe du cœur reste inclinée du côté gauche, par la raison que le foie s'élève du côté droit, et maintient la base de son côté par ses rapports avec l'oreille droite. D'où il suit que l'inclinaison du cœur répète dans la poitrine l'inclinaison du foie dans l'abdomen. D'où il suit encore que les mammifères chez lesquels le cœur ne repose pas immédiatement sur le diaphragme, sont étrangers à cette inclinaison. Cet organe occupe chez eux l'axe de la poitrine.

Ce rapport est assez évident en lui-même, il en est de même de la position qu'affectent l'estomac et la rate. Car, en entrant dans l'abdomen, le paquet intestinal se logeant sous le foie, on conçoit, par ses liaisons avec le duodénum, que cet intestin étant entraîné à droite, la grosse courbure de l'estomac et la rate doivent se porter à gauche. Mais pourquoi le cœcum correspond-il à la grosse extrémité du foie et l'S iliaque du colon à la petite? c'est ce qu'il est difficile de dire. Cependant, comme ces rapports sont constants, il est vraisemblable qu'ils tiennent à des raisons non encore aperçues.

Quoi qu'il en soit, il est de fait que toujours la grosse extrémité du foie entraîne de son côté le cœur pulmonaire, les veines caves, l'azygos, le duodénum et le cœcum; et la petite, le cœur aortique, l'aorte pectorale, l'estomac, la rate et l'S iliaque du colon. Or, ce qui prouve que ces rapports tiennent à des liaisons secrètes de ces organes, c'est que si le foie se transpose et se retourne, tous ces viscères se retournent et se transposent avec lui.

Ainsi, si la grosse extrémité du foie se place à gauche, le cœur droit, les veines caves, l'azygos, le duodénum et le cœcum la suivent, et se logent dans le côté gauche; tandis que la petite extrémité du foie s'étant dirigée à droite, l'estomac, la rate et l'S iliaque du colon, obéissant à cette impulsion, passent de gauche à droite, où ils se logent. Les artères, les veines, les nerfs subordonnés à ces organes, se retournent comme eux; de telle sorte que de proche en proche, cette simple transposition du foie se fait ressentir jusque dans les plus petits détails de l'organisation.

C'est d'après cette règle que se coordonnent les viscères de l'abdomen et de la poitrine; d'où il suit que si le foie vient à manquer, les évolutions privées de leur régulateur sont nécessairement interverties; de là la confusion et l'irrégularité que l'on observe constamment dans les viscères des acéphales privés d'organe hépatique.

D'où il suit encore que si le foie est double, les évolutions devront se combiner différemment que lorsqu'il est simple. Mais, dans ces combinaisons, les organes tourneront sans cesse autour de leur régulateur, de sorte que les positions et les conditions diverses des deux foies donneront invariablement et nécessairement la condition et la position de tous les autres viscères de l'abdomen et de la poitrine. D'où il résulte, enfin, que chez les hépato-dymes, la composition et le rapport de ces organes se déduiront des bords ou des extrémités par lesquels les deux foies se correspondront ou se seront pénétrés.

Or, chez les hépato-dymes complexes, la pénétration des foies peut s'opérer de trois manières différentes:

Premièrement, elle peut avoir lieu par les petites extrémités; secondement, par les grosses; troisièmement, la grosse extrémité de l'un peut se joindre à la petite de l'autre. De ces associations naîtront dans les organes des combinaisons multiples et diversifiées : mais ces diversités étant soumises à la règle, la règle détermine l'ordre selon lequel elles se sont opérées.

Ainsi, quand les deux petites extrémités du foie se sont réunies, les ventricules gauches sont amenés au point de contact, ainsi que les aortes pectorales; les ventricules droits, ainsi que les veines caves et l'azygos, sont très-écartés; les estomacs se correspondent par leur grosse extrémité; les rates, interposées entre elles, empêchent leur réunion, soit qu'elles se pénètrent, ou qu'elles restent distinctes : les S iliaques du colon, rapprochées comme les estomacs, se confondent l'une avec l'autre, nulle partie ne leur étant interposée. En même temps, les duodénum sont écartés, ainsi que les cœcum, qui occupent les points extrêmes du bas de l'abdomen, comme les grosses extrémités des foies en remplissent le haut.

Ce cas n'est pas rare; il donne lieu à un phénomène singulier que nous allons voir se reproduire; car, par cette association des deux enfants, il arrive que celui de gauche a tous ses viscères transposés, tandis que celui de droite les a conservés dans leur position et leurs rapports ordinaires. C'est en cela que consiste toute l'irrégularité qui s'est développée, et, comme on le voit, elle dépend uniquement de la transposition du foie de l'enfant gauche. Cette circonstance appréciée et reconnue, toutes les autres suivent et s'en déduisent.

L'inverse a lieu quand la pénétration des foies s'opère par

la grosse extrémité. Ce sont alors les ventricules droits, les veines caves et les azygos qui, amenés vers la ligne médiane, tendent à se pénétrer et à se confondre. Les ventricules gauches et les aortes, rejetés en dehors, sont toujours placés à distance; les artères qui naissent des crosses aortiques, sont libres et dégagées; les estomacs se regardent par leur extrémité pylorique, et les duodénum rapprochés, ou se pénètrent, ou restent isolés; les rates qui, précédemment se touchaient sur la ligne médiane, se trouvent, au contraire, à la plus grande distance possible l'une de l'autre; il en est de même des S iliaques du colon, si les deux existent; et, au contraire, les cœcum qui, dans l'autre cas, se trouvaient déjetés aux points extrêmes de l'abdomen, sont dans celui-ci ramenés sur la ligne où constamment ils se réunissent. Renversez le cas précédent, et vous aurez l'explication de celui-ci.

Ces diversités nombreuses, ces contrastes organiques tiennent en effet à une simple inversion dans la transposition de l'un des foies. Chez le précédent, la transposition du foie de l'enfant gauche avait produit celle de tous ses viscères, tandis que ceux de l'enfant droit occupaient leur place accoutumée; chez celui-ci, c'est le foie de l'enfant droit qui s'est transposé, ce sont tous ses viscères qui passent de droite à gauche, tandis que ceux de l'autre enfant restent en place.

Ce cas est le plus fréquent; c'est celui de Ritta-Christina, le seul qui nous paraisse compatible avec l'exercice de la vie extérieure, celui par conséquent qui nous paraît le plus digne de l'attention des physiologistes; la vie s'entretient alors comme elle a lieu sur deux hommes séparés, dont l'un a ses viscères dans leur position ordinaire, tandis que l'autre les a tous transposés, par suite de l'inversion du foie.

Il est aisé de concevoir maintenant l'arrangement viscéral nouveau qui survient quand la grosse extrémité d'un foie se joint à la petite du foie congénère (1). Rapprochez deux fœtus ordinaires et vous produirez cette troisième disposition. Tout restera en place, les positions des organes seront normales, rien ne sera changé dans leurs rapports, et cependant les évolutions organiques sont si impérieusement soumises aux règles que nous exposons, que la plus grande irrégularité naîtra de cette régularité, un désordre plus grand sortira de cette association faite selon l'ordre : la mort en sera le résultat.

Car, par cette pénétration des foies, les cavités droites de l'un des cœurs seront ramenées vers les cavités gauches de l'autre; une aorte sera libre, mais l'autre pourra être confondue avec l'artère pulmonaire; l'oreillette gauche, d'un côté, se réunira à la droite du cœur opposé; le sang veineux sera dans un mélange continuel avec le sang artériel, mélange compatible avec la vie utérine, mais incompatible avec la vie extérieure.

Du reste, les estomacs seront séparés (2) : situés tous les deux dans l'hypocondre gauche de chacun des enfants (3), la grosse extrémité de celui de l'enfant droit (4) sera en regard de la petite de l'enfant gauche (5), et une rate interposée entre eux s'opposera à leur pénétration. Les cœcum,

---

(1) Pl. XIV, fig. 3.
(2) Pl. XIV, fig. 3, *a*, *c*.
(3) Pl. XIV, fig. 3, *a*, *b*, *d*.
(4) Pl. XIV, fig. 3, *a*.
(5) Pl. XIV, fig. 3. *d*.

placés à distance, et logés chacun dans la fosse iliaque droite de chaque enfant, seront hors de la portée l'un de l'autre; pareillement des S iliaques du colon : tout sera distinct dans ces abdomens, à l'exception des foies, qui seront réunis (1); les bassins mêmes pourront être séparés (2) et se rapprocher ainsi de la disposition des hépato-dymes acomplexes. Ce cas, qui sert de liaison entre les deux genres d'hépato-dymes, est assez fréquent (3); la descente du foie complexe qui s'étend jusque dans les fosses iliaques (4), produit la séparation des bassins, l'isolement des viscères qu'il renferme; mais il ne peut produire ce résultat qu'en délaissant la poitrine; les viscères pectoraux, ramenés dès lors les uns vers les autres, déterminent la confusion des cœurs; d'où la mort.

Une réflexion ressort de la considération de ces monstres: c'est que l'ordre actuel et les associations présentes des organes de l'homme sont créés pour la vie isolée de chaque individu. Si la nature voulait entretenir une vie associée comme l'était celle de Ritta-Christina, un ordre nouveau deviendrait indispensable, et cet ordre serait ce que nous nommons désordre, c'est-à-dire la nécessité que l'un des êtres associés eût ses viscères placés en sens inverse de l'autre. Dans l'état présent, la vie associée naît de l'irrégularité; la mort, de la régularité. Ce résultat est physique, il est la suite inévitable des connexions organiques.

---

(1) Pl. XIV, fig. 3, *f*.

(2) Pl. XIV, fig. 3, *h*, *h*.

(3) Voyez l'exemple rapporté par Haller, dont j'ai copié la figure 3, planche XIV.

(4) Pl. XIV, fig. 3, *h*, *f*.

Un autre effet que les idées anciennes pourraient faire regarder comme contradictoire, est la séparation constante des estomacs (1), à côté de la réunion aussi constante des organes hépatiques (2). Cette séparation qui dépend de la même cause, est, comme le résultat précédent, une nécessité de l'organisation des hépato-dymes complexes.

De la séparation des estomacs résulte encore celle des intestins grêles (3). Quoique l'abdomen soit le plus souvent unique, chaque enfant a son jéjunum séparé; la pénétration la plus élevée s'opère ordinairement au commencement de l'iléon (4). La communauté de l'intestin se prolonge ensuite jusqu'à la fin du rectum (5). Le point où commence cette communauté est variable; mais cette variation est soumise à la règle : elle se détermine d'après l'état des membres surnuméraires surajoutés en arrière du bassin.

Ainsi, si le bassin ne supporte que deux jambes (6), et lors même qu'un petit tubercule postérieur indique l'avortement des autres, l'union s'effectue au commencement de l'iléon (7) : s'il y a trois jambes, la communauté ne commence qu'au cœcum; s'il en existe trois et les rudiments de la quatrième, la division intestinale se prolonge plus bas encore, et ne s'opère que sur un des points des intestins colons. Enfin,

---

(1) Pl. III, *g*, *g*.
(2) Pl. III, *b*, *b*, *b''*.
(3) Pl. 3, fig. 1, *f*, *h*, *k*.
(4) Pl. VII, A, *e*, A, *e*.
(5) Pl. VII, E, F.
(6) Pl. I, fig. 1.
(7) Pl. VII, A, C.

avec l'isolement des bassins et des membres coïncide en même temps le dégagement complet de chaque canal intestinal. Plus s'accroissent les individus associés, plus la nature augmente les réservoirs de leur nutrition. Sa fin est visible dans ce dégagement graduel des canaux intestinaux.

Un fait évident se manifeste dans l'organisation intérieure des hépato-dymes complexes : c'est qu'en dégageant le haut du tronc, la nature tend à rendre viables des associations mortelles. Or, cet écartement a pour effet d'isoler l'une de l'autre les circulations à sang rouge et à sang noir, dont le mélange, après la naissance, produit inévitablement la mort.

L'organisation intérieure des hépato-dymes acomplexes, tendant à l'effet contraire, c'est-à-dire au dégagement du bas du tronc et à la pénétration du haut, il en résulte la confusion de ces deux circulations et ses conséquences. Aussi, à ma connaissance, nul individu de ce genre n'a vécu, et j'ajoute : nul individu ne saurait vivre au-delà du sein de sa mère.

Le contraste organique de ces deux genres de monstres doubles est surtout remarquable sous ce point de vue ; et comme il dépend des conditions de leurs organes hépatiques, nous devons chercher à apprécier celles des hépato-dymes acomplexes. Chez ceux-ci les foies sont séparés, et ils se correspondent, non par leurs extrémités, comme chez les précédents, mais bien par leurs bords, et le plus souvent par leur bord abdominal.

Au premier aperçu, on ne voit guère comment une condition hépatique, si minime en apparence, pourra déterminer des associations organiques si étranges : l'anatomie de l'adulte en donnerait difficilement l'idée ; mais si l'on se reporte aux premières périodes embryonnaires, en ayant égard aux règles que nous développons, on trouvera dans ce qui est l'exacte production de ce qui doit être.

Que l'on se représente deux foies ainsi rapprochés l'un de l'autre (1); chacun d'eux amenant son estomac (2) et son œsophage, ces derniers organes seront appliqués l'un contre l'autre; cette application favorisant leur pénétration, la pénétration aura lieu: les deux estomacs, les deux œsophages n'en feront qu'un, dont le siége occupera l'axe des deux enfants (3). Il en sera de même du commencement de l'intestin grêle (4); l'unité de l'œsophage et de l'estomac amènera inévitablement l'unité du duodénum (5) et du jéjunum (6). Cette communauté intestinale se prolongera jusqu'au commencement de l'iléon (7); à partir de cet intestin, la division sera tranchée (8), et chaque enfant aura en propre les deux tiers de ses intestins (9) jusqu'au rectum (10).

Ces résultats sont constants chez les monstres doubles: la communauté du haut du canal intestinal coïncide toujours avec sa division inférieure; et sa division supérieure commande presque toujours aussi sa communauté inférieure. Le premier

(1) Pl. XIII, fig. 2, *m*, *m*.
(2) Pl. XIII, fig. 2, P.
(3) Pl. XIII, fig. 2, *x*.
(4) Pl. XIII, fig. 2, *y*.
(5) Pl. XIII, fig. 1, S.
(6) Pl. XIII, fig. 1, S, S, S, P.
(7) Pl. XIII, fig. 1, P.
(8) Pl. XIII, fig. 1, P, *q*, *q*.
(9) Pl. XIII, fig. 2, S, S, S, S.
(10) Pl. XIII, fig. 1, *q*, *q*, *q*, *q*.

état est en rapport avec la séparation des foies ; le second, avec leur réunion : ces phénomènes se suivent, quoiqu'ils soient en contradiction avec les idées reçues sur les développements.

Cette disposition singulière est peu de chose, en comparaison de celle qui se manifeste dans les thorax. Nous avons dit comment chacune de ces cavités est une propriété commune aux deux enfants (1), par sa charpente osseuse et par ses muscles ; cette communauté s'étend aux poumons et au cœur (2) ; et voici le mécanisme de cette étrange structure.

Soit la poitrine antérieure (3) ; le foie appartenant au sujet droit (4), le cœur se trouve placé au-dessus, et il occupe le milieu du thorax (5) : la partie veineuse du cœur appartenant au foie, on voit que le sujet de droite fournira, et les veines-caves supérieure et inférieure (6), le poumon droit (7) et les parties droites du cœur ; en un mot, tout le matériel de la circulation à sang noir. On voit, au contraire, que le cœur aortique proviendra du sujet gauche (8), avec son oreillette et son poumon (9) ; la circulation à sang rouge lui appartiendra. D'où il suit que, dans cette poitrine, il n'y aura pas

---

(1) Pl. XIII, fig. 1 et 2.
(2) Pl. XIII, fig. 1, *a*, *i*, L, L ; fig. 2, *e*, *b*, *c*.
(3) Pl. XIII, fig. 1, J, J.
(4) Pl. XIII, fig. 1, B, B.
(5) Pl. XIII, fig. 1, *e*.
(6) Pl. XIII, fig. 1, *d*.
(7) Pl. XIII, fig. 1, *b'*, *b'*, *d*.
(8) Pl. XIII, fig. 1, A, A.
(9) Pl. XIII, fig. 1, *c*, *b*, *b*, *b*.

seulement des organes hétérogènes, mais encore les deux circulations seront étrangères l'une à l'autre. L'aorte (1) du sujet de gauche ira s'implanter sur le cœur (2) que l'on croirait devoir appartenir au sujet de droite (3).

Suivez maintenant les effets de cette organisation. On voit que le sang veineux provenant du train inférieur du sujet gauche se rendra, par la veine-cave de ce côté, dans l'oreillette droite (4); il rencontrera là le sang noir provenant des deux demi-têtes antérieures, et porté par les jugulaires (5) et la veine-cave supérieure (6) : il passera dans le ventricule droit, de là aux poumons et à l'aorte, par l'artère pulmonaire (7) et le canal artériel (8); et enfin, en supposant la circulation complète, il reviendra des poumons dans l'oreillette gauche, de celle-ci dans le ventricule aortique, et du ventricule dans l'aorte (9). Or, l'aorte appartient au sujet gauche (10); d'où il suit que le sang veineux, élaboré par le sujet droit, sera dévolu en totalité au sujet gauche. Il semble même que c'est pour favoriser ce résultat que le cœur se trouve placé sur l'axe médian des deux sujets.

Mais, d'après cette répartition, le sujet gauche se trouve

---

(1) Pl. XIII, fig. 1, *g*, *g*.
(2) Pl. XIII, fig. 1, *e*, *f*.
(3) Pl. XIII, fig. 1, B, B.
(4) Pl. XIII, fig. 1, *d*.
(5) Pl. XIII, fig. 1 *k*, *k*.
(6) Pl. XIII, fig. 1, *d*.
(7) Pl. XIII, fig. 1, *f*.
(8) Pl. XIII, fig. 1, *f*, *g*.
(9) Pl. XIII, fig. 1, *g*, *g*, *g*.
(10) Pl. XIII, fig. 1, A, A.

privé de sang artériel. Pour trouver la manière dont sa part lui est rendue, il faut retourner l'enfant, et suivre, avec le même détail, la structure de la poitrine postérieure (1). Cette structure étant l'inverse de la précédente, la circulation veineuse appartiendra à l'enfant A, et l'artérielle à l'enfant B; les appareils se disposent ainsi qu'il suit pour amener ce résultat.

Le foie postérieur (2), qui presque toujours est plus petit que l'antérieur, appartient au sujet A; au-dessus de lui est placé le cœur (3), situé encore de manière à occuper le point central des deux sujets. Les cavités droites de cet organe correspondant à l'organe hépatique, les veines-caves, inférieure et supérieure (4), l'oreillette droite (5), le ventricule pulmonaire et le poumon droit, proviendront du sujet A; tandis que l'aorte (6), le poumon gauche, et le ventricule du même côté seront fournis par le sujet B. Or, en suivant, comme nous l'avons fait précédemment, la marche du sang, on verra que tout le sang veineux, arrivant au cœur du sujet A, est projeté dans l'aorte (7) qui appartient au sujet B. Ce dernier reçoit ainsi tout le sang artériel de cette deuxième circulation.

Chaque enfant a donc sa double circulation; mais, au lieu d'être réunies comme elles le sont à l'ordinaire, elles se trou-

---

(1) Pl. XIII, fig. 2, *i*, *h*.
(2) Pl. XIII, fig. 2, *m*.
(3) Pl. XIII, fig. 2, *a*.
(4) Pl. XIII, fig. 2, *j*.
(5) Pl. XIII, fig. 2, *k*.
(6) Pl. XIII, fig. 2, *i*.
(7) Pl. XIII, fig. 2, *f*, *i*.

vent séparées, et réparties également entre les deux sujets. La circulation à sang noir de l'enfant B, devient la circulation à sang rouge de l'enfant A; et, par contre comme par nécessité, le sang veineux du sujet A devient le sang artériel du sujet B. L'association devient indissoluble entre ces deux êtres; ils s'appartiennent mutuellement.

A la rigueur, l'esprit pourrait concevoir ces quatre circulations si bien isolées, que la vie extérieure pût s'ensuivre; mais, en réalité, si l'on considère que ces deux cœurs, quand même ils sont distincts, se touchent par leur base, et que de cette base s'élèvent des artères et des veines qui se croisent en tout sens (1), on concevra plus facilement encore comment, dans ce croisement, les vaisseaux se mêlent et s'unissent de manière à produire le mélange de la circulation rouge et noire, et par suite la mort (2).

Il est inutile que nous disions que les nerfs pneumogastriques, qui se trouvent dans chaque poitrine, ainsi que les ganglions cervicaux intercostaux du grand sympathique, proviennent de sujets différents; cela se déduit de tout ce qui précède. Il se déduit aussi que, d'après cette position des foies, les bases des cœurs sont ramenées l'une vers l'autre, de telle sorte que leurs pointes sont opposées. Il en est de même des larynx (3), de même des os hyoïdes, de même du pharynx, qui toujours est commun comme l'œsophage (4). A ce

---

(1) Pl. XVI, fig. 4, *x*, *z*, B.

(2) On peut même voir, sur la fig. 4, pl. XVI, la communication qui s'opère entre les deux aortes, C, G, B.

(3) Pl. XVI, fig. 8, C, C.

(4) Pl. XVI, fig. 8, B, *g*.

pharynx commun aboutissent deux langues, qui toujours aussi se correspondent par leur base (1); tandis que, comme les cœurs, leurs pointes sont opposées. Les langues, le pharynx, les trachées-artères, les larynx, les poumons, de même que l'œsophage et l'estomac, sont tous des organes hétérogènes (2). De proche en proche, nous voici arrivés à la base du crâne, dont nous avons déjà expliqué la composition, ainsi que l'évolution qui lui est commune avec l'encéphale (3). Cette évolution, peu sensible dans les foies, devient plus marquée dans les cœurs, plus encore dans les poumons, les larynx, les langues, la base du crâne et l'encéphale. Elle se prononce en raison directe de la pénétration des parties, et en raison inverse du point où elle commence.

Telle est l'organisation intérieure des hépato-dymes. Comme l'extérieure, on voit qu'elle procède des conditions premières dans lesquelles se trouvent les deux organes hépatiques. Or, ces conditions n'exercent cette influence que parce que, dans l'état normal, le foie est le régulateur des viscères de l'abdomen et de la poitrine; que leur lieu et place leur est assigné d'après les connexions indispensables à l'harmonie des fonctions d'où résulte la vie. Quel que soit donc le nombre des viscères surajoutés au nombre ordinaire, quelle que soit leur disposition, qu'ils se pénètrent et se confondent, qu'ils ne se pénètrent pas et restent

---

(1) Pl. XVI, fig. 8, A, A.

(2) Voyez la fig. 8, pl. XVI.

(3) Voyez pl. XV, fig. 1, 3, 7, 8 et pl. XVI, fig. 7, 9, 10, 11, 12.

séparés, qu'ils conservent leur place accoutumée ou qu'ils en changent ; ces changements de forme, de position, et les rapports nouveaux qui en résultent, sont tous subordonnés aux deux conditions dans lesquelles se trouvent les foies chez les monstres doubles.

De ces deux conditions l'une a une tendance marquée à produire la viabilité de ces êtres, et elle atteint quelquefois ce but en isolant complètement les circulations à sang rouge et à sang noir ; l'autre, au contraire, semble avoir un but opposé, puisque son résultat constant est d'amener la confusion de ces deux circulations, dont la mort est la suite inévitable.

## Article XVI.

### *Délimitation de la monstruosité par excès.*

Un des résultats de l'appréciation des règles que suit la nature dans ses formations, est de déterminer ce qui est et ce qui peut être dans son état présent. Les développements organiques se balancent dans un cercle très-étendu à la vérité ; mais ce cercle a ses limites pour chaque espèce, pour chaque famille et pour chaque classe.

L'étude approfondie de l'organogénie nous apprend que les développements peuvent s'arrêter dans leur marche, et produire moins qu'ils ne doivent ; elle nous apprend aussi qu'ils ne peuvent aller au-delà, et produire plus qu'il ne leur est demandé par la position qu'occupent les êtres dans l'échelle organique. Les organes peuvent donc reculer, comme nous l'avons fait voir ; mais ils ne peuvent avancer, pour s'élever d'un degré inférieur à un degré supérieur. Cette loi, dont la cause nous échappe, maintient l'harmonie actuelle des êtres organisés.

Quelle que soit donc l'exubérance organique des monstres par excès, jamais ils ne franchiront leurs limites respectives. Des poissons monstrueux resteront poissons, ils ne pourront s'élever à l'organisation des reptiles; des reptiles developpés à l'excès ne deviendront point oiseaux; les oiseaux, mammifères, et ceux-ci, hommes. Toute la force productrice s'épuisera à doubler le poisson, le reptile, l'oiseau, le mammifère ou l'homme; il y aura des individus associés et doublés, et rien de plus.

Cette association s'opérant d'après le mécanisme que nous avons exposé, il en résultera que les parties doublées ne pourront être que la répétition l'une de l'autre; il en résultera encore que cette seconde partie, qui répète la première, lui sera de toute nécessité adossée. Ces résultats sont physiques.

Ils ne peuvent se développer que de la manière que nous avons dit qu'ils se développaient : d'où il suit qu'une tête surnuméraire ne peut être qu'à côté de la première tête; qu'un pénis surnuméraire ne peut être qu'à côté de l'autre pénis; qu'un membre surnuméraire ne saurait être ailleurs qu'à côté du membre qu'il reproduit.

On conçoit en effet que ces têtes, ces membres, ces parties surnuméraires, n'étant que le produit du désassemblage des matériaux qui ont servi à la formation des parties analogues que l'on considère comme normales, il est de toute impossibilité que ces matériaux s'écartent au-delà d'une certaine mesure des matériaux qui leur sont congénères.

Supposez un céphalo-dyme composé avec de doubles matériaux représentés par les lettres A, A′ et B, B′, il est évident que la première tête résultant de l'assemblage des matériaux A, B, et la seconde de la réunion de A′, B′, ces deux ordres de matériaux doivent nécessairement rester à côté les uns des autres. Les matériaux A, B ne sauraient s'associer au haut de la région cervicale, et les matériaux A′, B′ aller se réunir au coccyx ou ailleurs. Le système des homologies, qui admet de semblables transpositions, suppose plus que ne peut et ne fait la nature.

Car, si une transposition était possible, même dans les idées homologiques, c'est, sans aucun doute, sur les membres. On sait, depuis Vic-d'Azyr, que les membres supérieurs et inférieurs sont analogues, que la composition des uns est la répétition de la composition des autres. Or, a-t-on jamais vu, chez les monstres, les membres supérieurs prendre la place des inférieurs, et les inférieurs venir occuper celle des supérieurs? Non, sans doute; et jamais on ne le verra*, par la raison qu'une telle transposition est incompatible avec les lois des développements organiques.

Si donc des parties presque identiques ne peuvent se mettre à la place les unes des autres, comment supposer que le pénis ira remplacer le nez, que la tête se portera vers le sacrum, etc. Toutes les hypothèses préalables ne pourront donner une apparence de vraisemblance à une pareille mutation. Les transpositions organiques sont donc limitées comme le sont eux-mêmes les développemens des espèces et des classes.

Cette délimitation des matériaux organiques, de leur association et de leur position, devient un des moyens puissants que la nature met en œuvre, pour rendre le moins irrégulières possibles les créations qu'elle forme avec de semblables éléments ; sa tendance à la régularité se manifeste jusque dans les efforts qu'elle fait dans ces productions irrégulières.

Ainsi, quand de doubles matériaux sont amenés les uns vers les autres, leurs proportions peuvent être dans deux états divers : 1° Les matériaux peuvent être également développés, et devenir aptes à construire deux parties analogues : c'est ce qu'elle fait en donnant naissance à deux têtes, à deux poitrines, à deux bassins, accolés et réunis selon le mode que nous avons développé ; 2° ou bien les matériaux sont inégalement développés : une des moitiés se trouve dans les proportions requises pour les formations normales; l'autre moitié se trouvant réduite, au contraire, au-dessous de cette proportion. Que fera la nature avec de tels éléments organiques ? Associera-t-elle, sans choix ni discernement, et, pour ainsi dire, au hasard, les matériaux proportionnés et ceux disproportionnés ? Tout serait dès lors dans une confusion complète; aucune partie n'arriverait au terme des développements ordinaires; les formations elles-mêmes ne seraient pas possibles. Choisira-t-elle, au contraire, parmi ces matériaux ? Mettra-t-elle en présence ceux bien proportionnés d'une part, et ceux disproportionnés de l'autre ? Formera-t-elle, de cette manière, d'un côté des organes réguliers, et de l'autre, des organes irréguliers ? La raison l'indique, et ce qu'indique la raison est toujours ce que fait la nature.

Après cette délimitation des matériaux organiques, la nature procède en effet à leur association d'après une règle générale ; elle porte en avant tous ceux dont le développement est le plus avancé, tandis qu'elle rejette en arrière ceux dont le développement est avorté.

De l'application constante à cette règle, il suit : 1° que les organes parfaitement développés se trouvent sur toute la ligne antérieure; 2° que les organes les moins parfaits se trouvent sur la ligne postérieure. Il suit encore que, quand il y a deux têtes, l'antérieure est d'abord amenée à son état presque normal, tandis que la postérieure est le plus souvent atrophiée, de même du pharynx, de la langue, du larynx : l'antérieur de ces organes prédomine toujours sur le postérieur.

Le résultat est semblable pour la poitrine; nous l'avons déjà dit : mais on voit présentement la raison qui fait que le sternum et les côtes postérieures, d'abord atrophiés, tendent à se réduire jusqu'à leur entier anéantissement. On voit encore pourquoi le cœur et les poumons postérieurs sont constamment moins développés que les antérieurs; pourquoi les organes disparaissent en arrière, tandis que ceux de devant restent dans leurs dimensions accoutumées; pourquoi le foie antérieur est aussi plus volumineux que le postérieur : comment il arrive que, quand il y a deux utérus, le postérieur est atrophié, l'antérieur conservant ses dimensions ordinaires. On voit de là comment il se fait que, dans les doubles paires de membres, ce sont toujours les postérieurs qui s'atrophient, avortent plus ou moins, ou disparaissent complètement. On ne peut méconnaître, dans cette marche, une sollicitude toute particulière de la nature pour former d'abord un des individus associés, et toujours le même, l'antérieur; tandis que le postérieur, et toujours le postérieur, est sacrifié à ce nouvel arrangement. Dans l'hétéradelphie, c'est l'individu antérieur qui reste.

Ce nouvel arrangement est, en effet, une tendance manifeste de la nature à rentrer dans les lignes dont elle s'est écartée. Ses efforts vers ce but ne sont nulle part plus manifestes que dans le dégagement de la duplicité monstrueuse.

Dans les efforts de ce dégagement, la nature donne naissance à de nouveaux genres d'hépato-dymes, lesquels, moins pénétrés que les précédents, tendent à reproduire deux individualités distinctes. De ce nombre sont les *ischio-dymes* (ischiadelphes, G. S. H.) et les *omphalo-dymes* (1). Dans ces cas, l'organisation du pourtour de l'ombilic et celle des deux bassins reproduisant l'organisation associée des poitrines et des têtes, que nous avons décrites, nous ne reviendrons pas sur la composition particulière des organes hétérogènes qui en sont le résultat.

## Article XVII.

### ANATOMIE PATHOLOGIQUE.

*Délimitation des transformations et des productions organiques nouvelles, développées sous l'influence des maladies.*

La structure des organes subit, comme leur forme, des métamorphoses diverses; elle passe par des degrés différents

---

(1) M. Isid. Geoffroy-St.-Hilaire. Voyez les nouvelles vues sur la nomenclature des monstres exposées par cet habile zootomiste dans les Annales des sciences naturelles.

avant de s'arrêter à celui qu'elle doit conserver le reste de la vie. L'aberration dans la forme produit la monstruosité, l'aberration de structure donne naissance aux maladies. Les unes comme les autres sont soumises à des règles, et presque aux mêmes règles.

Pour concevoir les aberrations de la forme, nous avons été obligés de la suivre dans ses évolutions successives, depuis sa manifestation jusqu'à son développement complet.

Pour concevoir celles de la structure, nous devons recourir au même procédé. Or, de même que la monstruosité n'est souvent que le reculement d'un organe vers un autre plus simple, ou son arrêt à un de ses états embryonnaires et primitifs; de même les maladies organiques ne sont fréquemment qu'un retour de la structure des organes, vers la structure qu'ils ont eue naturellement à une époque de la vie embryonnaire.

Les maladies par reculement des tissus correspondent aux monstruosités par défaut, et les monstruosités par excès se rapprochent des états morbides dans lesquels il y a production organique nouvelle. Or, de même encore que la monstruosité par excès ne fait que répéter une organisation déjà acquise, de même les maladies productrices ne donneront naissance qu'à un tissu déjà existant. Elles reproduisent des tissus comme la monstruosité reproduit des organes; mais ces tissus, ainsi que ces organes, ont presque toujours leurs analogues dans l'organisation normale et régulière (1).

---

(1) Nous ne comprenons pas dans ces productions, celles dans lesquelles nul mouvement organique ne se développe; telles que le *pus*, le *tubercule*, les matières colloïdes grasses, colorantes et salines. (V. M. An-

Ainsi c'est du tissu cellulaire qui est produit, ce sont des membranes dont le tissu cellulaire ou l'albumine forment la base, ce sont des parties celluleuses qui deviennent fibreuses; ces dernières qui passent, ou à l'état osseux, ou cartilagineux. Ce sont des cartilages naturels dans lesquels la matière osseuse se dépose, des fibres musculaires insolites qui apparaissent, des organes de sécrétion qui se forment, ou sous forme de kiste, ou sous forme de cryptes, dont les analogues existent déjà dans l'organisation; des vaisseaux sanguins qui spontanément se produisent sur ces tissus de nouvelle formation, et enfin le système nerveux lui-même qui, dans certains cas peut-être, vient s'ajouter à ces productions accidentelles.

Quoique formées pendant le trouble des maladies, ces productions sont soumises à certaines règles. La première, qui confirme une des lois de la physique et de la chimie (MM. Becquerel et Chevreul,) c'est que, de même qu'une action lente est nécessaire pour qu'une cristallisation régulière se forme, de même une action lente est indispensable pour que le travail qui préside à ces formations ait le temps de les accomplir. Une action rapide produira, ou la destruction des organes et des hémorragies, ou des collections de sérosité simple ou sanguinolente, ou même des amas de pus, dans l'intérieur desquels nul mouvement organique ne sera d'abord sensible.

La seconde, qui est une conséquence de la première, c'est que l'accroissement de ces productions se fait par juxta-posi-

---

dral, tom. I, pag. 374. M. Chevreul, Dict. des sciences naturelles, art. *mucus*.)

tion ; les couches membraneuses s'ajouteront les unes aux autres et les unes sur les autres, si la membrane est aplatie; si elle est repliée, au contraire, de manière à former un kyste, l'addition se fera en dedans d'une manière concentrique. L'extérieur de la membrane devient ainsi l'intérieur du kyste, ce dernier n'est que la membrane roulée sur elle-même. Une différence si légère dans la forme, en produit une plus sensible dans les résultats; car, tandis que la membrane n'acquerra qu'une existence individuelle, bornée tout au plus à la production du système sanguin, le kyste devient souvent un organe dans l'intérieur duquel se déposent des liquides de nature et de consistance diverses; il peut même constituer un être existant par lui-même, et devenir le premier degré de l'animalité (1).

La troisième règle concerne l'histogénie proprement dite.

Ce fut une erreur sans doute de l'ancienne anatomie de persévérer, comme elle le fit, dans la recherche d'une fibre ou d'un tissu élémentaire, dont tous les autres ne devaient être que des transformations. Mais, derrière cette idée, se trouvait la pensée profonde et vraie que des tissus, très-différents en apparence, ont au fond la même origine, et ne sont que le même élément soumis par la nature à des modifications diverses.

Ainsi disposé en aréoles ou en fibres, l'élément cellulaire constitue le système auquel il a donné son nom : en faisceaux, il forme le système fibreux; roulé sur lui-même, de manière à former un sac fermé de toutes parts, c'est le système

(1) Entozoaires vésiculeux (MM. de Blainville, Laennec, Andral, Raspail), hydatides, acéphalocystes, etc.

séreux, etc. Ces divers systèmes ne sont que des transformations naturelles et normales d'un élément commun. Or, s'il est dans sa nature de subir ces diverses transformations, on voit comment des parties celluleuses, chez l'homme, pourront, comme le ligament cervical postérieur, devenir fibreuses chez certains animaux; comment des parties ligamenteuses, tel que le ligament stylo-hyoïdien, pourront se transformer en une chaîne osseuse; comment des parties cellulaires se convertiront en membranes séreuses, tandis que des séreuses du dernier ordre seront remplacées par du tissu cellulaire, etc.

On conçoit encore que les maladies, modifiant cet élément commun, comme le fait la nature dans l'état normal, des parties cellulaires deviendront fibreuses, cartilagineuses, osseuses, séreuses, etc. Toutes ces modifications d'un élément commun pourront se convertir les unes dans les autres, tout en restant néanmoins circonscrites dans ses propres limites; il en sera de même de l'élément nerveux et musculaire, chacun d'eux formera des systèmes analogues entre eux, quoique différents les uns à l'égard des autres. Enfin l'élément vasculaire ou sanguin intervient au milieu de ces divers systèmes comme condition indispensable à toute formation un peu avancée.

Ces systèmes analogues se transforment les uns dans les autres sans pour cela franchir leurs limites respectives. L'élément cellulaire ne revêtira, dans aucune circonstance, les caractères propres à l'élément nerveux ni à l'élément musculaire. Pareillement les éléments musculaire et nerveux ne présenteront pas de prime abord les conditions dévolues à l'élément cellulaire. Quelque variées que soient les productions accidentelles, vous les trouverez toujours circonscrites dans les spécialités qui leur sont réparties.

Le contraire se lit dans la plupart des ouvrages d'anatomie pathologique, on y trouve que tous les tissus commençant d'abord par être cellulaires, tous peuvent revêtir cette transformation. On y trouve aussi des exemples de la transformation celluleuse, fibreuse, cartilagineuse et même osseuse des systèmes nerveux et musculaire. Le fait est vrai, l'explication ne l'est pas : le système nerveux n'est celluleux à aucune des époques de sa formation. Selon nous, il ne pourrait donc offrir, dans aucune circonstance, les transformations spéciales de l'élément cellulaire. Or, on y observe incontestablement ces transformations : il faut donc que l'élément cellulaire y intervienne. Comment y intervient-il ? Toujours d'une manière accidentelle. Une solution de continuité séparant brusquement la matière nerveuse de l'encéphale ou de la moelle épinière et des nerfs, une cicatrice vient réparer ce désordre (1). Cette cicatrice, d'abord cellulaire, peut devenir muqueuse si elle se remplit de pus ; elle peut devenir fibreuse, cartilagineuse et même osseuse ; j'en ai vu et rapporté de toutes ces espèces. Mais on voit que, dans ces cas, que nous avons analysés avec le plus grand soin, l'élément nerveux reste étranger à ses diverses transformations : c'est le tissu cellulaire qui, survenant pathologiquement dans la matière nerveuse, devient la base et le siége de ces métamorphoses : il parcourt, là comme ailleurs, les évolutions qui lui sont propres et qui ne sont propres qu'à lui seul. Quant aux

(1) Voyez mon premier mémoire sur la guérison des paralysies par la cicatrisation du cerveau, 1819.

transformations de même nature, que l'on rencontre au pourtour de l'axe cérébro-spinal, elles ont leur siége dans le tissu cellulaire sous-arachnoïdien (1). La même chose pouvant survenir à l'élément musculaire, les mêmes productions peuvent s'y développer, quoique beaucoup plus rarement; mais elles ne pourront s'y manifester, et ne s'y manifesteront qu'après que l'élément cellulaire qui environne de toutes parts la fibre musculaire aura envahi cette fibre même. De cette spécialité de dégénération des tissus, il résulte que, dans un vaste foyer de suppuration, les nerfs et les muscles resteront intacts au milieu de la destruction ou de la conversion du tissu cellulaire.

On pourrait admettre dans l'histologie de notre Bichat une échelle des tissus, comme il existe une échelle des êtres dont les uns sont inférieurs aux autres. Dans cette échelle, les systèmes de l'élément cellulaire occuperaient le bas, ceux de l'élément musculaire le milieu, et ceux de l'élément nerveux le sommet. Or, de même que, par l'effet de la monstruosité, une espèce peut reculer, mais non avancer, de même, par l'effet des maladies, un tissu inférieur ne pourra parvenir à celui qui lui est supérieur, tandis que le supérieur pourra descendre vers l'inférieur.

Ainsi, quelque nombreuses et variées que soient les trans-

---

(1) J'ai trouvé sur un vieillard un anneau cartilagineux environnant le bulbe rachidien; cet anneau n'était que la transformation du tissu cellulaire sous-arachnoïdien, qui applique étroitement l'arachnoïde contre cette partie de la moelle épinière. Dans un autre cas, j'ai vu un tissu cellulaire fibreux unissant les cordons postérieurs de la moelle épinière, qui avaient été séparés.

formations celluleuses, vous n'y verrez intervenir, ni l'élément musculaire, ni l'élément nerveux, tandis que, d'après les conditions que nous venons d'établir, l'élément nerveux peut descendre et se transformer comme le tissu cellulaire.

L'étude des conditions d'après lesquelles les tissus analogues se transforment les uns dans les autres, est une des plus intéressantes comme des plus nouvelles de l'anatomie pathologique; on n'a encore bien constaté que celles du système cellulaire en système séreux, par l'effet du frottement (1). Je vais rapprocher les faits qui rendront aussi manifeste la conversion des membranes séreuses en membranes muqueuses.

On sait que la lame interne de la plèvre, du péritoine, du péricarde, peut s'épaissir, devenir tomenteuse, et revêtir certains caractères des membranes muqueuses. Mais, en signalant cette transformation, on n'a pas remarqué qu'elle s'opère constamment sous l'influence d'un épanchement de sérosité, de pus, de sang ou de tout autre liquide dont la présence paraît indispensable pour que cette transformation ait lieu. Plus le fluide épanché sera copieux et ancien, plus la partie muqueuse de la membrane sera développée accidentellement : cette condition paraît si nécessaire que, selon toutes les apparences, si vous pouviez mettre, pendant un certain temps, une membrane séreuse en contact permanent avec un liquide, vous la convertiriez en muqueuse.

Ce que vous ne pouvez, la nature le fait chez les raies, les squales, les lamproies, les saumons. Ces poissons ont aux côtés de l'anus deux ouvertures qui pénètrent dans

(1) MM. Villermé, Cruveillier, Andral, Breschet, Gendrin.

l'abdomen, et par où l'eau peut s'introduire; de sorte que la lame interne du péritoine se continuant avec l'épiderme, cette lame se convertit en véritable muqueuse (1). Deux autres trous étendant cette continuité jusque dans le péricarde, donnent à la lame interne de cette séreuse les mêmes caractères, et lui font subir naturellement la plupart des transformations dont est susceptible l'élément cellulaire.

Il y a donc corrélation intime entre la présence d'un fluide dans l'intérieur d'une membrane séreuse, et la conversion de cette membrane en membrane muqueuse: d'où il suit premièrement que les muqueuses accidentelles seront d'autant plus épaisses que le liquide sera plus abondant et le contact plus prolongé; secondement, que tout kyste, ou toute caverne environnant du pus ou du sang, aura bientôt sa face interne tomenteuse et veloutée comme le sont les membranes muqueuses. D'où il suit encore que toute surface en suppuration, que tout trajet fistuleux, donnant passage à un fluide, ou devenu le siége d'une sécrétion, prendra nécessairement et inévitablement la même disposition. Tous les faits connus, et que je m'abstiendrai de rapporter, confirment ces assertions. D'où il suit enfin que les membranes muqueuses normales plus humectées qu'elles ne doivent l'être, contracteront une épaisseur insolite sous l'influence des fluides avec lesquels elles resteront en contact (2). Or, l'irri-

(1) M. le baron Cuvier, Histoire des poissons, anatomie, tom. I. Le contact habituel de l'eau, me paraît être la cause de l'hypertrophie des lames épidermiques, chez les poissons et les crocodiles, les crabes, les écrevisses, etc.

(2) C'est l'effet que l'on remarque dans la muqueuse gastrique à la

tation des tissus ayant pour effet immédiat l'afflux des liquides, on voit donc comment et pourquoi ils s'épaississent et quelquefois se transforment sous cette influence, comme on l'observe particulièrement sur le poumon, le foie, la rate, etc., en outre des parties sur lesquelles nous venons de faire observer ce résultat.

Les conséquences pratiques de ce principe sont si faciles à déduire, que je m'abstiendrai présentement de le faire: je ferai remarquer néanmoins que ces tissus de nouvelle formation n'atteignent jamais le développement des tissus normaux dont ils se rapprochent. Ainsi la transformation osseuse produira des lames ou des granulations, mais jamais rien de comparable à un os. La transformation celluleuse des ci-

---

suite de certains squirres du pylore : c'est la cause de l'épaississement de la muqueuse vésicale, à la suite de la paralysie de la vessie, ou d'une rétention d'urine prolongée par toute autre cause; la cause de l'épaississement de la muqueuse du rectum et du gros intestin, quand une constipation habituelle nécessite l'usage fréquent des lavements; la cause de l'épaississement de la muqueuse de l'estomac et des intestins grêles, chez certains ivrognes, dont le vin fait la principale nourriture; la cause de l'épaississement de la membrane muqueuse de la vésicule du fiel, quand la bile y séjourne long-temps par suite d'une obstruction du canal cholédoque; la cause enfin de l'épaississement de la muqueuse bronchique, oculaire, vaginale et urétrale, à la suite des blennorrhagies, des ophthalmies purulentes, des asthmes humides et des catarrhes chroniques. Ce principe d'anatomie pathologique est l'expression de quelques centaines de corps dont j'ai examiné ces membranes, après qu'elles avaient été un temps plus ou moins long sous l'influence de cette cause. Je pense même que le sclrémèe des nouveau-nés a sa cause dans un état particulier des eaux de l'amnios; mais l'occasion m'a manqué pour vérifier le fait, qui doit s'étendre à la mère et à l'enfant.

catrices s'éloignera beaucoup de la disposition normale de ce tissu ; les kystes séreux ne reproduiront ni un péricarde ni une plèvre ; enfin les membranes muqueuses accidentelles ne s'élèveront, dans aucun cas, à la richesse d'organisation que l'on remarque, par exemple, dans la muqueuse intestinale. La maladie produit un avortement des tissus, comme la monstruosité produit un avortement des organes (1).

## Article XVIII.

### *Des transformations organiques et pathologiques produites par le reculement des tissus et des organes.*

Les recherches sur la nature des altérations dont l'organisation est susceptible, sont peu avancées (2). L'anatomie pa-

---

(1) Voyez sur les productions accidentelles, l'ouvrage de M. Cruveillier si remarquable pour l'époque où il a été publié ; celui de M. Meckel ; les travaux *ex-professo* de M. Villermé sur ces membranes ; le traité des inflammations de M. Gendrin, et surtout l'ouvrage de M. Andral, dans lequel la science médicale est traitée avec cette hauteur de vues et de raisonnement qui rappellent souvent les belles pages de Morgagni.

(2) Pour déterminer la nature des altérations morbides, il est nécessaire d'apprécier celles qui sont le résultat de la cessation de la vie ou les altérations purement cadavériques. L'observation pathologique renferme trois époques : 1° celle des phénomènes qui constituent la maladie jusqu'au moment de la mort ; 2° l'observation des conditions physiques dans lesquelles est placé le sujet après le décès afin d'apprécier les altérations cadavériques ; 3° et la description des lésions organiques morbides. L'observation de la première et de la troisième époque laisse peu à désirer ; la seconde est à peine ébauchée, je rendrai compte ailleurs des recherches

thologique, qui fait de ces altérations l'objet spécial de ses études, ne possède guère que des faits isolés et des descriptions individuelles; elle indique les changements survenus dans le volume et la forme des organes; les variations de leur densité et de leur couleur, etc., en prenant toujours et uniquement, pour terme de comparaison, la couleur, la densité, la forme et le volume des organes parvenus au terme de leur développement; elle dit ces états insolites ou anormaux, parce qu'ils le sont en effet, eu égard au terme unique des rapports qu'elle s'est donnés; pareillement la pathologie compare le trouble qu'elle observe dans l'action des organes, à leur action régulière, en choisissant pour cette comparaison le développement parfait de la fonction qui l'occupe. Il résulte de là que les maladies et les lésions organiques qui leur correspondent, sont considérées comme des états nouveaux survenus éventuellement dans l'organisation.

Mais ni la médecine, quand elle a saisi les caractères d'une maladie, ni l'anatomie pathologique, quand elle a lié ces caractères à la modification subie par les organes, n'ont ramené ces phénomènes à leur expression naturelle. Ce sont des faits qui ne sont ni expliqués ni déterminés, par la raison qu'ils n'ont, dans l'organisation arrivée à sa perfection, aucun terme de rapport qui leur soit comparable.

Quand nous disons qu'une partie est indurée, ramollie, épaissie, atrophiée ou hypertrophiée, elle ne l'est que relativement à l'état normal de cette même partie parvenue au

---

que j'ai faites sur ce dernier sujet il y a quelques années, recherches que des circonstances m'ont obligé de suspendre.

terme de ses développements : ce n'est qu'un rapport comparatif que nous exprimons, une différence d'être de cette partie et rien de plus. On conçoit que si, à une certaine époque, cette même partie se trouvait naturellement et normalement ramollie, indurée ou hypertrophiée, non seulement nous aurions un terme de rapport de plus, mais encore ce nouveau rapport nous donnerait l'explication ou la détermination du changement survenu dans l'organisation par l'effet de la maladie ; ce changement ne serait plus un état nouveau de l'organe, de la partie ou du tissu, mais bien son retour à un état ancien, primitif et naturel.

Or, c'est ce qui est et ce que montre la comparaison des états successifs que traverse l'organisation, en se développant, avec ceux qu'elle parcourt en sens inverse, en se dégradant sous l'influence des maladies. Considérées encore sous ce point de vue, l'organogénie et l'anatomie pathologique se répètent, se reproduisent et s'expliquent réciproquement. Il en est de la structure des organes comme de leur forme.

Dans un autre ouvrage (1), j'ai décrit avec soin les métamorphoses graduelles que subit la matière nerveuse de l'axe cérébro-spinal, avant d'arriver au degré de consistance que nous lui connaissons. Je l'ai montrée d'abord sous forme liquide, puis sous forme gélatineuse et comme diffluente ; j'ai montré ensuite les nuances diverses de ses ramollissements, tantôt d'un blanc laiteux et mat, tantôt d'un gris sale, d'autres fois d'un rouge marbré. J'ai fait remarquer encore comment cette matière gélatineuse, dans un premier degré de consistance, tapisse l'intérieur du quatrième ventricule;

(1) Anatomie comparée du cerveau, tome Ier, 1re partie.

et comment, dans un second, elle s'indure au point de se rapprocher de la consistance et de la transparence du cartilage, dans la bandelette des ventricules latéraux que l'on nomme *lame cornée.*

Pour que l'anatomie pathologique nous reproduise ces divers états, il faut que les maladies fassent perdre à cet axe nerveux sa consistance ordinaire; que les ramollissements qu'elles produisent soient gradués jusqu'à la diffluence laiteuse; que tantôt ils soient d'un gris sale, tantôt d'un blanc mat, et tantôt d'un rouge granité. Or, qui en doute présentement? qui n'a vu cent fois l'encéphale et la moelle épinière revenus à l'un ou à l'autre de ces états primitifs, à la suite des hémiplégies et des paraplégies? En se décomposant de cette manière, la matière nerveuse est donc descendue du point élevé où l'avaient placée les developpements, pour reculer jusques à l'un des points d'où elle était partie.

Pareillement, quiconque a ouvert des jeunes embryons, a remarqué sans doute qu'à un certain âge, la moelle épinière est enveloppée de liquide de toutes parts ; que, plus tard encore, elle est creusée d'un canal, et que ce canal est rempli par de la sérosité ; qu'à la même époque aussi, la grande quantité de liquide qui distend les ventricules cérébraux, boursoufle, en quelque sorte, l'encéphale, et fait prédominer le volume du crâne sur celui de la face. Dans ces deux états de l'embryon, il y a, dans toute la rigueur des mots, hydropisie de la moelle épinière, et hydropisie des ventricules cérébraux? Or, en quoi consisteront ces deux maladies, dont la dernière est si fréquente chez les enfants? La moelle épinière de l'enfant sera-t-elle, comme celle de l'embryon, environnée de sérosité? (hydro-miellie externe.)

Trouvera-t-on, dans certains cas, un canal dans l'axe de ce cordon nerveux, et ce canal sera-t-il distendu par une collection de liquide séreux? (Hydro-miellie interne). L'anatomie pathologique a si souvent constaté et décrit ces divers états, elle a si bien établi que le résultat le plus constant de ces affections consiste dans cette accumulation insolite de liquide au pourtour ou dans la moelle épinière, que la médecine n'a point hésité à comprendre ces maladies au nombre des hydropisies: la moelle épinière de l'enfant rentre donc, par l'effet de ces maladies, dans les mêmes conditions qu'elle a déjà présentées à une certaine époque de la vie embryonnaire? L'hydropisie accidentelle de l'enfant est donc l'analogue de l'hydropisie naturelle de l'embryon. La nature de cette maladie consiste donc aussi dans le reculement de la moelle épinière de l'enfant vers une disposition qui constituait son état normal chez l'embryon.

Ouvrez les livres qui traitent de l'hydrocéphalie du premier âge, dégagez les faits de ces théories inflammatoires qui les dénaturent, de ces explications sur la compression des liquides, qui leur supposent le contraire de ce qu'ils renferment; ainsi réduits à leur simple expression, vous trouverez ce que déjà vous a montré l'embryogénie. Une sérosité abondante, distendant les ventricules latéraux du cerveau de l'enfant, formera le caractère dominant de la maladie, et lui donnera son nom. Le cerveau ainsi distendu accroîtra les dimensions du crâne et diminuera relativement celles de la face; les membres eux-mêmes, ainsi que le tronc, paraîtront comme atrophiés à côté de cette exubérance de l'encéphale. Ce sera des pieds à la tête la répétition de notre embryon; car, à sa période naturelle d'hydrocéphalie, lui aussi a les membres et le tronc grêles et atrophiés, en comparaison de l'énormité de sa tête : chez l'un et l'autre, la carotide interne aura une dimension de beaucoup supérieure à la carotide externe. Chez l'enfant, de même que chez l'embryon, vous trouverez la pie-mère injectée, les vaisseaux accrus en nombre et en volume : causes et effets, tout se répétera dans les deux cas. A la différence d'âge près, ces deux cas seront donc analogues, l'un sera la reproduction fidèle de l'autre, l'enfant sera devenu embryon; l'adulte aussi peut, sous ce rapport, reculer jusqu'à son premier âge; l'apoplexie séreuse de l'âge mûr ou de la vieillesse n'est qu'un retour de la pie-mère à l'organisation qu'elle avait pendant la formation de l'encéphale. A l'injection de la pie-mère succédera l'épanchement de sérosité qui remplira les ventricules ou les anfractuosités cérébrales; la matière nerveuse elle-même perdant sa consistance normale, présentera le premier degré de son ramollissement; en un mot, le cerveau reculera vers l'organisation des premiers âges, et ce reculement, en outre de ce qui précède, sera annoncé, comme chez l'embryon, par l'affaissement et quelquefois par la disparition des circonvolutions cérébrales; car il est à remarquer que, chez le fœtus, les circonvolutions commencent à se dessiner au moment où l'encéphale perd la mollesse qu'il a eue jusqu'à cette époque, pour acquérir la consistance qu'il doit avoir; or, à mesure que les diverses parties du cerveau acquièrent la densité qui leur est propre, à mesure aussi on voit se prononcer les circonvolutions qui leur correspondent. Cela étant, on voit donc que lorsque, chez l'enfant, l'adulte et le vieillard, le cerveau perdra de sa consistance normale par l'effet des maladies, la saillie des circonvolutions devra s'en ressentir, et s'en ressentira en raison directe du degré de ramollissement de la matière nerveuse. Le retour des mêmes causes, naturelles ou morbides, produira des effets absolument semblables chez le fœtus, l'enfant, l'âge mûr, ou la vieillesse. Dans son induration, au contraire, la matière nerveuse de l'encéphale augmentant de densité, les circonvolutions deviendront plus saillantes et leurs anfractuosités plus profondes. Tous ces effets, dont la répétition est si constante, se suivent, se correspondent et s'expliquent mutuellement; il ne s'agit que de les comparer et de les interpréter.

L'induration, comme le ramollissement, offre, à la suite des maladies, des degrés très-divers; la densité insolite qu'acquiert alors la matière nerveuse, aura son représentant, soit dans la densité normale que présente la moelle épinière peu de temps après la naissance, et dont l'olive conserve le type dans tous les âges, soit dans celle du quatrième ventricule et de la protubérance annulaire, soit enfin dans le *tuber cinereum* ou la lame cornée; ce dernier état est celui que quelques auteurs ont décrit sous le nom de transformation cartilagineuse du cerveau. Mais, nous l'avons déjà dit dans toutes les transformations possibles, le système nerveux ne répète que lui-même, soit en reproduisant une disposition organique qui lui était naturelle à une certaine époque, soit en acquérant accidentellement la densité normale de quelques-unes de ses parties (1).

---

(1) J'ai observé dernièrement, avec mon prosecteur, M. le d[r] Manec, la transformation de tous les nerfs de la vie animale en ganglions, analogues, par tous leurs caractères anatomiques, aux ganglions du grand

Quoique l'anatomie pathologique du système musculaire ait beaucoup moins occupé les médecins que celle du système nerveux, on le trouve dans son reculement assujetti aux mêmes règles que ce dernier. Chez les vieillards et chez les paralytiques anciens, la fibre musculaire se décolore, elle perd de sa densité et de sa cohésion, elle se rapproche de celle des muscles de la vie organique, qui ne sont eux-mêmes que la persistance embryonnaire de ce tissu. Chez l'embryon, la fibre musculaire est abreuvée de sérosité jusqu'au septième et huitième mois de sa formation, en reculant vers cet état dans les diverses leucophlegmasies, et chez certains scrophuleux, elle s'imbibe de la même manière, surtout si le cœur partage cette disposition.

Le parallèle de la structure et de la forme du cœur, aux divers âges de l'embryon, avec la structure et la forme que reprend cet organe dans les divers anévrismes, offre une répétition si frappante, que l'on peut dire que, dans les deux tiers de sa formation, le cœur du fœtus est anévrismatique. Il remplit d'abord la capacité de la poitrine, tant ses dimensions sont démesurées. Ses fibres sont alors peu colorées et ramollies. A mesure que la fibre se colore, que sa densité s'accroît, le cœur prend peu à peu le volume et les proportions qu'il présente à sa naissance : si la densité est accrue, le cœur se rétrécit; il s'amoindrit en durcissant : si la fibre

sympathique. Ce fait d'anatomie pathologique confirme les idées que j'ai émises dans mon ouvrage sur la composition et les rapports du système nerveux des animaux articulés; je le publierai, avec les dessins, dans mon travail sur les maladies du système nerveux, dont sept planches sont déjà gravées.

musculaire persiste dans sa laxité primitive, le cœur reste au contraire dilaté ou anévrismatique. Ces effets se montrent sur tout l'organe, si tout l'organe participe à ces états de la fibre musculaire ; il se borne à l'un ou l'autre des ventricules, si l'un ou l'autre en sont spécialement le siége ; ce qui donne à ces cavités des capacités différentes.

Or, il est remarquable que, dans les anévrismes, le cœur reprend exactement les formes qu'il a déjà eues chez l'embryon ; il est plus remarquable encore que ce retour à ses formes primitives coïncide avec un retour à la structure de la fibre musculaire dans ces premiers âges. L'anévrisme passif est caractérisé par un ramollissement, et souvent aussi par une décoloration du tissu du cœur : ses cavités sont alors dilatées comme chez l'embryon, à l'époque où la fibre musculaire présente cette structure (1). Dans l'anévrisme actif, au contraire (concentrique de MM. Bertin et Bouillaud), la fibre musculaire, devenue plus dense, rétrécit les cavités comme chez le fœtus : tout l'organe ou une de ses parties peuvent être anévrismés de cette manière, selon que la totalité des fibres, ou seulement une partie, seront ainsi revenues sur elles-mêmes. Causes et effets, tout encore se reproduit chez l'embryon, et par les maladies ; les anévrismes naturels de l'embryon sont les mêmes que les anévrismes

(1) Dans l'anévrisme passif, le reculement de la fibre musculaire ne se borne pas au cœur, il s'étend plus ou moins à tout ce système, d'où la coïncidence remarquable, quoique non encore remarquée, des affections rhumatismales avec les dilatations passives du cœur, ou la tendance à ces dilatations. Ce caractère m'a souvent servi, ou à les diagnostiquer à *priori*, ou mieux encore à les prévenir.

accidentels de l'homme adulte, ou plutôt ces derniers répètent les premiers.

Le reculement du foie, ou son retour vers ses dimensions embryonnaires, est le caractère le plus marqué de l'hypertrophie si commune de cet organe. Nous avons déjà vu que l'atrophie de son lobe gauche lui fait perdre, chez l'embryon, le volume énorme qu'il conserve jusqu'au quatrième et cinquième mois. Or, quand, chez l'adulte, il tend à revenir à cet état primitif, c'est principalement le lobe gauche qui se gonfle, qui s'avance dans l'hypocondre du même côté, et donne de nouveau à l'abdomen la disposition de celui de l'embryon. Le reculement du cœur et du foie se correspond très-souvent dans les maladies de l'adulte, par la raison que l'hypertrophie de ces deux organes se correspond toujours chez l'embryon. Or, dans cette période de la vie embryonnaire, les poumons et les intestins sont développés, en raison inverse du cœur et du foie; et de là vient encore que, dans les hypertrophies de ces derniers organes chez l'adulte, les intestins et les poumons s'amoindrissent et s'affaiblissent dans leur action. Ce résultat maladif pour l'homme est néanmoins un des efforts de la nature pour rétablir entre les organes l'équilibre qui a été rompu.

On voit donc que les changements introduits par les maladies dans la structure et la disposition des organes et des tissus, ont pour effet de ramener les tissus et les organes à des conditions analogues à celles qu'ils ont eues naturellement, ou dans le cours de la vie embryonnaire, ou dans la première enfance. Les maladies sont l'avant-coureur ou les compagnes de ce retour de l'organisation sur elle-même. Ce résultat me paraît incontestable pour les maladies organiques et chroniques.

On a déjà vu ce que produisent les maladies aiguës; mais toutes n'ont pas cette terminaison : comme les maladies chroniques, souvent elles se bornent aux altérations de tissu des parties, et, comme elles aussi, elles font descendre les organes du point élevé où ils étaient parvenus, en les ramenant à l'une de leurs périodes primitives. J'en citerai quelques exemples.

Depuis notre ouvrage sur la fièvre entéro-mésentérique (1), on sait toute l'influence qu'exercent, dans ce genre de maladies aiguës, les altérations de la muqueuse gastro-intestinale : une des plus remarquables est celle de son ramollissement. Ce ramollissement a plusieurs degrés : depuis la diminution simple de cohésion de son tissu jusqu'à la diffluence qui précède son ulcération, et quelquefois la perforation du conduit alimentaire. Or, en remontant la vie humaine, vous retrouverez ce défaut de cohésion chez les nouveau-nés; et, en vous élevant encore dans la vie utérine, vous observerez toutes les nuances possibles de ramollissement de l'estomac et des intestins, jusqu'à la diffluence qu'il offre dans le cours du deuxième mois. Plusieurs organes sont dans le même cas. Les malades qui succombent à la variole confluente, vous offriront la cornée transparente, certaines parties de l'épiderme, le poumon, le tissu du cœur, celui du foie et de la rate, revenus à cette laxité molle qui forme passagèrement leur structure dans le cours de leurs

(1) Traité de la fièvre entéro-mésentérique, par MM. Petit et Serres, 1831.

formations. La gravité de cette maladie dépend même en partie de cette tendance au ramollissement des principaux organes.

L'induration aiguë du poumon, à la suite des pneumonies, n'est guère moins variée que le ramollissement de ces parties; elle offre, d'une part, ce reculement de structure, qui ramène son tissu à la structure qu'il a déjà eue naturellement chez l'embryon; et d'autre part, ces modifications de structure, en changeant la nature de l'organe, le rapprochent de la structure normale d'autres organes, tels que le foie et la rate. Ce double rapport est si frappant, il exprime d'une manière si nette et si positive les principes d'anatomie pathologique que nous exposons, que nous terminerons par lui les développements que nous pouvons lui donner dans ce travail.

Primitivement le foie, la rate et les poumons ont une consistance gélatineuse et une couleur grise; ils sont transparents, d'une manière peu différente de l'humeur vitrée; cette transparence se perd quand des capillaires nombreux se manifestent dans cette gelée, qui alors augmente de consistance sur ces trois organes. Le tissu du poumon est alors mou, flasque, et d'un rouge brun, comme nous le montre si fréquemment le ramollissement qui survient, chez les vieillards, à la suite des péripneumonies. Dans un degré plus avancé, et vers le troisième et le quatrième mois de l'embryon, le poumon est d'abord analogue au tissu de la rate par sa consistance; puis il se rapproche de celui du foie, par sa rougeur, sa dureté, et une espèce de friabilité qui donne un bruit sous la lame du scalpel. A partir de la fin du quatrième mois, cette induration s'arrête; elle fait place à une aréolité qui se développe sur toute l'étendue du poumon, et qui se développe sous l'influence d'une diminution très-sensible dans la quantité du sang qu'il recevait jusque-là. Dès cet instant aussi, toute analogie cesse entre la structure de la rate, du foie et celle du poumon. La différence qui s'établit entre les trois tissus dépend tellement de la surabondance du sang dans les deux premiers, et dans l'exsanguité des poumons, qu'en lavant le foie et la rate vous leur rendez la consistance et la couleur du tissu du poumon ; vous les rendez exsangues comme lui.

Si vous pouviez faire l'expérience contraire, si vous pouviez rendre au poumon de l'adulte la quantité de sang que lui ont fait perdre les développemens, d'une part, vous le ramèneriez au degré de structure qui le caractérisait chez le jeune embryon, et de l'autre, vous lui rendriez les conditions de texture qui le rapprochaient, à cette époque, de la texture du foie et de la rate. Or, ce que vous ne pouvez, les maladies le font ; les péripneumonies aiguës, en congestionnant le poumon, font affluer le sang dans son tissu ; par cet afflux l'organe rentre dans ses conditions primitives, sa structure devient de nouveau analogue à la structure de la rate et à celle du foie. Il y a, dans toute la rigueur des mots, *splénisation* et *hépatisation* de l'organe pulmonaire. Mais, nous ne saurions trop le répéter, cette transformation acquise et cette analogie organique ne sont qu'un retour de l'organe sur lui-même ; le poumon revient ce qu'il a été, et il y revient par des causes semblables.

Le ramollissement de l'organe pulmonaire, son induration grise, son hépatisation, sa splénisation, que les cadavres nous montrent tous les jours par suite des péripneumonies, ne sont donc qu'un retour de la structure des poumons vers la structure qui leur était naturelle et normale à une des périodes de la vie embryonnaire.

Enfin il n'est pas jusqu'à la destruction complète des parties, par les maladies, qui n'ait souvent son analogue dans une destruction semblable opérée par les développements. J'en citerai un seul exemple.

J'ai dit ailleurs que l'un des effets généraux des maladies du cœur était l'hypertrophie du tissu cellulaire, tandis que l'atrophie de ce tissu est le caractère le plus général et le plus constant que l'on remarque chez les phthisiques de tous les âges, (tubercules pulmonaires). Cet effet a pour résultat l'amincissement des membranes, dont ce système forme la trame, et de la plèvre en particulier. Libre, cet effet est peu sensible; mais peu de temps après qu'un poumon est devenu adhérent aux parois de la poitrine, la plèvre est usée, amincie et absorbée; vous n'en trouvez plus de vestige au pourtour et dans toute l'étendue de ces adhérences. Cet état, le plus insolite que puisse atteindre une membrane séreuse, n'a pas de représentant chez l'embryon de l'homme; il faut reculer jusque chez les oiseaux pour voir disparaître normalement et naturellement une partie si indispensable de notre organe respiratoire.

Dans cette classe, en effet, et vers le huitièmejour de l'incubation, le poumon proprement dit se trouve environné de larges vésicules, les plèvres sont entre lui et les côtes; du côté du cœur et de l'abdomen, sont les sacs aérifères qui multiplient les réservoirs de l'air. Dans l'état ordinaire, ces sacs en se développant, refoulent le poumon contre les côtes, et aplatissent d'abord les plèvres, puis celles-ci s'amincissent, puis enfin elles disparaissent complètement, comme chez les phthisiques. Dans certains cas pathologiques, j'ai vu, au contraire, les plèvres conservées et les sacs atrophiés; d'où il résulte que notre état normal constitue une maladie, et à ce qu'il m'a paru, une maladie mortelle chez les oiseaux; tandis que leur état naturel correspond à l'une des maladies les plus graves dont l'homme puisse être atteint. Ce contraste, qui s'observe fréquemment dans l'organisation des animaux, comparée à celle de l'homme, est un des problèmes les plus curieux de la physiologie comparative.

En résumé, la structure des organes est modifiée par les maladies, comme l'est leur forme par la monstruosité.

Ces modifications opèrent ou des transformations dans les tissus et les organes, ou donnent naissance à des productions organiques nouvelles.

Les productions nouvelles répètent des tissus déjà existants, comme la monstruosité par excès reproduit des organisations déja acquises.

Les transformations organiques ramènent, au contraire, les tissus et les organes des conditions élevées, où les avaient placés les développements, vers d'autres conditions plus descendues qui leur étaient naturelles dans le cours de la vie embryonnaire.

Ces deux sources principales des maladies organiques ne sont donc qu'une répétion insolite d'un travail familier à la nature, qu'un reculement des organes et des tissus par un retour de l'organisation sur elle-même.

## ARTICLE XIX.

### *Étiologie générale des déformations organiques et des monstruosités.*

L'organisation des vertébrés est ce que la fait le système sanguin. Tous les organismes se répètent, se coordonnent et s'accordent, parce que, dans tous, le système sanguin est le mobile commun qui les fait agir. La vie n'est qu'au prix de cet accord et de cette harmonie, avant comme après la naissance.

La formation du système sanguin doit donc être l'image de toutes les autres formations organiques, il doit être soumis aux mêmes lois, aux mêmes règles. Ce n'est qu'à ce prix encore que les développements sont possibles, et se font.

Tous les organismes se développant de la circonférence au centre, c'est dans ce sens, et dans ce sens uniquement que le système sanguin peut et doit se développer; c'est aussi de cette manière qu'il se développe (1).

Tous les organismes étant primitivement doubles, le système sanguin doit être double comme eux. C'est pourquoi il y a deux aortes, deux spinales antérieures, deux basilaires, deux artères ombilicales, deux veines quand l'atlantoïde existe, deux caves supérieure et inférieure (2).

---

(1) Voyez Anatomie transcendante, troisième Mémoire; Loi centripète du système sanguin, pages 12 et suivantes, jusqu'à la page 58.

(2) Anat. trans., quatrième Mém.; Loi de symétrie et de conjugaison du système sanguin. Les formations de ce système sont suivies de jour

La dualité des organismes n'est même que la conséquence de la dualité du système sanguin, comme je l'ai fait voir dans le double développement du rachis, du crâne, de l'hyoïde, du sternum ; dans la dualité primitive de la moelle épinière, du cervelet, des hémisphères cérébraux et de toutes leurs dépendances ; dans les deux dentitions, qui se succèdent à des intervalles si éloignés l'un de l'autre.

L'indépendance primitive des organismes qui résulte de ce qui précède, ne saurait également exister sans la formation indépendante du système sanguin ; de même que leurs relations et leurs consensus commun ne pourraient s'établir plus tard, si les systèmes sanguins, d'abord isolés, ne se mettaient en rapport les uns avec les autres. C'est pourquoi encore les vaisseaux se forment en place, puis ils envoient des branches aux branches voisines, de telle sorte que de proche en proche, il se forme un tronc commun, qui est l'aorte où tout vient aboutir et s'implanter (1).

L'idée des préexistences organiques, celle que tous les organismes se forment simultanément, enfin la loi du développement centrifuge, qui servait de lien à toutes ces suppositions, ont dû inévitablement détourner les esprits de cette interprétation des faits.

---

en jour, comme je l'ai fait pour le système osseux dans les lois de l'ostéogénie, pour le système nerveux, dans l'Anatomie comparative de l'encéphale.

(1) C'est aussi de la même manière que se développent les vaisseaux dans les membranes accidentelles, les kystes et toutes les productions nouvelles développées sous l'influence des maladies. La manifestation des vaisseaux sur la membrane ombilicale, est le type de toutes ces productions.

Mais, inévitablement aussi, l'étude des formations organiques, normales, anormales et pathologiques devait les y ramener. On ne pouvait assister à ce vaste travail de la nature, sans remarquer la part active qu'y prend le système sanguin, et cette part une fois reconnue, il était difficile de méconnaître que toutes les variations des organismes, leur défectuosité comme leur absence, comme leur duplicité, se répétaient par des variations, des absences, des défectuosités ou des duplicités du système sanguin. Les unes étant la suite nécessaire des autres, ce système devenait ainsi le représentant commun et permanent de l'état de l'organisation.

Ainsi l'inégalité de développement des diverses parties de l'encéphale chez l'embryon, coïncide exactement avec l'inégalité du calibre des artères qui se distribuent à chacune de ses parties. Ainsi l'inégalité de développement des quatre cavités qui forment l'estomac des ruminants, coïncident chez leurs embryons avec la diversité de volume des artères qui se distribuent à chacune d'elles. Ainsi, chez l'embryon de l'homme, les artères mésentériques supérieures dépassent d'abord en capacité la mésentérique inférieure, et de là vient que les petits intestins dépassent en volume les plus gros. Il en est de même du volume relatif du cœur et des poumons; du volume relatif des deux grands lobes qui constituent le foie.

Ce rapport du système sanguin avec l'état des parties est surtout sensible dans les organes temporaires. Le champ où se développe le poulet est environné, jusqu'au quatrième jour de l'incubation, du plus beau réseau vasculaire que la nature puisse offrir; mais, à partir de cet instant, ce réseau se décompose, il s'atrophie de proche en proche, et dans l'espace de quelques jours, la mort le dessèche et le frappe dans le même ordre que la vie l'a développé. Cet organe étant tout composé de vaisseaux, il est difficile de rechercher ailleurs la cause de cette décomposition. La composition et la décomposition de cet organe s'effectuant avec une rapidité surprenante, il était difficile aussi de laisser échapper l'intime liaison qui existe entre le système sanguin et les états divers de cette membrane.

Les organes temporaires de l'homme sont loin sans doute de présenter une croissance et une décroissance si rapide. Mais que fait le temps dans la manifestation d'un phénomène? Le thymus, les capsules surrénales et les dents mettent des années à opérer un mouvement qui s'exécute en quelques jours chez les oiseaux; mais au fond, le mécanisme de leur accroissement, de leur décroissement et de leur disparition, est le même que celui de la membrane ombilicale. Les artères thymiques, dentaires, celles des capsules surrénales, sont portées au maximum de leur calibre à l'époque du plus grand développement de ces organes; puis elles diminuent, puis elles s'atrophient, puis elles disparaissent enfin, à mesure que ces parties se réduisent, s'atrophient et cessent d'exister.

En suivant attentivement ces divers mouvements, on trouve la raison de la loi du balancement des organes de M. Geoffroi Saint-Hilaire. Ainsi, par exemple, lors du plus grand développement du thymus, les poumons et les artères pulmonaires sont très-réduits dans leur volume; mais, à mesure que les poumons et les artères grandissent, le thymus et les artères diminuent : les uns gagnent ce que les autres perdent.

Ici encore, ce mouvement est très-lent chez l'homme; mais, chez les reptiles, il est aussi sensible que celui de la membrane ombilicale des oiseaux. Ainsi, quand chez ces animaux, les branchies, leurs artères et la circulation branchiale sont portées au maximum de leur développement, les artères pulmonaires et les poumons sont presque imperceptibles; puis, à mesure que les poumons et ses artères grandissent, les branchies et ses vaisseaux diminuent. Ce mouvement inverse se continue jusqu'à ce qu'enfin les branchies disparaissent avec leurs vaisseaux, et qu'elles soient remplacées par les poumons, dont l'artère acquiert alors son plus grand diamètre possible (1).

Le rapport proportionnel entre le développement des vaisseaux et des organes est donc un fait incontestable (2). La

(1) MM. le baron Cuvier, Rusconi, Martin-St.-Ange, etc. Dans ce parallèle entre les organes respiratoires des reptiles et de l'homme, je n'ai nullement l'intention de comparer le thymus aux branchies. Ce sont des organes tout-à-fait différents, quoi qu'en aient dit quelques anatomistes. Cette différence serait incontestable, s'il était vrai que l'embryon des mammifères et celui des oiseaux fût pourvu d'un appareil branchial, comme le pense M. Rathké. J'ai en vain cherché cet appareil depuis la publication du travail de ce célèbre anatomiste; les plicatures qu'il a représentées m'ont paru appartenir au développement de l'appareil hyoïdien.

(2) Si par la nature de ses fonctions un organe était susceptible de s'atrophier et de s'hypertrophier alternativement, et si en même temps son artère, ou ses artères, éprouvaient dans leur calibre une croissance ou une décroissance proportionnelle, on aurait ce me semble la preuve manifeste du rapport que nous exposons. Or c'est justement le cas de l'utérus pendant ou hors la grossesse; dans ce dernier état l'artère utérine est d'un calibre médiocre, dans le premier et surtout du septième au huitième mois de conception, le calibre de l'artère acquiert quelquefois le double de son

chirurgie a depuis long-temps saisi ce rapport; depuis long-temps aussi, elle en a fait l'application sur l'homme. En comprimant un organe, elle n'ignore pas qu'elle parvient à l'atrophier, et, de plus, elle sait fort bien que cette atrophie s'opère en amortissant la circulation. La circulation amortie dans l'organe, son vaisseau principal diminue de volume; il y a corrélation intime entre le décroissement de l'un et de l'autre.

Cette réciprocité est si connue que, plus hardie dans ses procédés, la chirurgie porte quelquefois ses moyens sur l'artère, afin d'agir sur l'organe; elle la comprime ou en fait la ligature, et, par ce nouveau procédé, elle opère aussi efficacement l'atrophie de l'organe que si elle le comprimait directement.

Ainsi, soit que la chirurgie agisse directement, ou sur un organe, ou sur son artère, elle atteint immanquablement son but; elle atrophie ou anéantit complètement l'organe vers lequel elle dirige ses moyens.

Cela posé, est-il besoin de dire que l'art, par ses procédés, n'a fait qu'imiter la nature, et répéter ce qui tous les jours se produit dans les formations organiques régulières, irrégulières ou pathologiques? Si, dans le cours de la vie em-

---

volume. Cet effet est constant: après l'accouchement, l'artère diminue dans le même rapport que l'utérus, sinon il survient une péritonite puerpérale.

Ce rapport naturel de l'état de l'artère à celui de son organe, se reproduit dans toutes les maladies organiques chroniques; si la partie qui en est le siége s'atrophie, l'artère décroît; si elle est hyperthrophiée, l'artère augmente. Ce principe est un des plus généraux et des plus constants de l'anatomie pathologique.

bryonnaire, un organe se trouve comprimé, cette compression gênant son développement, l'artère qui s'y distribue s'arrête au même point que l'organe. Si, par contre, la compression est portée sur l'artère, ou si par une autre cause son calibre se trouve diminué, l'arrêt de développement du vaisseau réagit sur l'organe, et celui-ci s'atrophie et s'arrête à une des périodes de sa formation. Enfin, si l'artère manque ou s'oblitère complètement, l'organe est anéanti, comme il peut l'être en chirurgie par la ligature du vaisseau.

Le défaut de développement s'opère donc, ou par l'organe, ou par ses artères. Le premier se manifeste quand, dans la période de formation, un organe se trouve arrêté ou anéanti. Le second survient quand un organe s'est mis en relation avec les autres par ses artères, et que celles-ci, au lieu de s'accroître, restent au point où elles étaient au moment de leur jonction. Dans les premiers cas, c'est un arrêt de formation; dans les seconds, c'est un arrêt de développement; mais, dans tous, l'état du système sanguin correspond exactement à la disposition des organes (1).

On voit donc comment les conditions d'existence des organes sont liées aux conditions d'existence du système sanguin; comment les monstres privés d'artères brachiales et fémo-

(1) Je n'ai pas besoin de prévenir que, pour l'intelligence de ces rapports, il faut admettre que les artères, de même que les nerfs, se forment d'abord dans les organes, puis se mettent en communication avec les parties centrales de ces deux systèmes, toujours conformément à la loi du développement excentrique. (Voyez Anat. comp. du cerveau. Anat. trans. quatrième Mém.)

rales, sont dépourvus de membres supérieurs et inférieurs ; et pourquoi, dans cet état, ils reproduisent sous ce rapport les reptiles bipèdes et bimanes.

On voit encore comment et pourquoi, dans les diverses anencéphalies, les carotides internes et vertébrales étant réduites dans leur calibre, l'encéphale se trouve descendu, tandis que la face est demeurée intacte, la carotide externe ayant conservé ses dimensions.

Pourquoi, chez les microcéphales, l'atrésie de la carotide externe, suivant celle des artères encéphaliques, toute la tête se trouve réduite et atrophiée.

Comment, chez les acéphales, l'absence complète de la tête coïncide avec l'absence de la crosse de l'aorte. Tous ces faits se suivent, se lient les uns aux autres.

Mais l'absence de la crosse de l'aorte est elle-même subordonnée à l'absence du cœur : d'où il résulte encore que l'acéphalie est une suite, presque nécessaire, de la privation de l'organe central de la circulation ; les poumons eux-mêmes ne se développent chez un être simple, que sous l'influence du cœur : d'où l'on voit que, par le seul fait de l'absence de cet organe, l'enfant se trouve privé de ses poumons et de sa tête.

La dégradation de l'enfant suit donc pas à pas la dégradation de son système sanguin; et comme, dans l'organisation élevée qui le constitue dans l'état normal, les principaux organes s'appuient les uns sur les autres, la privation de l'un entraîne la chute de l'autre. Le défaut de tête suit le défaut de cœur.

Mais l'enchaînement des parties ne se borne pas là ; le cœur n'est pas un organe existant par lui-même, et indépendant du reste de l'organisation. Il n'est pas, comme on l'a cru si long-temps, le *primùm vivens*. Son existence est à son tour subordonnée à celle du foie; tout monstre privé de cœur est aussi nécessairement privé d'organe hépatique que de poumon et de tête; tous les acéphales en attestent. Or, comme le foie ne se développe que sous l'action de la veine ombilicale, il en résulte, comme conséquence définitive, que la privation de cette veine entraîne la privation du foie, le manque de foie entraîne le manque de cœur, le cœur, le manque de poumon et de tête. Quels résultats pour une cause si minime en apparence !

Voilà donc toutes les aberrations des organes sus-diaphragmatiques soumises aux aberrations du foie et de la veine ombilicale; et remarquez qu'au milieu de ces désordres, qui emportent plus de la moitié de l'organisation, les organes sous-diaphragmatiques restent, à l'exception de l'estomac et de la rate, qui sont sous la dépendance du foie et de son artère.

C'est que les parties sous-diaphragmatiques sont étrangères à la veine ombilicale et au foie, développées au contraire sous l'influence des artères du cordon, leurs aberrations sont liées à celles de ces artères; tout le train inférieur de l'enfant, à partir de l'ombilic, se trouve en quelque sorte sous la dépendance de ces deux vaisseaux, comme le train supérieur sous celle de la veine ombilicale et du foie.

De cette différence d'origine, naissent quelques modifications dans la manifestation des monstruosités sous-diaphragmatiques.

En premier lieu, comme nul organe de l'importance du foie et du cœur ne se rencontre sur le trajet des artères ombilicales, les aberrations sous-diaphragmatiques sont moins sous la dépendance les unes des autres que les précédentes. L'absence du rein, de la vessie, de la matrice ou du colon, n'entraîne pas, après elle, des suites comparables à celles de la privation du cœur et du foie; leur sphère est beaucoup plus limitée.

En second lieu, cette indépendance ou ce défaut de subordination rend plus facile leur développement, sans que de graves désordres en résultent; le testicule et le rein nous en offrent des exemples journaliers.

Ce dernier surtout est l'organe le plus errant de l'économie; il se place au-devant de l'aorte, remonte ou descend dans le bassin, sans que ses fonctions en paraissent autrement dérangées. Toujours son artère le suit; ce qui prouve que les artères se forment d'abord dans les parties, et qu'elles se mettent ensuite en communication avec les troncs les plus voisins. Ainsi, dans ces divers déplacements, on voit l'artère rénale ou au-devant de l'aorte, ou au point de sa bifurcation, ou sur l'une des iliaques; on l'a même rencontrée sur une des hypogastriques. Nul autre organe ne jouit de ce privilége; car, à cause de son mode de développement, l'artère du testicule reste toujours à la même place, soit qu'il descende dans le scrotum, soit qu'il reste dans l'abdomen.

En troisième lieu, si ces monstruosité sont moins subordonnées entre elles, leur corrélation avec l'état du système sanguin en devient plus manisfeste, et par conséquent plus saisissable. Ainsi l'on voit évidemment comment l'absence des artères rénales, utérines et vésicales entraîne l'absence des reins, de la vessie et de l'utérus. On voit aussi comment, de l'absence ou de l'atrophie de l'artère mésentérique inférieure dérivent ou l'absence du colon, ou la déformation de sa partie terminale.

L'appréciation de ces monstruosités en devient aussi plus facile; ainsi la chute fréquente du rein dans le bassin reproduit évidemment la position de cet organe chez les oiseaux. Son imperfection reproduit celle du rein des mammifères. Il en est de même de la prostate, de même de l'utérus.

L'imperfection du rectum en s'abouchant soit avec la vessie, soit avec son col et l'entrée de l'urètre, tend évidemment à reproduire ou l'organisation des oiseaux, ou celle des monotrèmes. Or, on sait que chez les monotrèmes et les oiseaux, l'artère mésentérique inférieure est presque anéantie. La même cause chez les monstres tend donc à reproduire des effets semblables.

Finalement, et de proche en proche, on parvient à rattacher ces aberrations aux aberrations trop peu observées des artères ombilicales.

En montrant ailleurs (1) par quel mécanisme admirable les branches de ces artères vont former l'aorte abdominale et les iliaques, j'ai cherché à remonter, autant qu'il nous est possible en anatomie, à la source de ces rapports. Or en suivant attentivement cette formation, on trouve, chez les jeunes embryons, que toutes les artères du bassin sont des embranchements des ombilicales. On voit successivement arriver, ou se détacher de ces artères, les fessières, les sacrées latérales, l'obturatrice, et l'ilio-lombaire ; puis les

(1) Anatomie transcendante, troisième et quatrième Mémoire.

ischiatiques, l'hémorrhoïdale, les utérines, les vaginales, les honteuses et les vésicales. Ces artères sont d'abord isolées et distinctes les unes des autres comme le sont les intercostales; elles se réunissent ensuite, les unes en avant, les autres en arrière, de manière à former les branches antérieures et postérieures de l'hypogastrique.

Ce mode de formation rend donc compte, d'une part, de l'indépendance des développements; elle explique, de l'autre, comment les imperfections des artères ombilicales entraînent celles du bassin et de ses organes; soit lorsque, comme dans l'exemple rapporté par Littre, les deux artères sont réunies en une seule, implantée alors au devant de l'aorte; soit lorsque, comme dans celui de Wriberg, leur exiguïté est telle, qu'il devient difficile de les reconnaître. De là à leur atrophie complète, il n'y a qu'un pas, et on conçoit alors comment tout le bassin et ses annexes pourraient disparaître.

*De l'inégalité de développement des deux moitiés du corps.*

Mais la disparition des organes va rarement jusque-là; le plus souvent une seule des ombilicales vient à manquer, et dans ce cas, toute une moitié du bassin avec son membre disparaît. Dans un exemple de ce genre, j'ai trouvé tous les organes de l'autre demi-bassin atrophiés, évidemment par la raison que leur développement ne s'était opéré que sous l'influence de la moitié des artères qui leur sont nécessaires. Dans un autre, rapporté par M. le professeur Herholdt, non-seulement le membre inférieur manquait du côté où l'ombilicale ne s'était pas formée, mais de plus l'os coxal de ce côté avait disparu, et la moitié correspondante du sacrum ne s'était pas développée. Dans les deux cas la moitié des muscles abdominaux manquaient évidemment à cause de l'absence de l'artère épigastrique et de l'ilio-lombaire. Dans les deux cas aussi c'était le côté gauche qui avait été frappé de mort.

Pourquoi ce côté de préférence à l'autre? suivons toujours les données de l'organogénie. On sait que chez les oiseaux l'artère ombilicale droite est si peu développée par rapport à la gauche qu'elle semble frappée d'une atrophie originelle; cette observation que j'ai répétée après Malpighi, Haller, MM. Dutrochet et Meckel, est aussi réelle quoique moins sensible chez le jeune embryon de l'homme.

Or, l'artère ombilicale droite correspond et, selon nous, concourt à la formation du côté gauche de l'aorte et du corps. Si donc les conditions d'existence des organes sont liées à celles des artères, on voit de suite les conséquences qui dérivent de ce fait primordial. L'atrophie de l'artère doit se faire ressentir dans toute l'étendue de son ressort; tout le côté gauche doit être moins développé et moins fort que le côté droit.

Cette faiblesse relative que tout le monde connaît et que l'on apprécie ordinairement d'après l'action musculaire, se répète dans toute l'organisation. De là, la faiblesse de l'S iliaque du colon comparativement à l'organisation robuste du cœcum; la faiblesse du rein et du testicule gauche; de là, la rate, organe évidemment avorté et dont les fonctions sont plutôt négatives que positives. De là, la faiblesse du poumon gauche, la faiblesse de l'hémisphère et de l'œil du même côté, etc., etc.

De là, la prédisposition du côté gauche à être, de préférence au droit, frappé et par l'arrêt des développements organiques, et par les maladies, et par la privation des organes.

De là, la courbure à gauche de la région dorsale de la colonne vertébrale; courbure qui, un peu exagérée, produit la fréquence si remarquable, quoique si peu remarquée, des bossus à droite, opposée à la rareté des bossus à gauche, le côté plus fort entraînant le plus faible.

Cette faiblesse relative des vertèbres et des côtes de la partie gauche, nous conduit à l'absence et à l'exubérance de ces derniers os. A-t-on remarqué que quand il manque des côtes, c'est presque toujours à gauche que se trouve ce mécompte? A-t-on remarqué, au contraire, que presque toujours leur excédant se rencontre à droite? A-t-on remarqué que l'excédant des muscles se rencontre sur la moitié droite du corps, et leur diminution sur la moitié gauche?

N'est-ce pas par la même raison que le rein se trouve plus fréquemment déformé ou absent à gauche qu'à droite? que le testicule gauche reste plus souvent dans l'abdomen que le droit? que les luxations spontanées du fémur surviennent moins fréquemment à droite qu'à gauche?

Relativement à l'arrêt du testicule gauche, on voit déjà ce côté des organes génitaux, ayant chez l'homme la tendance à reproduire la situation de l'ovaire de la femme. Cette tendance est si réelle que dans l'hermaphroditisme, on trouve quelquefois le simulacre des organes mâles à droite, et ceux de la femelle à gauche (1).

---

(1) Zacchias, Quest. medic. leg. n° 7, 8. Molleri de hermaphroditis, p. 152.

S'il est vrai que la production du sexe féminin soit le résultat d'une puissance génératrice moins énérgique que celle qui donne naissance aux mâles (MM. Meckel, de Blainville, Geoffroi-Saint-Hilaire); on voit donc pourquoi, dans les aberrations de ces derniers, c'est leur côté le plus faible qui doit tendre à se rapprocher de la femme.

S'il est exact aussi que la faiblesse relative du côté gauche le prédispose plus que le droit aux monstruosités, on voit encore la raison de la prédominance du sexe féminin sur le masculin, dans la statistique de la monstruosité; prédominance reconnue par Haller, par Morgagni, et que M. Meckel exprime par le rapport de 3 : 1.

On voit enfin combien de faits inexpliqués jusqu'à ce jour se rattachent à cette inégalité primitive de développement des deux artères ombilicales (1).

Cette prépondérance du côté droit sur le gauche est si prononcée, que lorsque, comme Ritta-Christina (2), deux enfants sont coalescents, le plus souvent celui de gauche est plus développé que celui de droite; et il est plus développé par la raison que le flanc droit de l'enfant gauche est uni au flanc gauche de son frère. C'est-à-dire que l'association s'opère par le côté le plus fort de l'un des enfants avec le côté

(1) Pour donner à cette proposition tout le degré de certitude dont elle est susceptible, il est nécessaire de voir si l'atrophie de l'ombilicale gauche produirait sur le côté droit du corps des effets analogues. On a si peu observé dans cette direction, qu'on ne fait qu'entrevoir ce résultat dans les observations de Wriberg, de Haller, de Morgagni, de Sandifort, de MM. Meckel, Geoffroy St.-Hilaire, Breschet, Osiander, Otto, Rathké, Isidore Geoffroy St.-Hilaire, etc., etc.

(2) Voyez, pour apprécier cet effet, la pl. I.

le plus faible de l'autre. Or, dans la nature les plus forts absorbent les plus faibles.

En définitive, pour embrasser dans une formule générale l'étiologie de la monstruosité par défaut, on peut supposer une ligne horizontale passant au niveau de l'ombilic et divisant l'organisation en deux plans; l'un, supérieur, composé de la tête, des bras et de la poitrine ; l'autre, inférieur, formé par l'abdomen, le bassin et les jambes. Les monstruosités du plan supérieur seront sous la dépendance de la veine ombilicale et du foie, celles du plan inférieur resteront assujéties aux artères ombilicales.

En écartant pour un instant les corrélations qui existent entre les organes des deux plans, on peut concevoir leur existance séparée; un enfant peut être privé de son plan inférieur, et se développer uniquement sous l'influence de la veine ombilicale et du foie. C'est peut-être le cas des môles. Mais comme les organes de ce plan sont dans une étroite dépendance les uns des autres, on conçoit les difficultés de cette vie isolée même dans le sein de la mère.

Et, au contraire, l'indépendance des organes du plan inférieur rend possible cet isolement qui même n'est pas rare, et de là naissent les tronçons de fœtus développés sous l'influence des artères ombilicales, et privés entièrement des organes du plan supérieur. Un fait parmi les autres a beaucoup frappé les anatomistes chez les acéphales, les anencéphales et les autres monstres par défaut : c'est celui de l'hyperthrophie des organes restant à côté de l'atrophie ou de la disparition de ceux qui constituent la monstruosité. Ce fait général dépend de la cause générale que voici :

Quand en chirurgie on fait la ligature d'une artère principale, on voit les artères collatérales se dilater et accroître de telle manière, qu'elles remplacent le tronc oblitéré; pareillement quand la nature atrophie ou oblitère un tronc artériel, on voit le tronc voisin se dilater et augmenter de calibre; l'organe auquel correspond ce tronc s'accroît alors dans la même proportion. L'art et la nature se répètent encore sous ce rapport, et ils se répètent par l'intermède du système sanguin.

Ainsi supprimez par la pensée les artères ombilicales d'un fœtus, vous réduisez l'enfant à son plan supérieur; supprimez la veine ombilicale comme le fait tous les jours la nature sous vos yeux, et vous le réduirez à son plan inférieur. C'est du plus au moins toute l'étiologie de la monstruosité par défaut.

Et, au contraire, doublez la veine ombilicale en laissant les artères ombilicales comme de coutume, les organes du plan supérieur seront doubles, et ceux de l'inférieur simples. Doublez les artères ombilicales et laissez la veine unique, le plan supérieur restera simple, tandis que l'inférieur se doublera dans toute son étendue. C'est encore du plus au moins l'étiologie de la monstruosité par excès, principalement celle de la duplicité monstrueuse.

Or il est facile, d'après ce qui précède, de se rendre compte dans la monstruosité par défaut de la diminution de l'atrophie ou de l'absence d'une ou de plusieurs artères. Sera-t-il possible de même de nous rendre raison de leur accroissement et de leur multiplication ? Nous le pensons et nous allons essayer de le montrer en analysant avec soin, d'une part, les conditions générales d'après lesquelles s'opère l'association des individus dans la duplicité monstrueuse; et, d'autre part, les conditions particulières dans lesquelles chacun d'eux se trouve au moment de cette association.

Quand un fait se répète fréquemment dans les sciences, l'art d'en saisir le rapport consiste à observer ce qu'il a de commun et de général dans sa manifestation.

Or, parmi le nombre immense d'acéphales qui ont été observés, trois circonstances méritent de fixer l'attention : la première est la coexistence de l'acéphale avec un autre fœtus qui s'est développé comme à l'ordinaire; la seconde est la déformation ou l'atrophie du placenta acéphalique dont l'exiguïté est toujours proportionnée à la masse du fœtus déformé ou arrêté dans ses développements; la troisième est l'isolement de ce placenta, de celui qui a servi à la formation de l'autre enfaut.

Ces trois conditions expliquent 1° la formatión séparée de chaque fœtus; chacun d'eux ayant son placenta distinct, chacun a ses enveloppes propres, chacun a son champ particulier où s'opèrent ses développements; 2° des deux enfants le plus fort atrophie le plus faible, et pour peu que l'état physique de la mère soit insuffisant à la nutrition simultanée de deux êtres, l'un est sacrifié à l'autre. Ce phénomène naturel est la répétition des phénomènes morbides que l'anatomie pathologique nous offre journellement, savoir, que toutes les fois qu'un organe prend un trop grand accroissement, il le fait toujours aux dépens des organes voisins. L'hypertrophie des uns entraîne l'atrophie des autres. 3° Le placenta, servant de racine à l'embryon, son atrophie, son dépérissement, produit inévitablement le dépérissement et l'atrophie de l'enfant, qui pour cela et à cause de cela s'arrête dans ses développements.

Ainsi se passent les choses quand les deux placenta sont séparés, et vraisemblablement quand les deux conceptions sont successives; mais supposez deux conceptions simultanées, supposez deux placenta renfermés dans les mêmes enveloppes, comme on l'observe dans la duplicité monstrueuse; de cette condition primitive naîtront des conditions nouvelles de développement, et ces conditions seront toutes d'association. Or, logés dans les mêmes enveloppes, et avec un placenta commun, les deux embryons s'associeront nécessairement par leur cordon ombilical. Si donc les développements s'opèrent sous les mêmes influences que les précédentes, des deux enfants l'un sera comme à l'ordinaire, et l'autre sera un acéphale. Mais cet acéphale ne sera plus libre, il sera adhérent à son frère, il lui sera associé par son cordon ombilical, par sa veine cave inférieure ou son aorte abdominale. Ce sera en un mot l'acéphalie parasite ou coalescente, qui, associée à un enfant ordinaire, donnera naissance à l'hétéradelphie ou aux hétéradelphes.

L'hétéradelphie est en effet caractérisée par un enfant ordinaire auquel s'est joint un acéphale plus ou moins imparfait, et qui variera selon son mode d'association.

Ainsi il pourra être associé seulement par ses vaisseaux omphalo-mésentériques, et n'avoir de commun avec son frère qu'une portion d'anse intestinale. L'acéphale parasite est alors réduit à un bassin et à ses deux jambes, pendants à l'ombilic de l'enfant, et tout-à-fait libres. (Hétéradelphie ischiale.)

Ou bien indépendamment des vaisseaux omphalo-mésentériques, l'acéphale s'unira de plus en plus à son frère par l'intermède de la veine cave inférieure, et d'un prolongement de l'aorte, il restera accolé encore à l'ombilic en parcourant tous les développements dans lesquels se trouve circonscrite l'acéphalie. (Hétéradelphie ischio-humérale) (1).

Ou bien encore l'acéphalie sera réduite aux deux cuisses ou même à une seule, et alors ces cuisses, unissant leur artère aux iliaques de l'enfant, celui-ci se trouvera porteur de ces membres surnuméraires. (Hétéradelphie fémorale.)

Or, pour formuler ces cas en prenant pour type l'enfant bien formé, nous disons que dans le premier, celui-ci a des vaisseaux omphalo-mésentériques surnuméraires, que dans le second il a de plus une veine cave inférieure et une aorte surajoutées à l'aorte et à cette veine cave normales, et que dans le troisième il a de doubles fémorales. La multiplication des artères et des veines n'est donc qu'un résultat d'association; ce sont des débris d'un enfant ordinaire avorté dans ses développements, mais que les lois de formation ont incorporé à son frère d'une manière plus ou moins intime. Or, dans les cas de ce genre, la présence des parties surajoutées à l'enfant ordinaire est toujours en rapport avec les artères qui leur sont propres.

L'acéphalie parasite peut, à cause même de son association, descendre plus bas que l'acéphalie libre. Dans cette dernière, presque toujours le bassin existe avec les jambes; le sacrum manque rarement dans la composition du bassin; lorsque l'acéphale libre a un tronc, son axe est toujours formé par une pile de vertèbres; ses bras sont inséparables du scapulum, de même que les cuisses le sont des os coxaux;

(1) Voyez mon Mémoire sur les hétéradelphes.

un vestige de moelle épinière rattache encore ces restes informes à la belle organisation de l'homme. En un mot, dans les dégradations de l'acéphalie libre, les parties centrales restent avec les parties excentriques; et de là vient la prépondérance donnée aux parties centrales sur les excentriques; de là vient qu'on a fait naître le canal intestinal de la colonne vertébrale; les nerfs, de la moelle épinière; de là vient enfin que la formation des membres est dite inséparable de celle des vertèbres : les faits semblaient justifier ces assertions.

Mais les faits de l'acéphalie parasite les modifient; car on observe des cuisses sans bassin, des bassins sans vestige de sacrum (1), des bras sans scapulum, des troncs sans colonne vertébrale, par conséquent sans moelle épinière. La moelle épinière est alors représentée par de petits ganglions auxquels viennent se joindre les nerfs des membres; c'est la répétition du système nerveux des invertébrés, par la raison que ces acéphales sont de véritables êtres sans vertèbres. Le système sanguin est toujours le représentant fidèle de ces acéphalies parasites; les cuisses amènent leurs fémorales; les bassins leurs iliaques, les bras les axillaires, etc.

Mais dans ce tronc comme dans le bassin, toutes les parties sont singulièrement réduites; le colon manque souvent ainsi que la vessie, ainsi que les organes génitaux : ces réductions sont toutes expliquées par celles du système sanguin; l'artère mésentérique inférieure manque presque toujours; l'artère hypogastrique est réduite elle-même à zéro d'existence. Les organes sont effacés comme leurs artères.

---

(1) Mémoire sur les hétéradelphes, page 12, 13 et 20.

Du reste, du point le plus minime possible de développement, l'acéphalie parasite peut s'élever au même degré que l'acéphalie libre, mais elle ne le dépasse jamais; et elle ne le dépasse jamais par la raison que, comme elle, elle est constamment privée de veine ombilicale et de foie, par conséquent de cœur, de poumon, de crosse aortique et de tête.

Or, ajoutez maintenant une veine ombilicale et un foie à l'acéphale de l'hétéradelphe, et par cette addition, ou cette restitution de ce qu'il aurait dû avoir, cet acéphale reprendra son cœur, ses poumons, son aorte ascendante, son col et sa tête. Cessant alors d'être parasite, il entrera en communauté d'organisation avec son frère, et fournira son contingent pour le développement des organes hétérogènes qui les associent ensemble. En un mot l'hétéradelphe deviendra hépato-dyme, et vous verrez se produire les organisations singulières dont nous avons décrit les dispositions et les lois.

Vous verrez la duplicité de la veine ombilicale produire la duplicité de tous les organismes du plan supérieur à l'ombilic, et l'unité des artères ne donner naissance qu'aux développements ordinaires dans le plan inférieur.

Vous verrez, par contre, la duplicité des artères ombilicales doubler le plan inférieur, tandis que le supérieur restera simple, si simple est la veine ombilicale.

Vous verrez encore, dans la duplicité des veines ombilicales, l'une d'elles, l'antérieure, presque toujours plus volumineuse que la postérieure, d'où résultera la prédominance du foie, du cœur, des poumons, du thorax, du col, de la tête situés en avant, et l'avortement plus ou moins marqué des mêmes parties situées en arrière.

Vous verrez enfin, dans la duplicité des artères ombilicales, les antérieures plus prononcées ordinairement que les postérieures; d'où résultera, si les bassins sont coalescents, la prédominance de l'antérieur sur le postérieur, la prédominance de la vessie et de l'utérus situés en avant sur l'utérus et la vessie placés en arrière. Tous ces rapports se suivent.

Or tous ces rapports ont une condition générale et commune dans la disposition primitive des placenta.

Si les placenta sont libres, les deux embryons, indépendants l'un de l'autre, peuvent parcourir leurs évolutions respectives, et venir à terme bien conformés. C'est le cas des jumeaux ordinaires.

Ou bien, des deux embryons le plus fort peut se développer aux dépens du plus faible; c'est le cas si fréquent d'un enfant bien conformé, coexistant dans le même utérus avec un acéphale, et toujours avec un acéphale libre.

Si, au contraire, les deux placenta sont confondus et coalescents, de cette coalescence résulte d'abord une communauté d'enveloppes, puis une communauté des deux cordons ombilicaux. Les deux embryons isolés dans le principe sont ainsi suspendus à une tige commune.

Or, ainsi suspendus, on conçoit qu'il est encore possible que les deux enfants se développent régulièrement, et que de ces enveloppes communes sortent des jumeaux bien conformés; mais ils n'en sortent et ne peuvent en sortir qu'à une condition, celle d'être unis par leur ombilic. C'est le cas des jumeaux coalescents comme les deux Siamois. (Omphalo-dymes.)

On conçoit encore que de deux embryons si voisins, le plus fort atrophie le plus faible, d'où résulte un enfant ordinaire et un acéphale, unis par l'ombilic, par l'intestin et des vaisseaux. C'est l'acéphalie parasite, constituant les hétéradelphes.

On conçoit enfin que cet acéphale resté parasite par privation de veine ombilicale, et venant à acquérir cette veine, rentre dans ses droits par cette acquisition; il devient alors l'égal de son frère, et fournit la moitié de son contingent pour les organismes communs qui doivent les unir. Les deux enfants n'en forment plus qu'un seul. Ce sont les monstres doubles, ou les hépato-dymes : c'est notre Ritta-Christina. Mais d'après ce qui précède, ces deux enfants sont rarement complets; le plus souvent il manque quelques parties à l'un et à l'autre; l'un et l'autre, considérés à part, sont des monstres par défaut, dont l'association donne naissance aux organismes communs qui les unissent et les confondent en ramenant leur dualité à l'unité.

En dernière analyse, donc, la cause la plus générale des irrégularités de développement et de la monstruosité réside en premier lieu dans la dualité primitive des placenta, et en second lieu dans la séparation ou la coalescence de ces deux organes.

# TROISIÈME PARTIE.

## Article XX.

*Anatomie descriptive de Ritta-Christina et des Hépato-dymes. Influence de leur organisation sur la possibilité de la vie associée.*

Tout le monde a entendu parler de Ritta-Christina, de cet enfant à deux têtes séparées, qui, au grand étonnement des physiologistes, a vécu huit mois et quelques jours, et aurait pu vivre bien au-delà si des circonstances étrangères à son organisation n'eussent contribué à hâter sa fin. Née à Sassari en Sardaigne, le 12 mars 1829, transportée de l'Italie en France, soumise à la curiosité du public, quelquefois à son indiscrétion, Ritta-Christina a souvent manqué de ces soins hygiéniques qui sont pour la première enfance les conditions indispensables de la santé. Elle est morte à Paris, le 23 novembre de la même année; c'est son anatomie que nous allons présenter dans tous ses détails.

Au premier aspect et l'enfant étant couché, on eût dit deux sœurs jumelles reposant à côté l'une de l'autre; leur physionomie avait la grace de cet âge; celle de Christina était plus vive et plus enjouée, celle de Ritta avait cette empreinte mélancolique qui, chez les enfants, est un signe de dépérissement et de souffrance. Ritta souriait rarement à sa nourriture, se montrait peu avide de prendre le sein, même quand les intervalles étaient éloignés : Christina, au contraire, tétait souvent et plus long-temps que sa sœur. On sait que pendant cet acte les enfants ont pour habitude d'agiter leurs pieds et leurs mains lorsque leurs membres sont libres; ces mouvements avaient lieu simultanément dans les deux jambes, quand les deux sœurs étaient au sein, ils se bornaient à une jambe quand une seule d'elles prenait sa nourriture. On voyait déja que chaque enfant avait une des extrémités inférieures qui lui appartenait en propre, car chacune de ces extrémités paraissait soumise à la tête qui lui correspondait.

Il n'en était pas de même de l'abdomen unique; quoique ses deux moitiés fussent bien distinctes extérieurement, que la gauche appartînt à Christina, et la droite à Ritta, leur action était simultanée; cette simultanéité visible dans les grandes inspirations, le devenait surtout dans l'acte de la défécation, et dans les efforts de la toux; quand Ritta toussait, sa sœur était attentive, et y prenait part par son abdomen et sans doute aussi par sa portion de diaphragme.

La respiration était simultanée chez les deux enfants, ces deux poitrines enclavées l'une dans l'autre, comme on le verra, se mouvaient en même temps; les inspirations et les expirations étaient égales et isochrones; elles ne cessèrent de l'être que quelque temps avant la mort. La simultanéité de la respiration coïncidait avec celle de la circulation; on ne sentait à la région du cœur qu'une pulsation unique; l'artère radiale de Ritta battait en même temps que celle de Christina; le pouls tâté à l'artère crurale de chaque cuisse donnait le même résultat : on eût cru, et l'idée en fut même émise, qu'il n'y avait qu'un seul cœur (1). Le stéthoscope

(1) Voyez la note très-remarquable de M. le docteur Castel qui dans

placé sur divers points de la poitrine donna toujours une réponse uniforme.

C'est qu'en effet, il n'y avait qu'une pulsation; et il n'y avait qu'une pulsation unique, par la raison qu'il n'y avait qu'une respiration; l'isochronéité de celle-ci entraînait l'isochronéité et la simultanéité d'action des deux cœurs. Les deux cœurs n'en faisaient qu'un, de même que les quatre poumons étaient physiologiquement ramenés à l'unité. Dans l'état ordinaire cette correspondance de la respiration et de la circulation ne nous frappe que légèrement; la vie d'un enfant est si commune, qu'en général on se met peu en peine du mécanisme qui la produit; ce n'est que quand elle est menacée que notre attention se réveille. Les livres de pathologie ont particulièrement insisté sur la nécessité de cet accord entre la respiration et la circulation pour que la santé ne soit point troublée. Le dérangement de l'une de ces fonctions entraîne inévitablement le dérangement de l'autre.

Pour que la vie s'établît et se maintînt chez Ritta-Christina, il était indispensable que les deux circulations et les deux respirations n'en fissent qu'une. Or, pour amener ce résultat, nous verrons combien sont admirables les dispositions anatomiques prises par la nature.

Il était indispensable aussi à leur santé, que le sommeil et la veille eussent lieu en même temps; car on sait que lors du sommeil la respiration est un peu ralentie; or le ralentissement d'une respiration devait gêner l'autre, et elle la

---

le principe a émis l'opinion contraire. Lue à l'Académie de Médecine, le 17 novembre 1829.

gênait en effet. La respiration de l'enfant endormi était douce, calme; celle de l'enfant éveillé devenait agitée après quelques instants; cette agitation se décelait par le soulèvement des côtes éveillées, à côté du repos des côtes endormies, par un soulèvement inégal de l'abdomen et une ondulation latérale du paquet intestinal (1). La respiration s'opérait alors chez Ritta-Christina comme elle a lieu chez les malades qui ont un poumon induré ou un épanchement copieux dans l'une des plèvres. Il y avait souffrance pour l'enfant éveillé; aussi ce mésaccord entre les deux sœurs n'était-il que de courte durée; le sommeil les gagnait toutes deux, ou bien le malaise de l'une éveillait l'autre; leur vie associée n'était qu'à ce prix.

La nécessité de dormir ou de veiller ensemble avait commandé l'obligation de prendre leur repos en même temps; dormir et téter sont les deux fonctions actives de la première enfance; l'une suit l'autre; l'une est nécessaire à l'autre; la communauté du repos comme la communauté du sommeil dérivaient ainsi du même besoin. Il s'ensuivait aussi la communauté de la défécation, puisque les deux intestins débouchaient à l'extérieur par un seul anus. Manger, digérer et se débarrasser ensemble, étaient pour ces enfants des conditions obligatoires. Leur dualité était donc ramenée à l'unité, quant à l'exercice des trois fonctions fondamentales de la vie; la nutrition, la respiration et la circulation.

L'anatomie qui d'ordinaire ne décrit que ce qui est, doit rechercher dans les cas semblables à celui-ci, les raisons de ce qu'elle observe; car le plan nouveau sur lequel s'arran-

---

(1) Voyez la note intéressante de M. le docteur Martin Saint-Ange, Journal hebdomadaire de médecine, n° 67, janvier 1830.

gent les organismes diffère, il est vrai, de celui nécessité pour une vie simple, mais il s'arrange et se coordonne, d'après les données indispensables à une autre vie, celle de la vie associée. C'est cette nouvelle vie que doivent avoir en vue les anatomistes et les physiologistes appelés à rendre compte des faits de cette nature.

Dans les fonctions précédentes la dualité doit être ramenée à l'unité, et dans d'autres, au contraire, l'unité devient double, c'est-à-dire que des organes constitués comme pour la vie simple, sont dévolus au service de deux êtres. Ainsi un seul anus servait aux déjections des deux enfants (1) ; ainsi les organes extérieurs de la génération conformés comme pour un seul (2), appartenaient par moitié et en propre à chacune des petites filles. De même chez un petit garçon, il n'existait qu'un pénis dont la moitié provenait de l'un des garçons, l'autre moitié de son frère (3) ; il n'y avait que deux testicules, mais le droit était la propriété de l'enfant de droite (4), le gauche appartenait à l'enfant gauche (5).

L'unité était double anatomiquement et physiologiquement ; car si on irritait l'ouverture de l'anus, les deux enfants en avaient le sentiment en même temps ; si on irritait les parties de la génération, leurs membres s'agitaient en commun, et la physionomie des deux petites filles indiquait que la sensation avait été distinctement et individuellement

(1) Pl. VIII, fig. I, *d*.
(2) Pl. I, D ; pl. VII, fig. 1, *b*, *b*, *c*, *c*.
(3) Pl. XVII, n° 1.
(4) Pl. XVII, n° 2, A.
(5) Pl. XVII, n° 2, B.

perçue par chacune d'elles. Cette expérience qu'un motif d'utilité avait obligé de répéter donnait toujours le même résultat.

Et au contraire la sensation s'isolait, et devenait individuelle dans les membres inférieurs (1), qui, comme chez un enfant simple, n'étaient qu'au nombre de deux. Si on chatouillait le pied gauche (2), Christina souriait et remuait sa cuisse, Ritta paraissait étrangère à la sensation : si on châtouillait le pied droit (3), c'était Ritta qui répondait, et Christina qui se taisait. Si elles étaient endormies, la tête correspondant au pied chatouillé, s'éveillait seule. Les deux s'éveillaient en même temps, si on touchait les deux pieds simultanément. Cette individualité de sensations s'étendait en devant sur la moitié de l'abdomen, au haut duquel cessait l'unité des deux enfants (4). A partir de ce point on voyait manifestement à l'extérieur la coalescence des deux poitrines sur lesquelles on observait quatre organes mammaires ; deux inférieurs qui étaient le gauche de Christina et le droit de Ritta, et deux supérieurs très-rapprochés placés au haut de ce double thorax (5). La jonction des deux poitrines faisait suite à celle des moitiés d'abdomen, et formait une ligne médiane commune aux deux enfants (6). Les quatre bras avaient la situation et les mêmes rapports que les mamelles.

---

(1) Pl. I, G, *f*.
(2) Pl. I, *f*.
(3) Pl. I, G.
(4) Pl. I, E.
(5) Pl. I, A.
(6) Pl. I, A, E, D.

Les cols et les têtes étaient complètement isolés, de telle sorte que si on eût séparé les deux enfants en suivant la ligne de leur pénétration, on eût eu pour chaque tête deux bras et une poitrine comme à l'ordinaire, et au-dessous de cette dernière chacune d'elles n'aurait eu en propre que la moitié de l'abdomen, la moitié du bassin et une cuisse.

Ces deux têtes placées à peu près à la même hauteur, étaient l'une et l'autre légèrement déformées, et elles l'étaient en sens inverse. La bosse coronale gauche de Ritta était beaucoup plus saillante que la droite, et au contraire chez Christina la gauche paraissait déprimée à côté de la proéminence de la droite. En arrière la bosse occipitale droite de Ritta était bombée, et la gauche affaissée; chez sa sœur la saillie portait sur la bosse occipitale gauche, et l'affaissement sur la droite. Il résultait de cette opposition que ce que le diamètre d'une tête perdait dans un sens, elle le gagnait dans le sens opposé, puisque la saillie antérieure de chaque tête correspondait à sa dépression postérieure, et que sa dépression en avant était remplacée par une saillie correspondante en arrière.

Cette déformation acquise après la naissance avait une cause: le décubitus des enfants pendant le sommeil. Or à cause de la pénétration des poitrines, la tête de Ritta pendant le sommeil reposait sur le côté gauche et postérieur, et celle de Christina sur le côté droit; les dépressions en arrière étaient et devaient être opposées; ces dépressions chassant l'encéphale en avant, les saillies antérieures devaient suivre le même rapport. La même cause agissant ainsi sur les deux enfants produisait ces effets opposés. Sans doute qu'à la naissance les têtes étaient régulières, on peut en juger par la régularité de celles d'un autre bicéphale né dans des conditions semblables et qui n'a pas vécu (1).

Il résulte de là deux données importantes : la première, que la tête d'un enfant peut être modifiée dans sa forme par une pression douce et continue ; la seconde, que les modifications qu'elle peut subir ne diminuent point la capacité du crâne, puisqu'il gagne d'un côté ce qu'il perd de l'autre.

Il en résulte encore que si un enfant a un côté du crâne plus saillant que l'autre, on peut rétablir l'équilibre en le couchant habituellement sur ce côté.

Il en résulte enfin l'explication de l'inégalité des deux côtés de la tête, si commune dans l'espèce humaine, et produite incontestablement par le décubitus pendant le sommeil. La dépression se manifeste de même que chez Ritta-Christina, du côté sur lequel on se couche le plus habituellement. Cette irrégularité de la tête et du crâne de l'homme que j'ai vérifiée si souvent, est surtout remarquable quant à sa cause, si on la compare à la régularité parfaite du crâne et de la tête des animaux, sur laquelle le décubitus ne peut exercer aucune influence.

La symétrie est un des attributs de la beauté des formes humaines ; or on peut voir qu'elle était parfaite chez Ritta-Christina, quoique résultant de combinaisons et d'associations tout-à-fait différentes de celles qui la constituent dans les organisations simples. En arrière elle était moins marquée qu'en devant, mais elle existait encore (2) ; une ligne médiane étendue du haut des poitrines à l'anus traçait la

(1) Pl. XX, A, B.

(2) Pl. IX, D, D, C.

pénétration des deux enfants; on sentait sur les côtés une légère saillie formée par les apophyses épineuses des vertèbres (1); ce qui indiquait que les colonnes vertébrales étaient séparées dans toute leur étendue (2). L'intervalle qui séparait ces deux colonnes était occupé en haut par une partie du sternum et des côtes (3), au milieu par un petit abdomen (4), et en bas par une pièce osseuse triangulaire (5) dont on pouvait suivre les contours au travers de la peau: de plus, il existait au-dessous de cette pièce un tubercule peu saillant (6). Cet abdomen postérieur était sans ombilic, mais la disposition des côtes ne pouvait le faire méconnaître; cette pièce osseuse (7) représentait la réunion des deux os coxaux, et ce petit tubercule me parut incontestablement l'empreinte des membres inférieurs qui manquaient.

Il s'ensuivait de cette première observation 1° que bien que l'abdomen parût simple en devant, néanmoins il en existait un second rudimentaire en arrière; 2° que bien que le bassin antérieur parût unique, il se trouvait postérieurement les rudiments d'un autre bassin; 3° que bien que l'enfant n'eût que deux cuisses et deux jambes, il avait existé en arrière les éléments de la seconde paire de jambes et de cuisses; 4° il s'ensuivait enfin que, quoique par son ensemble

(1) Pl. IX, n° 6, 7.
(2) Pl. XI, A, 5, 6.
(3) Pl. IX, 8 8.
(4) Pl. IX, L, C.
(5) Pl. IX, *a*.
(6) Pl. IX, *x*.
(7) Pl. XI, P, Q.

Ritta-Christina ne représentât que les deux tiers de deux enfants, il devait néanmoins lui manquer bien peu de choses pour constituer deux enfants complets.

Cette prévision que je déduisais des règles que j'ai exposées, j'hésite d'autant moins à la reproduire que maintes fois pendant la vie de l'enfant, elle fut le sujet de nos entretiens avec mon illustre ami M. Geoffroy-St.-Hilaire, et que d'ailleurs l'anatomie et les dessins ont été exécutés d'après ces vues d'ensemble et de détail (1).

## Article XXI.

*Des systèmes osseux et musculaire de Ritta-Christina et des hépato-dymes.*

Les colonnes vertébrales, composées chacune du même nombre de vertèbres qu'à l'ordinaire, offraient dans leurs courbures de petites anomalies, en rapport avec le mode d'association des deux enfants. D'abord la convexité antérieure de la région cervicale se déjetait de gauche à droite chez Ritta (2), et de droite à gauche chez Christina (3); ce déjettement tenait à la position des deux têtes; la concavité de la région dorsale était plus prononcée, surtout du côté de Christina (4), et enfin la convexité de la région lombaire

(1) J'ai été secondé dans cette anatomie par le premier prosecteur de l'amphithéâtre des hôpitaux, M. le docteur Manec, dont l'habileté est connue de tous les anatomistes. Feu Huet, peintre du muséum d'histoire naturelle, a exécuté les dessins.

(2) Pl. XI, C.

(3) Pl. XI, 9.

(4) Pl. XI, n° 2.

plus saillante chez cette dernière (1) que chez sa sœur (2), était chez les deux beaucoup plus marquée que de coutume. A partir du bas de la région cervicale, jusqu'au sacrum, chaque axe vertébral était oblique de dehors en dedans (3) : cette obliquité, ainsi que les deux dernières courbures, avait pour résultat de rapprocher les deux os sacrum.

Lorsque les deux sacrum sont confondus, cette obliquité est bien plus forte ; elle l'est beaucoup moins au contraire lorsque ces os sont plus éloignés (4) ; elle ne l'est pas du tout lors de l'isolement des deux bassins chez les hépatodymes acomplexes (5).

On sait qu'en outre de ces courbures il en existe une autre sur le côté gauche de la région dorsale, que Bichat a présumé dépendre de ce que la plupart des efforts se font avec la main droite. J'ai montré dans un autre ouvrage que cette courbure se montrait souvent chez le fœtus, et toujours chez les enfants, bien avant qu'ils se soient servis de leurs bras, bien avant surtout qu'ils soient en état d'exercer aucun effort ; que par conséquent l'effet précédant la cause, il était vraisemblable que la constance de cette courbure devait se lier à une action constante et continue, dont l'effet aurait commencé à se faire sentir avant la naissance. J'ai cru voir dans la courbure de l'aorte et dans l'effort continu que le sang exerce contre cette courbure, la cause de celle

(1) Pl. XI, n° 6.
(2) Pl. XI, n° 5.
(3) Pl. XI, 9, *b*, *c*, 5.
(4) Pl. XX, *n*, *k*, *m*, L.
(5) Pl. XIV, fig. 1, 2, n^os 1, 2.

qui se manifeste dans la portion de la région dorsale qui lui correspond. J'en donne pour raison : 1° cette correspondance ; 2° le déplacement de cette courbure, lors du déplacement de l'arc aortique.

Le déplacement de la courbure vertébrale a lieu dans les cas d'inversion du cœur : l'arc aortique passant alors de gauche à droite, la courbure vertébrale le suit et se déplace avec lui ; l'effet suit ainsi sa cause. La position de l'arc aortique doit donc toujours indiquer la position de cette courbure latérale de la colonne vertébrale. C'est ce qui avait lieu chez nos enfants.

Chez Christina, l'arc aortique était resté à sa place accoutumée (1) ; comme de coutume, la courbure vertébrale était à gauche ; chez Ritta, au contraire, l'arc aortique, ayant passé à droite de la colonne vertébrale (2), la courbure existait du côté droit : en outre, chez Ritta, l'aorte abdominale formait un arc très-marqué, auquel correspondait une seconde courbure, empreinte sur le côté droit du corps des dernières dorsales et des premières lombaires.

Sur notre second hépato-dyme complexe les rapports étaient semblables ; sur l'enfant gauche de même que chez Christina, les courbures aortiques (3) et vertébrales étaient restées à gauche de la région dorsale ; chez l'enfant droit elles avaient passé à droite (4) de même que chez Ritta ; enfin sur l'hépato-dyme acomplexe dont nous avons donné les figures,

---

(1) Pl. V, B, *k*.
(2) Pl. V, A, I.
(3) Pl. XIX, B, J.
(4) Pl. XIX, A, K.

les arcs aortiques ayant perdu tout contact avec la colonne vertébrale (1), il n'y avait de courbure vertébrale ni dans un sens ni dans l'autre. La courbure latérale de la région dorsale suit donc, et dépend de la position de l'arc de l'aorte.

Observons au reste que cette courbure n'est qu'une espèce d'empreinte qui effleure à peine la surface de la vertèbre : elle est analogue à celle produite sur les pubis par le passage de l'artère crurale; à celle de la première côte dans le court espace où elle correspond à la sous-clavière; à celle enfin du milieu de la protubérance annulaire, où l'artère basilaire se creuse souvent une véritable gouttière.

Toutes les vertèbres, à l'exception de deux, étaient parfaitement développées; les vertèbres exceptionnelles étaient la 5e et la 6e cervicales de Ritta (2). L'anormité du corps de la 5e consistait dans sa duplicité, et celle de la 6e provenait de ce que la moitié de ce corps s'était seule développée du côté droit : d'où il résultait qu'à elles deux le corps de ces vertèbres était formé par l'agglomération de trois noyaux osseux (3). Naguère cette anomalie eût été inexplicable; depuis que j'ai montré que le corps de toute vertèbre se développe par deux points osseux distincts, cette aberration est toute simple; elle consiste pour la 5e dans un retard de développement, et pour la 6e dans l'avortement de l'un des noyaux osseux de son corps.

---

(1) Pl. XIII, fig. 1, *g*, *g*; fig. 2, *c*, *f*.

(2) Pl. XI, R, A.

(3) Pl. XI, R, A, B, C.

Toutes les côtes, à l'exception de deux aussi, étaient régulières quant au nombre et quant à la forme; l'exception portait sur la 12e (droite) de Ritta, et sur l'analogue (gauche) de Christina; celle-ci existe encore rudimentaire sur le squelette; celle de Ritta, perdue dans les parties molles à cause de sa réduction, ne consistait qu'en un petit filament osseux. L'avortement des côtes, quoique ayant lieu sur deux sujets différents, était néanmoins symétrique; car d'après leur mode d'association, les côtes gauches de Christina (1) se joignaient aux droites de Ritta (2) pour former la poitrine antérieure. Cette symétrie et dans les développements et dans les non-développements, est un des rapports les plus généraux des formations organiques, par la raison qu'elle est indispensable à l'harmonie des parties et à leur action. Aussi, presque toujours, les côtes surnuméraires d'un côté sont répétées par des côtes surnuméraires de l'autre; souvent aussi leur avortement se répète comme chez nos deux enfants; l'avortement porte sur les côtes inférieures, et leur excédant sur les côtes supérieures. Cet effet tient à ce que les dernières côtes chez l'homme ne sont véritablement que des parties rudimentaires.

De doubles paires de côtes exigeaient un double sternum; deux sternum y étaient aussi, mais réunis en un seul et de manière que plus tard il devienne difficile de concevoir leur mode de pénétration, dont nous avons plus haut exposé le mécanisme. Ce mécanisme n'est en effet encore visible que parce que la plupart des noyaux osseux qui le constituent sont

(1) Pl. XI, n° 2.
(2) Pl. XI, n° 1.

toujours distincts (1); plus tard leur réunion effacerait les traces de leur formation. C'est l'effacement de ces traces si rapides chez les enfants ordinaires qui a fait douter quelques anatomistes de la dualité primitive de cet os; c'est néanmoins cette dualité constante qui rend seule possible la combinaison que nous avons sous les yeux, et qui, à raison de son importance dans cette vie associée, devient la clef de la voûte, que représentent les deux poitrines.

J'ajouterai à ce que j'ai déjà dit à ce sujet, qu'à l'époque où la poitrine est ouverte pour que le cœur y pénètre, chaque côte sternale est pourvue de son élément sternal; les côtes d'un côté ont avec elles la moitié du sternum qui leur appartient; au moment où la poitrine se ferme, ce qui toujours a lieu de haut en bas, chaque extrémité de côte joint son élément sternal à son élément analogue, porté par la côte qui est en regard; une suture indique quelque temps sur le cartilage cette réunion, puis elle disparaît, de même que celle du maxillaire inférieur, des coronaux, des pariétaux, des occipitaux. La seule différence, c'est que quelques-unes de ces sutures persistent des années, tandis que d'autres disparaissent avec promptitude; cette question n'est qu'une question de temps.

Or il peut arriver que le cœur ne rentre pas dans la poitrine; il peut arriver que le cœur devienne anévrismatique chez un embryon; on voit alors que les extrémités des côtes ne pourront converger les unes vers les autres, pour se réunir; que ne se réunissant pas, chaque rangée costale devra

(1) Pl. XI, *d*, *k*, *e*, *i*, *n*, *g*.

conserver la moitié de sternum qu'elle apporte et qui lui appartient. Il y aura alors deux demi-sternum, un à droite, l'autre à gauche ; et ces demi-sternum ne seront que l'état primitif de l'embryon, persistant accidentellement à la naissance et souvent même après la naissance.

Telle était une famille entière observée par *Senac* (1), sur laquelle le sternum était divisé dans sa partie moyenne, de telle sorte que ses deux moitiés pouvaient être écartées l'une de l'autre d'environ un pouce. Telle était une infirmière de l'hospice des vénériens que tous les anatomistes ont pu voir; tels étaient encore les cas observés par Sandifort, Haller, Heister et autres; telle était une fille de 12 ans dont le sternum également mobile pouvait s'écarter d'un pouce sur la ligne médiane (2). La vie s'était accommodée, dans ces cas, de cette déformation.

Elle avait souffert, au contraire, chez le fœtus sur lequel Stenon rencontra le sternum divisé (3), sur celui de huit mois qui fut communiqué à l'Académie des sciences (4), sur un troisième qui lui fut communiqué par un chirurgien de Tours (5), sur un quatrième observé par Martini (6), et enfin chez le second de nos hépato-dymes complexes dont la division sternale était le résultat d'une maladie du cœur (7).

---

(1) Académie des Sciences, année 1724.

(2) Collect. Académ., part. étrang., tome IX, page 34, append.

(3) Actes de Copenhague, ann. 1671-72, obs. 10.

(4) Idem, année 1712.

(5) Idem, année 1748.

(6) Hall., dissert. anat, tome II, page 980.

(7) Pl. XVIII, B, A.

Cette maladie avait dilaté outre mesure cet organe (1); cette dilatation pressant les côtes (2) les avait maintenues écartées, et cet écartement avait produit la division du sternum dans toute son étendue (3). Il y avait dès lors deux demi-sternum, l'un à droite, l'autre à gauche, et entre ces deux moitiés un hiatus profond (4).

La dualité primitive du sternum mise ainsi hors de doute, il devient facile de concevoir la formation de l'os complexe de nos enfants. On voit en effet que chaque paire de côtes a conservé ses propres éléments sternaux (5), et que la pénétration s'est opérée comme nous l'avons décrite. Par cette pénétration les deux sternum n'en avaient formé qu'un très-étendu, couvrant le haut (6) et le devant des poitrines (7). Il était convexe en dehors et concave en dedans, et formait de cette manière la partie supérieure du cône tronqué que représentait ce vaste thorax.

Ses extrémités supérieures (8) regardant chaque tête, recevaient les deux clavicules et les premières côtes de chaque enfant; sa partie moyenne se divisait ensuite pour s'adjoindre aux parties congénères de l'autre sternum (9). Il résultait de là que chaque enfant avait en propre la moitié de

---

(1) Pl. XVIII, B, A, A.
(2) Pl. XVIII, A, *f*.
(3) Pl. XX, *i*, *c*, L.
(4) Pl. XX, *i*, G.
(5) Pl. X, fig. 1, R, *c*, *x*, *y*.
(6) Pl. XI, *d*, *k*.
(7) Pl. XI, *j*, *g*.
(8) Pl. XI, B, A.
(9) Pl. XI, D, *d*.

son sternum, tandis que son autre moitié s'unissait à une des moitiés de celui de sa sœur. Cette pénétration partielle coïncidait avec la désunion des cœurs que nous indiquerons plus bas.

Cela posé, on voit bien maintenant comment, les deux poitrines s'étant présentées face à face, les côtes gauches de Christina s'étaient jointes aux droites de Ritta pour former la partie antérieure du thorax commun, tandis qu'en arrière les côtes gauches de Ritta et les droites de Christina en formaient la partie postérieure. On voit encore qu'à cause de l'union des enfants par les flancs, les côtes de derrière plus rapprochées entre elles avaient déjeté en haut et en avant leur portion sternale; on voit enfin que ces deux poitrines n'en formaient qu'une, indivisible dans sa structure et dans son action.

Cette unité est particulière à cette espèce d'hépato-dymes; car dans celle où les sternum se pénètrent seulement par leurs appendices xiphoïdes (1), les côtes étant entièrement séparées les unes des autres (2) et par conséquent indépendantes, l'indépendance des deux poitrines en est le résultat immédiat, de même que le croisement de ces deux cavités est la suite nécessaire de leur formation hétérogène chez les hépato-dymes acomplexes (3). Ces résultats physiques nous mettent déja sur la voie de la vie associée possible chez les uns, et de la mort plus ou moins inévitable chez les autres.

Les clavicules et les os composant les membres supérieurs

(1) Pl. XX, G.

(2) Pl. XX, Q, R, S, *u*, *v*, *x*, z.

(3) Pl. XIV, fig. 1, 2, H, C.

de Ritta-Christina n'offraient rien de particulier; ils étaient également bien développés des deux côtés.

La structure osseuse du bassin était moins compliquée que celle de la poitrine; elle n'était pas néanmoins aussi simple que le faisait présumer son aspect extérieur : d'une part il y avait deux sacrum, l'un faisant suite à la colonne vertébrale de Ritta, l'autre à celle de Christina. D'autre part ces sacrum n'occupaient pas la partie postérieure de cette cavité, mais bien ses faces latérales et un peu postérieures; il eût résulté de cette composition une large échancrure en arrière, si une pièce insolite dans les bassins ordinaires n'eût comblé en arrière l'intervalle qu'ils laissaient entre eux.

Pour expliquer le développement de cette pièce unique, il faut observer que le mouvement de version, si peu sensible dans la poitrine que les côtes postérieures n'en avaient souffert que dans leurs cartilages sternaux, s'était fait sentir dans le bassin d'une manière beaucoup plus forte; il résultait de là que les deux bassins en se réunissant avaient été réduits à un bassin et demi, et voici comment : En se présentant face à face comme les poitrines, l'os coxal droit de Ritta s'était réuni au gauche de Christina; ils formaient par cette réunion le bassin antérieur analogue, quant à sa formation, à la poitrine située en avant. L'os coxal droit de Christina et le gauche de Ritta, avortés dans leur développement, s'étaient rapprochés par la répétition du mécanisme qui avait porté les unes contre les autres les côtes composant la poitrine postérieure. Ces deux os rudimentaires ainsi amenés au point de contact avaient fini par se réunir en donnant naissance à la pièce unique, placée en guise de plastron en arrière de ce bassin, dont les dimensions se trouvaient en tout sens plus étendues que sur un bassin ordinaire.

Cette pièce unique n'était donc pas un os nouveau, comme on l'eût dit il y a quelques années, mais bien une partie insolite formée avec des éléments ordinaires et déterminés; la pièce était plane en dedans, et un peu concave en arrière. Les os coxaux et seulement leur portion iléale avaient pris cette nouvelle forme pour s'accommoder à leur usage, de même que le sternum était devenu bombé pour remplir celui qui lui était destiné : la forme n'est donc pas un attribut absolu des parties, puisqu'elle est modifiée selon les besoins de la nature.

Du reste on ne voyait sur cette pièce nulle trace de cavité cotyloïde, par la raison qu'il n'y avait nul vestige de fémur; or il n'y avait nul vestige de fémur, par la raison encore que les artères fémorales manquaient; car les petits vaisseaux existant en cet endroit et correspondant au tubercule dont nous avons parlé, étaient les branches ischiatiques et fessières.

Or ajoutez à ces branches des fémorales rudimentaires, vous voyez paraître des rudiments de la seconde paire de membres; à mesure que les fémorales accroissent, vous voyez accroître en même temps et se développer les membres pelviens surnuméraires (1). Comment se développent-ils? est-ce du centre à la circonférence ou de la circonférence au centre? Notre réponse à nous n'est pas douteuse; pas plus douteuse que ne l'est l'ordre constant de la manifestation des parties.

---

(1) Pl. XX, C, E, D.

Cet ordre est le même que celui des développements naturels.

D'abord les pieds et le tarse se montrent, puis la jambe, puis la cuisse, puis enfin la cavité cotyloïde.

Le second de nos hépato-dymes complexes avait sa deuxième paire de membres pelviens assez développée à la périphérie et assez avortée au centre, pour mettre en évidence l'exactitude de cette proposition. Premièrement les pieds et les jambes étaient bien développés (1). Secondement la partie inférieure des cuisses (2) l'était également ; mais dans leur moitié supérieure les deux cuisses n'en formaient qu'une (3) : là commençaient les avortements. Troisièmement l'avortement était beaucoup plus marqué sur la portion des os coxaux auxquels les cuisses devaient s'adjoindre. Ces os coxaux étaient comme ceux de nos enfants réduits à leur portion iléale : il leur manquait la portion ischiatique et le pubis qui plus spécialement appartiennent aux fémurs. Ces deux portions iléales (4) distinctes étaient séparées par un cartilage intermédiaire; en arrière le cartilage était déprimé de manière à simuler un commencement de cavité cotyloïde; en dernier résultat les avortements étaient au centre, et les développements les plus avancés à la circonférence.

Mais pourquoi chez les deux hépato-dymes les ischions et les pubis manquaient-ils, tandis que les iléons étaient si bien développés? La raison en est encore toute simple : le

(1) Pl. XX, F, E.
(2) Pl. XX, D, C.
(3) Pl. XX, n° 6.
(4) Pl. XX, L, K.

bassin comme le crâne, comme la poitrine, comme toute l'organisation, se développe de dehors en dedans. Or, d'après ce mode de formation, l'iléon paraît le premier, puis l'ischion, puis le pubis. Il n'y a pas d'exception à cette règle; les avortements, quand ils ont lieu comme dans ces cas, doivent donc porter sur les pubis et les ischions. C'est ce que nous avons voulu exprimer en disant que toujours il y a de l'ordre dans le désordre, assujétissement à la règle, lors même que la règle paraît le plus ouvertement violée.

Maintenant, sous l'influence de l'accroissement des artères, supposez que les développements augmentent, vous verrez d'abord les deux cuisses s'isoler et les membres inférieurs se compléter; vous verrez paraître en même temps les ischions, puis les pubis; la cavité cotyloïde se formera et s'isolera de chaque côté; enfin les deux bassins se compléteront comme cela existe chez les ischiadelphes. Car remarquez que par son bassin Ritta-Christina était ischiadelphe pour un quart, et le second de nos hépato-dymes pour les trois quarts; de là à l'ischiadelphe complet il n'y a qu'un pas. Le bassin reproduit exactement ce que nous montre la céphalodymie dans ses développements successifs.

Avant mes recherches sur l'ostéogénie, on disait le bassin uniquement composé par les trois pièces de l'os coxal. J'en ai trouvé deux nouvelles, placées chez l'homme et les mammifères dans le fond de la cavité cotyloïde et dans le cartilage interpubien. Ces pièces sont si petites qu'elles semblent logées là plutôt par souvenir que par nécessité (1). En se dé-

(1) J'ai nommé ces os l'un *cotyléal*, et l'autre *inter-pubéal;* c'est ce dernier qui devient le *marsupial*. Sur un nombre considérable de bassins de

gageant, l'une d'elles (l'interpubéal) devient l'os marsupial, et appuyée sur les pubis, elle remplit des fonctions importantes chez les kanguroo et les ornithorinques, soit à l'égard des muscles de la bourse, soit à l'égard d'une portion des muscles abdominaux.

Or nous avons dit qu'en outre de leur abdomen antérieur, nos hépato-dymes avaient un second abdomen en arrière, dont les muscles avaient besoin aussi de soutien et d'appui. Rien ne pouvant leur en offrir dans la composition osseuse d'un bassin ordinaire, la nature reproduit ici éventuellement l'organisation de l'abdomen marsupial; elle retire cette pièce, inutile dans le cartilage interpubien, la place en guise de pubis sur le coxal insolite, et offre de cette manière un point d'appui et une surface nouvelle d'insertion aux fibres musculaires composant le second abdomen. L'utilité est ainsi procurée accidentellement à une pièce qui, dans l'état naturel chez l'homme, nous paraît complétement inutile, et par conséquent superflue.

Chez l'hépato-dyme mâle l'os marsupial était représenté par un cartilage intermédiaire aux deux os iliaques; au milieu et en haut on voyait un noyau osseux qui commençait son ossification (1). Chez Ritta-Christina il formait une plaque triangulaire (2) superposée sur l'iléal, et se prolongeait en pointe sur la ligne médiane postérieure: d'où il résultait que la pièce insolite du bassin était formée 1° par les

jeunes animaux, M. le baron Cuvier a observé le premier, que le cotyléal existait avec l'os marsupial.

(1) Pl. XX, C.

(2) Pl. XI, P.

deux iléons réunis, 2° et par l'os marsupial ordinairement placé dans le milieu du cartilage interpubien.

Il en était de même chez l'hépato-dyme mâle, chez lequel, comme nous l'avons dit, se trouvaient deux membres postérieurs avortés en partie (1); le pied droit surnuméraire n'avait en outre que quatre doigts complets, le cinquième en était réduit à sa dernière phalange (2), c'est-à-dire à sa portion la plus excentrique.

Du reste les crânes, les vertèbres, les côtes et les membres supérieurs de l'hépato-dyme mâle n'offraient rien de particulier, sinon que le pouce (3) et le petit doigt (4) de la main droite n'avaient chacun que deux os phalangiens; les avortements se correspondaient, et sur les membres réguliers et sur le membre surnuméraire de l'enfant situé du côté droit; celui de gauche en était exempt.

Au bassin antérieur de Ritta-Christina était annexé l'appareil osseux, propre aux deux membres pelviens; le droit était à Ritta, le gauche à Christina; rien ne manquait ni à l'un ni à l'autre; rien ne manquait pareillement aux membres pelviens antérieurs de l'hépato-dyme mâle, bien que l'un appartînt à l'un des enfants, et l'autre à son frère.

Tout le système osseux associé était partagé, et partagé par parties égales entre les deux frères et les deux sœurs. La symétrie la plus minutieuse, la régularité la plus parfaite résultaient de cette association insolite. Les squelettes ont

(1) Pl. XX, E, D, F.
(2) Pl. XX, *f*.
(3) Pl. XX, A, *a*, *b*.
(4) Pl. XX, A, *a'*, *b'*.

été représentés de manière à montrer au premier coup d'œil et le mécanisme de cette association et la part qui revient à chacun des enfants dans les parties complexes du système osseux (1).

Or on y voit aussi que chez les hépato-dymes coalescents, les associations s'opèrent par les bassins et les poitrines, et que lors même que celles-ci tendent à se dégager (2), les os coxaux se pénètrent et se compliquent de plus en plus, les têtes restant toujours dégagées.

Chez les hépato-dymes non coalescents, les associations du système osseux suivent une autre marche : les bassins sont toujours libres (3) et les têtes toujours pénétrées (4), lors même que, dans certains cas, les poitrines sont trouvées désassemblées ; d'où il suit 1° que chez les coalescents, le dégagement des parties complexes s'effectue de haut en bas du tronc ; 2° tandis que chez les non-coalescents la désassociation s'opère de bas en haut. Chez les premiers c'est le bassin qui reste le dernier pénétré ; chez les seconds, c'est la tête qui demeure encore engagée quand déjà les troncs sont libérés. La tendance à la viabilité est manifeste chez les premiers ; la tendance à la non-viabilité persiste chez les seconds jusques aux derniers moments, à cause de l'importance relative des parties qui se trouvent engagées.

---

(1) Voyez les planches XI et XX.

(2) Pl. XX, G.

(3) Pl. XXIV, fig. 1 et 2, G, E, *h*, L, M.

(4) Pl. XV, fig. 1, 3, 7, 8.

## Article XXII.

### *Du système musculaire de Ritta-Christina et des hépato-dymes.*

La poitrine et le bassin antérieurs étant composés par des os dont la moitié appartient à Ritta, et l'autre à Christina, les muscles qui suivent les os auxquels ils s'insèrent présentaient la même disposition. L'abdomen antérieur (1) avait, comme à l'ordinaire, ses deux rangées de muscles, l'une droite, l'autre gauche; mais une de ces rangées appartenait à l'une des filles, et l'autre provenait de sa sœur. Ces muscles conservaient leurs rapports et leurs dispositions naturelles; ils étaient perforés sur la ligne blanche pour laisser passer le cordon ombilical; les fibres des obliques et des transverses se dédoublaient comme de coutume, pour former les colonnes du canal inguinal, environnant chez nos filles le ligament rond, et les cordons testiculaires chez l'hépato-dyme mâle.

Les muscles sont quelquefois perforés comme les os; comme les os aussi, ils offrent parfois des anneaux ou des canaux, destinés à protéger soit les artères, soit les veines, soit les nerfs, soit des faisceaux formés par leur réunion. Ces trous et ces canaux musculaires résultent, comme ceux du système osseux, de l'adossement de doubles faisceaux musculaires, qui se contournent autour de l'organe qui doit être protégé. Les piliers du diaphragme peuvent servir de type; le double croisement de leurs faisceaux, en donnant

(1) Pl. I, E, B, B'.

naissance aux ouvertures œsophagiennes et aortiques, représentent la formation générale de toutes les perforations du système musculaire. C'est un résultat de la loi de conjugaison.

Or si les vaisseaux ou les nerfs viennent à manquer, les pièces qui forment les trous ou les canaux osseux tombent les unes sur les autres ; les trous et les canaux s'oblitèrent, et le système osseux est imperforé là où d'ordinaire un canal le traverse. Il en est de même du système musculaire.

Supposez un abdomen sans cordon ombilical, sans ligament rond, sans cordon testiculaire, sa cavité restera close de toute part ; il ne se formera ni ouverture ombilicale, ni canal inguinal ; les faisceaux musculaires qui devaient les développer se pénétreront comme les os. C'est l'état dans lequel se trouvait l'abdomen postérieur de Ritta-Christina (1), celui de l'hépato-dyme mâle et de la plupart des monstres de ce genre qui ont été décrits par les anatomistes.

Cet abdomen postérieur était formé en haut par les muscles droits (2) représentant deux faisceaux charnus allongés, qui se confondaient inférieurement dans les fibres des obliques. Il existait entre eux un raphé qui simulait une portion de la ligne blanche.

Au-dessous de ces faisceaux on voyait le muscle oblique externe (3) dont les fibres les plus superficielles avaient une direction verticale ; au-dessous celles de l'oblique interne se rapprochaient davantage de leur position accoutumée. In-

(1) Pl. IX, L, *c*, *d*, *d*, *a*.

(2) Pl. IX, *d*, *d*.

(3) Pl. IX, *l*, *c*.

férieurement., l'insertion de leurs fibres avait lieu sur le pourtour de la pièce osseuse (1) qui cloisonnait en arrière le bassin. Plus les muscles se rapprochaient de cet os, moins leurs fibres devenaient nombreuses. Les plans musculaires diminuaient ainsi graduellement de haut en bas, puisque dans le haut on trouvait une portion des muscles droits, qui manquaient dans le bas ainsi que les pyramidaux. La ligne blanche n'était pas sensible.

Chez l'hépato-dyme mâle les muscles droits de l'abdomen postérieur se prolongeaient jusques en bas; il ne manquait que les pyramidaux; les obliques et les transverses étaient bien développés; la ligne blanche était marquée dans toute son étendue; il n'y avait ni trou ombilical ni canal inguinal, par la raison que les vaisseaux ombilicaux et le cordon testiculaire manquaient; et au contraire l'anneau crural existait par la raison encore que des vaisseaux cruraux étaient présents au bas de cet abdomen postérieur.

Les muscles pectoraux n'offraient rien de particulier; le diaphragme séparait, comme à l'ordinaire, les poitrines de l'abdomen (2): il était unique, mais dans cette unité on distinguait facilement la fusion des deux muscles qui concouraient à sa formation (3). La réunion s'était faite par leur partie antérieure (4); la partie postérieure ou vertébrale n'offrait rien de différent de l'état normal; elle présentait chez chacun des enfants la disposition qui est ordinaire à

(1) Pl. IX, *a*.
(2) Pl. V, *a*, *a*, *a*.
(3) Pl. II, *b*, *b*, *b*.
(4) Pl. V, *a*.

ce muscle. Il en était de même sur l'hépato-dyme mâle; les cavités pectorales étaient ainsi parfaitement distinctes de l'abdomen; dans les cas semblables rapportés par les auteurs, il est arrivé souvent que les viscères abdominaux ont pénétré dans le thorax par une ouverture insolite placée vers les points de réunion des deux diaphragmes. Ainsi constitué, ce muscle avait une résistance beaucoup plus puissante que celle que présente un diaphragme simple.

Il en était à peu près de même du muscle releveur de l'anus, qui forme au bas du bassin une autre sorte de diaphragme. On lui distinguait quatre bandes musculaires dont les antérieures étaient plus larges, et les postérieures plus étroites (1); la moitié des faisceaux musculaires provenait de *Ritta*, l'autre de *Christina*. En outre, plusieurs muscles venaient encore le fortifier à l'extérieur : en bas, les ischio-coccygiens (2) leur formaient un plan très-prononcé; au milieu, des faisceaux rayonnés (3) qui nous parurent les analogues des adducteurs des cuisses absentes, doublaient l'épaisseur de ce muscle; à l'extérieur de ce plan, il y avait encore des muscles transverses (4) et en forme d'arc de cercle, qui étendus d'un sacrum à l'autre (5), donnaient à cette partie molle du bassin postérieur une résistance considérable. En dedans, les piramidaux et les jumeaux s'épanouissaient sur la partie supérieure de ce même releveur de l'anus, dont

(1) Pl. IX, *h*, *h*, *h*, *h*.
(2) Pl. IX, *h*, *h*.
(3) Pl. IX, *g*, *g*.
(4) Pl. IX, *f*, *f*, *g*, *g*.
(5) Pl. IX, *g*, *g*.

l'organisation musculaire avait acquis de cette manière une structure beaucoup plus forte que celle qui lui est ordinaire. L'anus était environné par des sphincters très-prononcés en arrière (1) et à peine sensibles en devant. Il résulte de cette disposition que la moitié des faisceaux musculaires constituant cet organe étaient fournis par l'un des enfants et la seconde moitié par l'autre ; organisation qui, quoique commune à toutes les parties complexes, n'en est pas moins remarquable.

Sans chercher à rattacher aux causes finales la structure que nous avons sous les yeux, on ne peut s'empêcher d'observer avec quel art la nature utilise tous les matériaux qui se trouvent à sa disposition. Dans l'état d'imperfection du bassin osseux postérieur de nos enfants (2), cette cavité se trouvait ouverte en arrière, à cause du déjettement des sacrum sur ses faces latérales : ce vide devait non-seulement être comblé, mais il devait l'être de manière à présenter en cet endroit un plan très-résistant, soit pour soutenir les viscères abdominaux, soit pour agir et dans l'acte de la défécation, et dans celui même de l'accouchement, si nos filles avaient assez vécu pour devenir mères. Or nous venons de voir par quel mécanisme elle atteint son but, en employant à cet usage des plans musculeux qui ordinairement ont une autre destination.

Ainsi les cuisses postérieures ayant manqué, les muscles fessiers (3) changent leur forme ; ils prennent comme de cou-

---

(1) Pl. IX, *i*, *i*.
(2) Pl. XI, P, Q.
(3) Pl. IX, *f*, *f*.

tume leur origine sur les sacrum (1) et une partie des os coxaux; puis ils se portent transversalement l'un vers l'autre, de manière à constituer un muscle semi-orbiculaire, qui bride fortement en arrière cette lacune du bassin. Il en est de même des muscles adducteurs de la cuisse (2) employés ici à une tout autre fonction; de même des iliaques et des psoas qui, en partant de la face interne de la pièce osseuse insolite (3), se dirigeaient sur les faces latérales du sacrum. Les muscles fémoraux avaient complètement changé leurs formes, leurs rapports ainsi que leur destination; et leur nouvelle forme, ainsi que leurs rapports nouveaux, concouraient tous à la distinction insolite qu'ils avaient à remplir chez nos enfants.

Chez l'hépato-dyme mâle le mécanisme était différent; le vide postérieur du bassin était rempli en partie par la grosse extrémité des deux fémurs réunis (4): cette pièce osseuse était le point d'insertion commun des muscles fessiers des pyramidaux des jumeaux, en dehors, et des psoas et des iliaques en dedans. Dans leur action, ces muscles fixaient cette pièce fémorale de manière à la rendre immobile comme l'eût été un sacrum. Chacun des enfants fournissait la moitié des muscles, comme il avait fourni la moitié des matériaux qui formait la pièce osseuse; la propriété devenait commune.

Les cuisses et les jambes de Ritta-Christina étaient au contraire une propriété particulière à chacun des deux en-

(1) Pl. IX, *g*, *g*.
(2) Pl. IX, *g*, *g*.
(3) Pl. XI, Q.
(4) Pl. XX, 6.

fants : la cuisse droite était à Ritta (1); ses muscles fessiers, pyramidaux, jumeaux, psoas, iliaques, adducteurs, etc., se rendaient de son os iliaque à son fémur propre; sa sœur n'entrait pour rien dans cette composition. La cuisse gauche appartenait à Christina (2), et les os comme les muscles lui étaient uniquement dévolus. Les jambes étaient libres comme les têtes, mais chaque tête n'avait qu'une jambe qui lui appartînt.

On aura remarqué sans doute que le releveur de l'anus de nos enfants, et le muscle fessier insolite situé en arrière (3), étaient des muscles orbiculaires ; or ces muscles étaient formés par la réunion de deux, qui en se pénétrant ont formé la courbe ou l'arc qu'ils représentent. Ce mécanisme de formation est général dans la myogénie. Tout muscle orbiculaire résulte de la jonction de deux muscles primitifs. Ainsi l'orbiculaire des paupières est formé par un demi-orbiculaire supérieur et un demi-orbiculaire inférieur. Ainsi, le diaphragme, qui est le plus vaste de cette espèce de muscles, résulte de la jonction de deux demi-diaphragmes. Ainsi les orbiculaires des lèvres sont d'abord deux demi-orbiculaires, isolés l'un de l'autre sur la ligne médiane. Cette formation manifeste dans le cours de l'embryogénie est rendue plus manifeste encore dans les cas de bec de lièvre chez les jeunes enfants. On trouve alors les deux muscles parfaitement isolés sur la ligne médiane; aussi isolés qu'ils le sont dans l'état ordinaire des animaux auxquels depuis long-temps la chirur-

---

(1) Pl. XI, n° 7.
(2) Pl. XI, n° 8.
(3) Pl. XI, *f*, *f*.

gie a emprunté le rapport qui sert de base à la distinction de cette maladie. Tels sont encore les sphincters de l'anus (1), les constricteurs du pharynx, le constricteur du vagin; l'anneau musculaire est formé dans tous ces cas par deux demi-anneaux, réunis et confondus sur la ligne médiane.

En définitive, il n'y a pas dans la nature une fibre musculaire complètement circulaire, et de là vient que toute ouverture, ou tout canal percé dans ce système organique, exige nécessairement pour sa formation le concours de deux ou de plusieurs muscles.

Cette règle est surtout applicable à la composition des muscles de la vie organique, qui presque toujours ont pour destination de revêtir ou de former des organes creux. La structure du cœur n'est inextricable (Haller, lower, Pechlin), que parce que l'on a persévéré à y trouver des fibres circulaires qui n'y existent dans aucune des périodes de sa formation. Le muscle circulaire de chaque ventricule est le résultat d'une succession de fibres obliques qui s'engrènent les unes dans les autres. Il en est de même de la couche musculeuse de la vessie, de l'estomac et des intestins. C'est même à cause de ce mécanisme de leur composition que ces organes peuvent se dilater outre mesure, ou diminuer sensiblement leur capacité intérieure, sans que la fibre musculaire soit gênée dans son action.

Les autres muscles de Ritta-Christina n'offraient rien de particulier.

(1) Pl. XI, *h*, *h*, *i*, *i*.

## Article XXIV.

### *Du Système sanguin de Ritta-Christina et des hépato-dymes (complexes).*

On connaît mes idées sur le système sanguin ; elles dérivent de la loi centripète de formation, comme les opinions anciennes avaient été déduites de la loi centrifuge de développement. On avait supposé, d'après ces dernières, que les veines et les artères naissaient du cœur, de l'aorte et des veines caves ; puisque ces troncs donnaient à leur tour naissance à leurs divisions, celles-ci à leurs subdivisions, et ainsi de proche en proche jusqu'au système capillaire. Les vaisseaux se terminaient ainsi dans les organes dans lesquels ils ne devaient se montrer qu'en dernier lieu. Selon nous, au contraire, les vaisseaux commencent dans les parties où l'on dit qu'ils se terminent ; le système capillaire ouvre le champ des développements ; les rameaux se forment ensuite ; viennent enfin les branches et les troncs. Les rameaux s'insèrent sur les branches, les branches sur les troncs, et ceux-ci à leur tour s'implantent sur l'aorte. Ces deux idées sont opposées comme les principes dont elles sont l'expression : l'insertion des vaisseaux doit être substituée à leur origine, si d'une part nos vues sur l'organisation sont exactes, et d'autre part si l'on veut chercher à remplacer le vague qui existe sur les anomalies des vaisseaux par quelques rapports précis et constants sur leur singulière et fréquente variation. Le système sanguin des monstres ne pourrait d'ailleurs être compris sans la connaissance de ces rapports (1). Ce qui précède, comme ce qui va suivre, exige donc que nous rappelions l'ordre que suit le système sanguin lors de son apparition et dans le cours de son développement (2).

Chacun sait que, chez les oiseaux, le système sanguin primitif se compose de la membrane vasculaire ombilicale, du cœur et de l'aorte. Chez l'animal parfait, ces parties diverses forment un tout continu ; chez le jeune embryon elles sont séparées : le but des développements est de les réunir.

La membrane ombilicale se forme la première ; sa manifestation procède de la circonférence au centre ; de la 15e à la 30e heure de l'incubation, on suit le développement successif des capillaires artériels et veineux qui en forment la trame ; les rameaux ne sont pas encore apparents ; ceux-ci ne deviennent visibles que de la 30e à la 36e heure de l'incubation. A la 40e et 45e heures, on les voit se prolonger vers le haut des rudiments du cœur pour se mettre en rapport avec lui.

En même temps, et à partir de la 37e à la 38e heure, on distingue les troncs des artères ombilicales, qui de dehors en dedans se dirigent vers la partie moyenne du petit embryon ; quand ils y sont parvenus, ils s'enfoncent sous la face abdominale du poulet, se placent à côté des noyaux

(1) Il en est de même des membranes vasculaires accidentelles que les altérations morbides des organes nous offrent si fréquemment en pathologie. Elles se développent toutes, comme la membrane ombilicale, hors de l'influence du cœur.

(2) Voyez, pour les détails, Anatomie transcendante, troisième et quatrième Mémoires.

vertébraux, en se dirigeant vers la tête; il y a ainsi deux troncs artériels, l'un droit, l'autre gauche (loi de symétrie), qui par leur jonction donnent naissance à l'aorte. Cette aorte rejoint une des extrémités du canal du cœur, de la même manière que les veines descendantes ont rejoint l'autre.

Le cœur est tout-à-fait étranger à ces premières formations; formé d'abord par deux replis tracés sur la face interne du capuchon (MM. Pander, Prevost et Dumas), et visibles seulement de la 35^e^ à la 38^e^ heure de l'incubation, il ne constitue un canal fermé et mobile qu'à la 38^e^ heure, d'après Malpighi, à la 46^e^ heure d'après Maître-Jean, et à la 40^e^ ou 42^e^ heure d'après nos recherches. Il est donc étranger au développement des vaisseaux de la membrane ombilicale, et de l'aorte, qui de deux points éloignés viennent s'implanter sur sa surface,

Pareillement, quand les deux aortes se sont placées au devant des noyaux vertébraux, elles ne présentent aucun vestige des artères intercostales; ces artères déjà distinctes sur les flancs du poulet, viennent successivement rejoindre l'aorte, de la même manière que les nerfs se portent sur la moelle épinière. Cette insertion est surtout distincte sur la courbure aortique, du 3^e^ au 4^e^ jour de l'incubation; cette courbure, dont les deux branches sont si apparentes, est d'abord et constamment privée de ses vaisseaux ascendants; on voit ceux-ci descendre de la tête le long du cou, et venir s'implanter sur cette partie bifurquée de l'aorte, par un procédé analogue à celui des artères intercostales. Le système sanguin forme alors un tout continu.

Or, de même que les capillaires ont ouvert la marche du développement de la membrane ombilicale, de même cet ordre de vaisseaux se forme d'abord et primitivement dans toutes les parties de l'embryon. De même que dans la membrane ombilicale les capillaires forment des rameaux, des branches et des troncs, de même les capillaires des organes se réunissent en faisceaux de plus en plus volumineux, pour former le tronc qui représente l'organe.

## Article XXV.

*Règle de l'insertion des vaisseaux.*
*Croisement de l'ensemble du système sanguin.*

D'où il suit, premièrement, que l'insertion des vaisseaux s'effectue en raison directe du rapprochement du tronc qui doit les recevoir; secondement, que si le tronc de réception s'éloigne au-delà d'une certaine limite, les branches ou les rameaux se réunissent et s'insèrent en commun, au lieu de le faire séparément; et troisièmement, que dans le changement de position des organes, les artères qui les représentent changent également leur lieu d'insertion. Les variétés d'origine des artères rentrent dans l'une ou l'autre de ces trois conditions; celles de la courbure aortique vont nous servir d'exemple.

On sait que les artères qui s'élèvent de cette courbure sont très-variables; que le plus ordinairement elles sont au nombre de trois; que d'autres fois il y en a quatre, cinq ou même six; que d'autres fois enfin il n'en existe que deux. Ces cas ont été vus par tous les anatomistes : or la cause de cette augmentation ou de cette diminution réside dans l'abaissement ou l'élévation de la courbure aortique. Si la crosse s'élève de quelques lignes au-dessus de son niveau, la sous-clavière droite se sépare de la carotide, et s'implante directement sur la crosse de l'aorte; si elle s'élève d'un demi-pouce ou d'un pouce, les vertébrales d'un côté ou des deux, ou les thyroïdiennes inférieures, viennent successivement s'implanter sur l'arc aortique. Si, au contraire, la crosse s'abaisse au-dessous de son niveau, les deux carotides se réunissent, d'où il arrive que le tronc brachio-céphalique a trois branches, et la crosse aortique deux seulement; elle peut même n'en recevoir qu'une seule, d'où partent les carotides et les sous-clavières. Nos deux enfants offraient des différences sous ce rapport dont il est facile de se rendre compte.

Chez Christina (1), la courbure aortique conservant son niveau et sa direction (2), il existe trois troncs, comme de coutume : le tronc brachio-céphalique à droite (3), la carotide (4) et la sous-clavière gauches (5); chez Ritta, la courbure ne s'étant pas formée au même degré (6), son élévation ayant dépassé de quelques lignes le niveau ordinaire, la carotide droite (7) s'est séparée de la sous-clavière (8); les quatre troncs sont ainsi restés isolés (9). Cet effet est plus manifeste encore chez l'hépato-dyme mâle; l'enfant de gau-

(1) Pl. II, B, *i*.

(2) Pl. IV, *f*, *g*, *i*, fig. 2.

(3) Pl. IV, *g*, fig. 2.

(4) Pl. IV, g', fig. 2.

(5) Pl. IV, *h*, fig. 2.

(6) Pl. IV, fig. 1, *f*.

(7) Pl. IV, fig. 1, *j*.

(8) Pl. IV, fig. 1, *d*.

(9) Pl. IV, fig. 1, *g*, *h*.

che (1), qui correspond à Christina, a, comme elle, sa courbure aortique et ses trois troncs comme dans l'état normal (2); l'enfant droit qui correspond à Ritta est plus anormal que cette dernière; car la courbure aortique (3) ayant atteint le plus haut degré d'élévation possible, il se détachait sept troncs de l'arc aortique (4) : en haut et en dessus, les deux carotides internes et les deux externes (5); en dessous, une artère bronchique, et sur les côtés les deux sous-clavières (6). On voit déjà que l'enfant gauche chez les hépato-dymes est toujours plus régulier que l'enfant droit. Si les crosses aortiques se croisent, comme on l'observe chez quelques hépatodymes acomplexes (7), on voit encore, d'après ce principe, comment il peut se faire que le système artériel de l'un des enfants (8) vienne rejoindre la courbure aortique de son frère (9), de manière à rendre intime et indissoluble l'association des organismes des deux êtres.

Cette insertion successive des troncs artériels et veineux ne saurait avoir lieu dans l'état primitif des embryons sans une dépendance physique des systèmes vasculaires, l'un à l'égard de l'autre. Il faut en effet que les troncs de réception

(1) Pl. XVIII, A, Z.
(2) Pl. XIX, B, *a*, *g*.
(3) Pl. XVIII, *b*, B.
(4) Pl. XIX, A, A, B, C, D.
(5) Pl. XIX, A, D, E.
(6) Pl. XIX, H, *j*, A.
(7) Pl. XIII, fig. 1 et 2.
(8) Pl. XIII, fig. 1, *l*, *h*.
(9) Pl. XIII, fig. 1, *g*, *g*, *k*.

soient assujettis à leur place, pour que ceux d'implantation les y rencontrent au moment de leur insertion. Cette nécessité a donné lieu au rapport général et inverse des artères et des veines considérées dans le plan supérieur et inférieur de l'homme; c'est ce rapport qui s'exprime par le nom de *Croisement de l'ensemble du système sanguin.*

Toutes les anatomies descriptives font mention du rapport spécial des artères et des veines, en haut et en bas du tronc; nulle, à ma connaissance, n'a fait ressortir la disposition inverse qu'offre dans ces parties l'arrangement de ces deux ordres de vaisseaux. En haut les veines (1) sont appliquées sur les artères (2); en bas, au contraire, ce sont les artères (3) qui passent sur les veines (4). En haut les artères sont ainsi bridées et maintenues à leur place par le système veineux; en bas ce sont les artères (5) qui brident et maintiennent les veines; il ne peut se faire de déplacement dans les troncs de réception; car si vous vouliez déplacer le système artériel, les veines y opposeraient en haut un obstacle mécanique, et si vous cherchiez à enlever le système veineux, le même empêchement vous serait opposé en bas par les artères. Tout le système sanguin central reste ainsi à la place qui lui est assignée.

Ce croisement des artères et des veines est assujetti lui-même à la position du foie et du cœur, de telle sorte que si

---

(1) Pl. XIX, B, *e*, *g*.

(2) Pl. XIX, B, *a*, *c*.

(3) Pl. XIX, *m*, *n*, B.

(4) Pl. XIX, L, L, A.

(5) Pl. V, *q*, *r*, *z*, *g*, *i*, *b*.

vous retournez ces deux organes, tout le système sanguin se retourne avec eux, et les précédents rapports se font en sens inverse, c'est-à-dire qu'en haut les artères passent sur les veines, tandis qu'en bas ce sont ces dernières qui se superposent sur les artères. Ce changement de rapport se remarque dans les cas de transposition des viscères.

L'anatomie normale s'occuperait à peine de ces changements, qui sont cependant d'une telle importance que, sans eux, les conditions de formation et de viabilité des êtres associés ne pourraient être conçues, puisque nous avons montré que dans cette association l'un des enfants a ses viscères dans leur position normale, tandis que l'autre les a transposés. Or, d'après ce qui précède, le croisement du système sanguin doit donc se faire en sens inverse sur l'enfant de droite et sur celui de gauche.

Ainsi, chez l'enfant de gauche, les veines supérieures qui se rendent au cœur (1) passent sur les artères; chez l'enfant de droite elles passent dessous (2). Chez l'enfant gauche les artères iliaques sont appliquées sur les veines (3); chez l'enfant droit ce sont les veines qui s'appliquent sur les artères (4). Chez Christina, l'artère pulmonaire (5) couvre l'origine de l'aorte (6); chez Ritta, c'est l'aorte (7) qui couvre l'origine de

(1) Pl. XIX, B, *e*, *f*, *g*.
(2) Pl. XIX, *j*, *f*, A.
(3) Pl. XIX, *m*, *n*, B.
(4) Pl. XIX, L, K, A.
(5) Pl. XI, *j*, *c*.
(6) Pl. XI, *i*, *c*.
(7) Pl. II, *i*, R.

l'artère pulmonaire (1). Chez Christina, les artères iliaques primitives (2) sont superposées sur les veines iliaques (3); chez Ritta, ce sont les veines iliaques (4) qui se superposent sur les artères (5). Ce double entre-croisement est surtout remarquable dans la région par laquelle s'opère l'association des organismes et où se trouvent les organes complexes, comme on l'observe dans le bassin de Ritta-Christina (6), et mieux encore chez l'hépato-dyme mâle (7), dont la disposition est remarquable sous ce rapport. Il est difficile de méconnaître le but de ce croisement de l'ensemble du système sanguin, lorsque l'on cherche, sans idées préconçues, à se rendre compte des formations normales et anormales de l'organisation.

Le système sanguin de nos hépato-dymes, qui dans l'ancienne anatomie paraîtrait inextricable par ses anomalies, rentre de toute part dans les règles de formation, et devient régulier, si l'on a égard à la transposition qui a dû s'opérer dans l'un des enfants, et toujours le même, celui de droite. L'enfant gauche a ses vaisseaux dans la position et les rapports d'un enfant ordinaire; l'enfant droit les présente dans les rapports et la position d'un enfant dont les viscères auraient passé de droite à gauche. Il n'y a de différence que

---

(1) Pl. II, *j*, R.
(2) Pl. VIII, *j*, *k*, *l*.
(3) Pl. VIII, *y*.
(4) Pl. VII, *v*.
(5) Pl. VIII, *j*.
(6) Pl. V et VIII.
(7) Pl. XIX, K, L, M, N.

dans les modifications de la position des cœurs maintenus dans l'un des rapports primitifs de leur développement embryonnaire. C'est d'après cette donnée fondamentale que l'on doit juger les descriptions qui suivent.

L'artère aorte de Christina (1), placée au-dessus de l'artère pulmonaire (2) dans la position acquise du cœur, se courbait de droite à gauche (3), comme dans l'état normal, après que cet organe avait été remis dans la direction qu'il aurait eue (4) sans la pénétration des deux thorax. Après avoir produit les branches ascendantes ordinaires (5), elle se portait sur le côté gauche de la colonne vertébrale, devenait descendante; ce changement de direction opéré, elle suivait jusqu'au-dessous des piliers du diaphragme une marche oblique qui la portait vers le milieu du corps des vertèbres (6); elle conservait cette position jusqu'à sa bifurcation (7) qui s'effectuait à sa manière ordinaire, au niveau de la troisième vertèbre lombaire.

Dans ce trajet, l'aorte pectorale fournissait les artères qui lui sont propres; l'aorte abdominale produisait d'abord le tronc céliaque (8), un peu déjeté à droite par la traction qu'exerçait sur elle le foie; ce tronc se divisait en trois branches, dont la droite se rendait dans le foie, et la gauche dans

(1) Pl. II, *i*, *c*.
(2) Pl. II, *j*, *c*.
(3) Pl. IV, *l*, *f*, fig. 2.
(4) Pl. IV, *k*, *h*, fig. 2.
(5) Pl. IV, fig. 2, *g*, *h*, *m*.
(6) Pl. V, *k*, B.
(7) Pl. V, *q*, *r*, *z*.
(8) Pl. V, *l*, B.

la rate. Un peu au-dessous naissaient les deux diaphragmatiques inférieures (1); la droite envoyait des branches au corps surrénal droit (2); puis venait la mésentérique supérieure (3), puis l'inférieure (4) : celle-ci était unique et commune aux deux enfants. Au côté externe gauche se détachait une artère rénale (5), qui avant de pénétrer dans le rein se divisait en trois branches distinctes (6). L'artère rénale droite manquait, ainsi que le rein droit; l'artère rénale gauche fournissait la capsulaire, qui allait dans le corps surrénal gauche (7).

Du point de la bifurcation inférieure de l'aorte se détachaient trois troncs, les deux iliaques primitives (8) et la sacrée moyenne (9). Des deux iliaques, la gauche avait son volume ordinaire; la droite était au contraire atrophiée (10), et la sacrée moyenne avait dépassé le volume qu'on lui observe ordinairement à cet âge.

L'aorte de Ritta (11), après avoir recouvert l'origine de l'artère pulmonaire, se portait de gauche à droite, et se plaçait sur le côté droit de la colonne vertébrale (12); elle suivait

(1) Pl. V, P, B.
(2) Pl. V, *d*, P, B.
(3) Pl. V, *m*, B.
(4) Pl. V, *n*, B.
(5) Pl. V, *o*, B.
(6) Pl. V, *b''*, B.
(7) Pl. V, D, *o*, B.
(8) Pl. V, *t*, *z*, B.
(9) Pl. V, *y*, B.
(10) Pl. V, *z*, B.
(11) Pl. IV, *f*, fig. 1.
(12) Pl. V, A, *i*.

ensuite une direction inverse de celle de Christina et parvenait de cette manière sur la partie antérieure des vertèbres. Arrivée au-dessous des piliers du diaphragme, elle produisait le tronc céliaque (1), déjeté à gauche par la traction qu'exerçait sur elle le foie. Ce tronc se divisait en trois branches; l'artère hépatique se portait à gauche, et la splénique à droite.

Au-dessous de la céliaque naissaient les deux diaphragmatiques inférieures (2), qui l'une et l'autre fournissaient les capsulaires (3); au-dessous des capsulaires, et au même niveau, la partie droite de l'aorte donnait naissance à l'artère rénale droite (4), et sa partie gauche à la mésentérique supérieure (5). L'artère rénale gauche manquait; il n'y en avait nul vestige; il n'y avait également nul vestige de l'artère mésentérique inférieure.

Les deux mésentériques supérieures de Ritta-Christina, logées dans les deux lames du mésentère, s'abouchaient par arcade au niveau de la jonction des deux intestins grêles (6); ces deux artères formaient une courbe dont la convexité était en bas et la concavité en haut. Toute la partie du canal intestinal à laquelle ces artères correspondent était régulièrement développée chez les deux enfants (7), tandis qu'il y avait une imperfection marquée dans celle qui est sous la

(1) Pl. V, A, *j*.
(2) Pl. V, A, *m*, *b'*.
(3) Pl. V, *m*, *b'*, *b'*.
(4) Pl. V, A, *l*.
(5) Pl. V, A, *k*.
(6) Pl. III, *m*, *m*.
(7) Pl. VII, *e*, *e*.

dépendance des mésentériques inférieures (1), par la raison que l'une de ces artères était absente. Ce rapport de l'existence des artères et des organes, s'est déjà montré; car les quatre artères diaphragmatiques coexistent avec les deux diaphragmes, les deux hépatiques avec les deux foies coalescents, les deux spléniques avec les deux rates, les deux coronaires stomachiques avec les deux estomacs, les deux mammaires internes (2) avec les deux sternum coalescents. Tandis que nous voyons le rein droit de Christina manquer ainsi que son artère, et l'absence de l'artère rénale gauche de Ritta entraîner l'absence du rein du même côté.

A cela près, peu de variations importantes se faisaient remarquer dans la distribution des artères aortiques jusqu'au point de sa bifurcation inférieure; mais comme c'est vers cette bifurcation que s'était opérée la pénétration des bassins, c'est vers cette région aussi que se montrent les anomalies les plus remarquables.

Ainsi, de l'iliaque primitive droite de Christina partait une branche qui se dirigeait en arrière et qui se portait vers l'abdomen postérieur (3). Cette branche était évidemment une épigastrique rudimentaire. L'artère iliaque primitive gauche de Ritta (4), beaucoup plus grêle que la précédente, produisait une épigastrique plus grêle encore, d'où résultait la faiblesse inférieure de cet abdomen postérieur. Cette iliaque de Ritta traversait ensuite le corps de la dernière vertèbre

(1) Pl. VII, *c*, *c*, E, F.

(2) Pl. X, fig. 1, *bb*, *ee*.

(3) Pl. VIII, *l*.

(4) Pl. VIII, *u*.

lombaire (1), et s'abouchait avec une artère de Christina. Cette branche de Christina (2), très-forte, recevait d'abord celle de sa sœur, puis elle se portait en travers pour aller réjoindre à son tour des branches de Ritta. De cette manière, les deux systèmes artériels de nos enfants tombaient l'un dans l'autre dans le bassin, les colonnes sanguines passaient de l'une à l'autre par le mécanisme analogue à celui des artères communicantes de l'encéphale. Ces branches, que Haller considérait comme des artères nouvelles, ne sont en effet que des communicantes formées avec les artères normales des deux enfants. La communication a lieu ici de la même manière que pour les deux mésentériques supérieures (3).

Après la production de ce tronc, l'artère de Christina, qui est une branche de l'hypogastrique, se plongeait au fond du bassin, où elle envoyait une branche dans l'utérus postérieur (4) et en recevait une de sa sœur qui venait de cet organe; l'exiguïté de ces branches était en rapport avec l'exiguïté de cet utérus, formé, comme on le voit, moitié par un des enfants, et moitié par l'autre. Le rameau devenait ensuite une hémorroïdaire moyenne qui gagnait le rectum. Enfin il se terminait par deux ramuscules (5) qui sortaient en arrière du bassin postérieur; ces ramuscules étaient la terminaison des artères fessières. Il n'y avait nul vestige d'ar-

(1) Pl. VIII, *n*.
(2) Pl. VIII, *m*.
(3) Pl. III, *m*, *m*.
(4) Pl. VIII, *h*, *h*.
(5) Pl. XI, R.

tère vésicale en arrière, par la raison qu'en arrière il n'y avait pas de trace de vessie. Les sacrées moyennes de Ritta (1) et de Christina (2) se divisaient, comme elles le font chez les enfants de cet âge : on voit donc que les deux artères iliaques rudimentaires de nos enfants, coïncidaient avec l'état rudimentaire du bassin postérieur et de ses organes. Nous allons voir présentement les iliaques gauche de Christina (3) et la droite de Ritta (4) se comporter comme elles le font chez un enfant ordinaire.

L'iliaque primitive gauche de Christina, arrivée au niveau de l'articulation sacro-iliaque, se divisait en iliaque externe (5) et iliaque interne ou hypogastrique (6). Cette dernière produisait les artères fessières ischiatiques obturatrices, les hémorroïdaires, la vaginale (7), un tronc commun d'où partaient l'utérine et la vésicale (8) ; elle se continuait ensuite avec l'artère ombilicale (9), dont le calibre était encore si volumineux qu'elle semblait elle-même donner naissance à l'hypogastrique et à ses branches, comme on l'observe chez le jeune embryon. L'iliaque externe se prolongeait ensuite jusqu'à l'entrée du canal crural; là elle produisait en dehors l'artère circonflexe iliaque, et en dedans l'épigas-

(1) Pl. VIII, *a*, *t*.
(2) Pl. VIII, *a*, *l*.
(3) Pl. V, *c*, *q*.
(4) Pl. V, R, *q*.
(5) Pl. V, S, B.
(6) Pl. V, *b*, B.
(7) Pl. V, *u*, *u*, *u*, B.
(8) Pl. V, *x*, B.
(9) Pl. V, *v*, B.

trique, puis venait la fémorale dont les divisions répétaient celles que l'on décrit dans l'état normal. De cette manière, la moitié du rectum, de la vessie, de l'utérus, du vagin, la moitié du bassin et toute la cuisse gauche, recevaient leurs branches artérielles de Christina.

La cuisse droite, la moitié du bassin du même côté, la moitié droite du vagin, de l'utérus, de la vessie et du rectum, recevaient de Ritta la seconde moitié de leurs artères (1), dont la disposition était aussi régulière et aussi symétrique qu'elles le sont chez un enfant unique. Enfin chaque ovaire avec sa trompe et son pavillon avait son artère propre; la droite provenait de Ritta et la gauche de Christina.

Les veines suivaient exactement la même distribution; la fémorale de Christina (2) se subdivisait dans la cuisse; l'hypogastrique (3) fournissait autant de branches qu'il y avait d'artères; l'iliaque externe (4) et l'hypogastrique formaient ensuite la veine iliaque primitive (5); celle-ci jointe à sa congénère (6) donnait naissance à la veine-cave inférieure (7). Cette grande veine, placée comme à l'ordinaire au côté droit de l'aorte, montait le long de la colonne vertébrale, recevant à droite et à gauche les veines qui avaient accompagné les artères. La rénale gauche (8), les capsulaires,

---

(1) Pl. V, *s*, *b*, *u*, *u*, *u*, *v*, A.
(2) Pl. V, *h*, B.
(3) Pl. V, *i*, B.
(4) Pl. V, *i*, *g*, B.
(5) Pl. V, *g*, B.
(6) Pl. V, *j*, B.
(7) Pl. V, *e'*, *d*, B.
(8) Pl. V, *f*, B.

les hépatiques (1); puis elle débouchait dans l'oreille droite (2).

Dans le bassin une grosse veine accompagnait l'artère transversale de Christina (3), et servait, comme elle, de moyen de communication au système sanguin ; comme elle aussi elle envoyait des rameaux aux parties du bassin postérieur, où elle se terminait en arrière (4).

Les veines de Ritta se comportaient comme celles de sa sœur, à l'exception de la transposition que nous avons déja énoncée. Du reste, la fémorale, les iliaques externes, internes et primitives suivaient la distribution des artères correspondantes (5); la veine cave inférieure se plaçait à la gauche de l'aorte, en sens inverse de celle de Christina ; elle recevait la veine rénale droite (6) et les hépatiques (7), puis elle débouchait dans l'oreillette droite (8) du cœur correspondant (9). Nous ne devons pas omettre de faire remarquer que les veines manquaient partout où les artères ne s'étaient pas développées. Telle était la disposition des veines caves inférieures de nos deux enfants.

Celle des veines caves supérieures présentait quelques particularités que leur voisinage du cœur rendait importantes. Chez Christina, elle se comportait comme à l'ordi-

---

(1) Pl. V, *e*, *e*, B.
(2) Pl. V, *d*, B.
(3) Pl. VIII, *c*.
(4) Pl. XI, R.
(5) Pl. V, *h*, A.
(6) Pl. V, *f*, A.
(7) Pl. V, *e*, *e*, A.
(8) Pl. V, D, A.
(9) Pl. V, *b*, A.

naire (1); mais, chez sa sœur, cette veine offrait une anomalie bien rare. Il y avait deux veines caves supérieures, l'une à droite (2), l'autre à gauche (3): la première débouchait dans l'oreillette du cœur artériel (4); la seconde se rendait dans l'oreillette du cœur veineux (5) (car on n'a pas oublié que le cœur de Ritta était transposé). Il y avait également deux veines azygos (6). La duplicité de cette dernière veine a souvent été observée : je ne sache pas que l'on ait rapporté d'exemple de deux veines caves supérieures chez l'homme, bien que cette dualité soit un résultat de la loi de symétrie; mais chez l'embryon humain, elle disparaît si promptement qu'à peine l'a-t-on remarquée. Au reste, cette condition des veines caves supérieures de Ritta rappelle celle du porc-épic et de l'éléphant chez les mammifères, celle du plus grand nombre des oiseaux, la double cave supérieure des sauriens et des batraciens chez les reptiles, et surtout celles des poissons, qui, chacune, ont leur insertion isolée.

L'artère pulmonaire de Christina (7) était un peu plus volumineuse qu'elle ne l'est à cet âge; après avoir contourné l'origine de l'aorte, elle fournissait ses deux branches accoutumées; de sa convexité s'élevait un ligament fibreux, qui allait rejoindre la fin de la concavité de l'arc aortique. Ce

(1) Pl. IV, *l*, *e*, fig. 2.
(2) Pl. IV, fig. 1, O, R.
(3) Pl. IV, fig. 1, *m*, R.
(4) Pl. IV, fig. 1, *d*, R.
(5) Pl. IV, fig. 1, *m*, *e*, R.
(6) Pl. IV, fig. 1, *n*, *p*, R.
(7) Pl. IV, fig. 2, *j*.

ligament était le reste du canal artériel (1). L'artère pulmonaire de Ritta (2) formait plutôt une poche qu'un vaisseau; elle avait huit lignes de large sur neuf de long; cachée d'abord par l'aorte, elle se divisait en trois branches : deux latérales plus petites, qui se rendaient dans les poumons, et une moyenne plus grosse (3), qui allait s'aboucher dans l'aorte (4). Cette dernière était le canal artériel, dont les dimensions s'étaient maintenues au point où elles sont dans la première moitié de la vie utérine.

On voit déja que Ritta était frappée d'un arrêt de développement, dont nous allons retrouver les effets dans la structure du cœur.

Les cœurs de nos deux enfants étaient logés dans le même péricarde (5); leur situation était transversale, les pointes dirigées l'une vers l'autre (6), tandis que leurs bases étaient opposées (7). Les pointes de ces organes chevauchaient l'une sur l'autre; celle de Christina était déjetée à droite, et celle de Ritta à gauche; d'où il résultait que le ventricule pulmonaire de Ritta (8) se trouvait en contact avec le ventricule aortique de sa sœur (9). Le ventricule de Ritta était déprimé dans toute la partie qui touchait celui de Christina; sa pointe

(1) Pl. IV, fig. 2, K.
(2) Pl. IV, fig. 1, K.
(3) Pl. IV, fig. 1, *l*.
(4) Pl. IV, fig. 1, *j*.
(5) Pl. II, *a*.
(6) Pl. II, *d*, *h*.
(7) Pl. II, *i*, *i*, *j*, *j*.
(8) Pl. II, *h*, A.
(9) Pl. II, *d*, B.

chez Christina (1) était mousse, chez Ritta était beaucoup plus effilée (2). En général le cœur de Christina était plus volumineux que celui de Ritta; les proportions des ventricules étaient celles d'un enfant de cet âge, tandis que chez Ritta, le ventricule droit prédominait de beaucoup sur le gauche (3).

Cette position des deux cœurs était forcée, bien que nécessitée par leurs rapports naturels; aussitôt, en effet, que le péricarde et le foie furent enlevés, on vit ces organes reprendre leur situation respective : celui de Christina se porta à gauche (4); celui de Ritta (5) continua de s'incliner à droite: ce fut dans cette position que les rapports normaux de l'un et anormaux de l'autre furent surtout sensibles.

On vit manifestement le ventricule et l'oreillette pulmonaires de Christina (6) situés à droite, et le ventricule aortique avec son oreillette (7) placés à gauche; tandis que chez Ritta, l'oreillette et le ventricule aortiques (8) étaient à droite, et le ventricule pulmonaire avec son oreillette (9) se trouvaient placés au côté gauche du thorax. Le cœur de Christina était dans sa situation normale; celui de Ritta se trouvait transposé et retourné de gauche à droite. Or, ces situations en

(1) Pl. IV, fig. 2, *c*, *b*.
(2) Pl. IV, fig. 1, *c*.
(3) Voyez pl. II, *c*, *d*, *h*, *f*; pl. IV, fig. 1 et 2, *c*, *b*, *c*, *b*.
(4) Pl. IV, fig. 2, *c*, *b*.
(5) Pl. IV, fig. 1, *b*, *c*.
(6) Pl. IV, fig. 2, *c*, *e*, *l*.
(7) Pl. IV, fig. 2, *b*, *d*, *j*.
(8) Pl. IV, fig. 1, *b*, *d*.
(9) Pl. IV, fig. 1, *c*, *k*, *e*.

avaient commandé d'autres; d'où l'on voit pourquoi l'aorte de Christina était au côté gauche de la colonne vertébrale, et la veine cave inférieure à droite, tandis que l'inverse existait, et devait exister chez sa sœur (1).

La régularité est chez Christina; l'irrégularité chez Ritta, à l'intérieur comme à l'extérieur du cœur: chez la première, les veines caves, supérieures et inférieures, s'ouvraient comme de coutume dans l'oreillette droite (2); chez la seconde, l'une des veines caves supérieures s'ouvrait dans l'oreillette gauche (3) en premier lieu; puis en second lieu, la cloison auriculaire était perforée de trois ouvertures béantes et sans valvules (4), de sorte que les deux oreillettes n'en faisaient qu'une. Cette imperfection de développement était encore un état embryonnaire de la cloison auriculaire. L'ouverture du canal artériel dans l'aorte était libre comme elle l'est dans les premiers mois de la vie utérine.

Ainsi, chez Ritta, le sang artériel et veineux se trouvaient dans un mélange continuel; ce qui, d'une part, explique la coloration légèrement bleue de la face, et de l'autre, rend raison de sa faiblesse, comparativement à l'état prospère de sa sœur. Il est même probable que Ritta n'eût vécu que quelques jours sans son association à Christina; mais le sang que celle-ci envoyait à sa sœur par les communications que nous avons décrites dans le bassin, a diminué sans doute l'influence délétère du mélange des deux circulations de Ritta.

---

(1) Voyez, pour ces situations, la planche V.

(2) Pl. VI, fig. 3, *a*, *b*, *c*, *e*, *e*, *f*.

(3) Pl. VI, fig. 2, *b*, *c*.

(4) Pl. VI, fig. 2, *c*, *d*, *d*.

Le logement des cœurs dans le même péricarde est loin de rendre raison de l'isochronéité des pulsations observées pendant la santé des enfants; on peut même dire que cette circonstance est presque étrangère à ce résultat. Cette isochronéité dépendait en effet de la simultanéité de la respiration de Christina et de sa sœur, laquelle, à son tour, avait sa cause dans l'enclavement des deux poitrines l'une dans l'autre, et dans la disposition des quatre poumons autour des deux cœurs.

Des deux poumons de la poitrine antérieure, le droit (1) appartenait à Ritta, le gauche à Christina (2); dans la poitrine postérieure, au contraire, le gauche était à Ritta (3) et le droit à sa sœur (4). Pour que la respiration eût lieu dans chaque paire de poumons, il était donc indispensable que leur dilatation et leur resserrement eût lieu au même instant. Le mouvement était instantané dans toute la poitrine; or, la circulation se modelant sur la respiration, son impulsion, par les deux cœurs, devait être et était aussi instantanée. Supposer le contraire, supposer la respiration plus active dans une paire de poumons que dans l'autre, l'harmonie précédente sera aussitôt rompue; car le cœur de ces poumons, se mettant en rapport avec eux, la circulation sera hâtée d'un côté, tandis que de l'autre elle restera stationnaire; il n'y aura plus d'accord entre les deux circulations et les deux respirations. C'est ce qui arriva à nos deux en-

(1) Pl. II, A, K.
(2) Pl. II, K, B.
(3) Pl. II, A, K.
(4) Pl. II, B, K.

fants : Ritta fut prise d'une bronchite aiguë ; la toux, la gêne de la respiration, qui en furent la suite, agirent bientôt sur la circulation. La peau devint chaude, les pouls cessèrent d'être isochrones ; celui de Ritta battait cent vingt fois par minute, celui de Christina restait à cent deux et cent trois. Une lutte forcée s'établit dès lors entre la maladie de l'un des enfants et l'état de santé de l'autre. Christina résista quelques jours ; elle partagea ensuite le malaise qu'éprouvait sa sœur. La veille de sa mort, Ritta refusa le sein de sa nourrice : la difficulté de respirer était extrême, elle était pâle, les yeux entr'ouverts et ternes, les ailes du nez immobiles ; la face et le col étaient couverts d'une sueur froide, la sensibilité générale était éteinte, la jambe et le pied étaient infiltrés. Christina paraissait encore vivace à côté de sa sœur cadavérisée ; quoique sa respiration fût précipitée, elle prenait le sein. Elle venait de le quitter, quand Ritta cessa de vivre, après quelques mouvements convulsifs. Christina s'éteignit quelques instants après, presque étrangère à une maladie qui lui devenait si funeste (1). La rougeur du tissu des poumons de Ritta, celle de la membrane des bronches, accompagnée d'un peu de ramollissement, rendirent raison des dernières scènes de la vie associée de nos deux enfants (2).

---

(1) Voyez la note déja citée de M. le docteur Martin St.-Ange.

(2) Je crois devoir citer ici quelques exemples de vie associée qui me paraissent avoir été bien constatés : 1° Celui décrit par Buchanan, et qui vécut à la cour de Jacques III, roi d'Écosse, jusqu'à l'âge de 28 ans ; 2° un second que Martin Martinez observa à Madrid en 1723 ; 3° l'enfant vu par Sigebert, et qui ressemblait à Ritta-Christina : l'un mangeait, l'autre

## Article XXVI.

### *Du système sanguin de l'hépato-dyme mâle.*

Un fait physiologique domine les autres dans la question de la viabilité ou de la non-viabilité des enfants doubles: c'est celui de la séparation ou du mélange du sang noir et du sang rouge. Si chez l'un des enfants cette séparation est tranchée, sa viabilité peut suffire au défaut de celle de son frère; c'était le cas de Christina à l'égard de sa sœur. Si au contraire aucun des enfants n'a ces deux circulations distinctes, la mort est inévitable, par la raison qu'ils ne sont viables ni l'un ni l'autre. Le système sanguin de notre hépato-dyme mâle (1) justifie cette proposition.

Le cœur de l'enfant gauche (2), moins volumineux que celui d'un enfant ordinaire, recevait, comme celui de Ritta, deux veines caves supérieures, l'une venant de la partie droite de la tête (3), l'autre de la partie gauche (4). La pre-

---

ne mangeait pas ; ils se battaient souvent, comme le faisait celui qui vécut à la cour de Jacques III. L'un étant mort, l'autre survécut encore quatre jours; 4° en outre, voyez celui dont parle St. Augustin, *Civit. Dei*, lib. XI, cap. 4; Riolan, cap. 5; Ruff., *Generatio hominis*, lib. V, cap. 3; Cœlius Rodiginus, lib. VI, obs. 5.

(1) Cet enfant fut reçu par notre célèbre accoucheur M. le professeur Moreau, à la bienveillance duquel je dois la possibilité d'en avoir fait l'anatomie avec le soin et les détails qu'exige l'état présent de la science.

(2) Pl. XVIII, A, V.

(3) Pl. XVIII, n° 7.

(4) Pl. XVIII, n° 8.

mière s'insérait dans l'oreillette droite (1), la seconde dans l'oreillette gauche (2); la cloison auriculaire était également ouverte, de sorte que les deux circulations n'en faisaient qu'une; le sang noir se mêlait au sang rouge, et par ces communications, et par le canal artériel très-court dont l'ouverture s'en faisait dans l'aorte, vers son lieu accoutumé. L'enfant gauche devant, chez ces hépato-dymes, compenser l'imperfection de l'enfant droit, et celui-ci se trouvant impropre à la vie extérieure, la mort survint immédiatement après la sortie de l'utérus.

MM. Cuvier et Meckel ont observé, avec raison, que les anomalies des veines sont moins fréquentes que celles des artères; la proposition contraire est peut-être l'expression de la vérité chez les hépato-dymes. Elle l'est du moins à l'égard de celui que nous décrivons; car la veine ombilicale, après avoir pénétré dans le sillon horizontal du foie et communiqué avec les veines portes et hépatiques, traversait le diaphragme, et s'ouvrait ensuite à la partie inférieure de l'oreillette droite de l'enfant gauche, sans avoir communiqué avec la veine cave inférieure.

Celle-ci présentait à son tour une anomalie plus singulière: elle naissait du haut de l'oreillette droite (3); au côté droit de l'aorte, formait une courbure analogue à celle de la crosse, et gagnait ainsi le côté droit de la région dorsale de la colonne vertébrale. Au point de son départ, elle recevait le tronc de la sous-clavière et de la jugulaire droite (4), puis

(1) Pl. XIX, P, B.

(2) Pl. XIX, O, B.

(3) Pl. XIX, P, *f*, B.

(4) Pl. XIX, *e*, *f*, B.

elle s'enfonçait dans la poitrine, comme nous venons de l'indiquer. Là, elle recevait les intercostales, et, avant de pénétrer dans l'abdomen, elle se divisait en deux troncs (1), l'un droit, l'autre gauche. Ce dernier (2) était moins fort que le premier; il se plaçait immédiatement au-dessous de l'aorte, longeait le côté gauche de cette artère, jusqu'au niveau de la partie externe du détroit supérieur du bassin. En cet endroit elle fournissait l'hypogastrique et ses branches, puis l'épigastrique, puis la fémorale (3). Le tronc, plus volumineux (4), semblait être la continuation de la veine cave inférieure; il pénétrait dans l'abdomen avec l'aorte située à la droite de cette artère; il fournissait la veine rénale droite, la gauche provenait de l'autre branche. Parvenue à la fin de la région lombaire, la veine se courbe en dedans, se porte transversalement de droite à gauche, à la rencontre d'un tronc semblable (5) qui vient du sujet situé à droite. Ce tronc veineux, insolite, d'un volume aussi gros que l'artère pulmonaire, n'est autre que les deux veines caves inférieures abouchées l'une dans l'autre. Du haut de cette veine partaient des branches qui formaient les veines épigastriques de l'abdomen postérieur; puis en arrière des rameaux, qui sont les analogues des fémorales et qui pénétraient dans les membres pelviens situés en arrière. Enfin, de la partie inférieure (6) se détachait un

(1) Pl. XIX, *t*, B.
(2) Pl. XIX, 8, B.
(3) Pl. XIX, I, B.
(4) Pl. XIX, *t*, B.
(5) Pl. XIX, L, A.
(6) Pl. XIX, 11, A, B.

tronc assez fort, lequel bientôt se divisait en deux branches; chacune de ces branches était l'hypogastrique du bassin postérieur.

Arrivée au bas de la région lombaire du fœtus droit, cette veine fournissait au tronc, qui se dirigeait en bas en passant sur l'artère (1), et se portait sur le côté droit du bassin de cet enfant. Là, il se subdivisait en deux branches (2), dont l'une était l'hypogastrique, et l'autre l'iliaque externe, d'où naissait la fémorale qui se répandait dans la cuisse droite (3).

Après avoir fourni ces diverses veines, le rameau communiquant devenait la veine cave inférieure du fœtus droit (4). Elle montait le long de la colonne vertébrale, placée à la gauche de l'aorte, en sens inverse de la précédente, à cause de la transposition viscérale; elle produisait, dans l'abdomen, les lombaires et les rénales, puis elle pénétrait dans la poitrine avec l'aorte. Arrivée dans cette cavité, elle se divisait en deux branches d'égale grosseur, l'une droite, l'autre gauche. La première passait derrière l'aorte, et s'élevait jusqu'au niveau de la première côte, où elle recevait la sous-clavière et les jugulaires (5); elle débouchait ensuite dans l'oreillette de la poche qui remplaçait le cœur. La seconde se comportait à gauche de la même manière (6), en s'ouvrant isolément dans l'oreillette.

---

(1) Pl. XIX, L', A.
(2) Pl. XIX, M, A.
(3) Pl. XIX, *y*, A.
(4) Pl. XIX, L, *f*, I, A.
(5) Pl. XIX, I, J, A.
(6) Pl. XIX, F, A.

Nos deux enfants avaient ainsi des veines caves supérieures doubles; et quant à l'inférieure, l'un l'avait double dans l'abdomen et simple dans la poitrine; l'autre l'avait simple dans l'abdomen, tandis qu'elle se dédoublait dans la poitrine: ces faits, si divers en apparence, ne sont que des persistances de la loi de symétrie du système veineux.

Le système artériel, quoique irrégulier sur beaucoup de points, l'était moins cependant que le système veineux. L'aorte (1) de l'enfant gauche s'élevait du ventricule gauche, et produisait immédiatement les deux coronaires; elle décrivait ensuite sa courbure de droite à gauche, et recevait dans ce trajet le canal artériel. Elle se plaçait à la gauche de la colonne vertébrale jusqu'aux piliers du diaphragme; en cet endroit, elle devenait plus antérieure et se divisait, au bas de la région lombaire, en deux troncs d'inégale volume: dans ce trajet l'aorte fournissait, à droite et à gauche, les branches qui lui sont ordinaires, moins une spermatique.

Des deux troncs inférieurs, le gauche plus petit est l'iliaque primitive (2), qui devient iliaque externe, puis fémorale. L'artère ombilicale, de ce côté, est d'un volume considérable (3); elle recevait toutes les branches qui constituent ordinairement l'artère hypogastrique, et, de plus, un petit rameau qui venait, en arrière, d'une poche qui représentait une vessie postérieure.

Le tronc droit, plus volumineux, se dirigeait transversalement vers la région lombaire du fœtus droit; c'était l'ilia-

(1) Pl. XIX, *a*, B.
(2) Pl. XIX, *l*, B.
(3) Pl. XIX, *k*, B.

que primitive droite du fœtus gauche qui, se joignant à l'iliaque primitive gauche du fœtus droit (1), donnait naissance à ce tronc insolite. Ce tronc devenait ainsi une propriété commune aux deux enfants; de sa partie supérieure partaient des branches, telles que l'épigastrique, l'iliaque circonflexe, qui se répandaient dans l'abdomen et le bassin postérieurs; des fémorales grêles qui, d'abord réunies, se partageaient ensuite pour aller dans les membres surnuméraires; enfin, des rameaux inférieurs qui représentaient les hypogastriques. Parvenu au bas de la colonne vertébrale droite, ce tronc fournit l'iliaque droite du fœtus de ce côté, laquelle donne une ombilicale beaucoup plus petite que celle du côté opposé (2), puis l'iliaque externe, l'hypogastrique et la fémorale de la jambe antérieure droite (3).

L'aorte (4) du sujet droit, résultant de la jonction des deux troncs précédents, montait ensuite le long de la colonne vertébrale placée d'abord sur son milieu, se déjetant ensuite à droite, et s'élevant à la hauteur de la deuxième vertèbre dorsale (5). Là, elle abandonnait la colonne vertébrale pour former une grande courbure, dont la convexité est en haut et à droite, et la concavité en bas et à gauche (6),

---

(1) Pl. XIX, L', M, N.

(2) Ces branches n'étaient pas injectées; l'injection avait été faite par le cœur du fœtus gauche; procédé vicieux. Les injections des hépato-dymes doivent être poussées par la veine ombilicale quand son état le permet.

(3) Pl. XIX, *y*, 3, A.

(4) Pl. XIX, K, A.

(5) Pl. XIX, G, A.

(6) Pl. XIX, A', G, B, A.

en sens inverse de la courbure de l'aorte du sujet gauche. Nous avons déja énuméré les branches qui partaient de cette courbure aortique; à son insertion dans la poche cardiaque, il se détachait une artère qui se répandait sur sa surface (1); il n'y avait qu'une artère cardiaque qui produisait une auriculaire, par la raison que le cœur était formé d'une seule oreillette et d'un ventricule unique.

Le tronc céliaque du fœtus droit partait du côté gauche de l'aorte, et produisait à droite l'artère splénique, et à gauche l'artère hépatique. Il n'y avait qu'une spermatique, celle de droite; la gauche manquait.

Les artères mésentériques supérieures de cet hépato-dyme naissaient de chaque aorte de leur point accoutumé; celle du fœtus gauche formait sa courbure normale, celle du fœtus droit la décrivait en sens inverse; par ce moyen elles marchaient à la rencontre l'une de l'autre, et s'abouchaient ensemble comme le faisaient en bas les iliaques primitives. Il y avait encore là des artères et des veines communiquantes, qui unissaient les deux organismes. Cette communiquante mésentérique était placée au niveau de l'ombilic; du cercle artériel qu'elle formait, partaient deux branches assez fortes, l'une supérieure, l'autre inférieure : la première accompagnait les portions intestinales qui se prolongeaient dans le cordon ombilical (2), et se perdaient dans une poche anormale située dans ce cordon (3). La seconde descendait le long du petit mésentère du troisième intestin grêle qui partait de

(1) Pl. XVIII, A, A.

(2) Pl. XVII, *c*, B, *e*, *t*.

(3) Pl. XVII, *d*, *c*, B.

cette poche (1). Cette artère se distribuait à cet intestin, au cœcum et à son appendice; elle s'anostomosait ensuite par arcade avec la colique. La première de ces branches paraît être l'artère omphalo-mésentérique; elle était située d'abord entre deux veines qui se portaient dans le mésentère des intestins grêles de chaque fœtus, et qui représentaient également les veines omphalo-mésentériques (2). Ces deux veines n'en formaient qu'une en arrière de la poche ombilicale (3). Il n'existait qu'une seule mésentérique intérieure, et de même que chez Ritta-Christina, elle provenait du fœtus situé à gauche.

La composition du cordon ombilical était d'une complication peu commune : il était gros, court; et, en outre des anses intestinales qu'il renfermait, on y remarquait : 1° une veine ombilicale volumineuse, laquelle s'enfonçait sous le bord antérieur du foie, et se divisait en deux troncs; l'un pénétrait dans le sillon horizontal, comme l'avons dit, l'autre, en quittant cet organe, se rendait dans la veine cave inférieure du fœtus droit avant sa bifurcation; 2° l'ouraque situé au-dessous du prolongement intestinal; 3° deux artères ombilicales; 4° une artère et deux veines omphalo-mésentériques.

Quoiqu'il soit facile d'apprécier les rapports qui existent entre l'organisation de ces enfants et les dispositions principales de leur système sanguin, il ne sera pas inutile d'arrêter un instant l'attention sur les coïncidences les plus remar-

---

(1) Pl. XVII, *f*, *d*, A.

(2) Pl. XVII, 5, A, B.

(3) Pl. XVII, 11, A, B.

quables, telles que : 1° la duplicité des veines ombilicales avec la dualité des plans supérieurs ; 2° l'unité des artères ombilicales avec l'unité du plan inférieur ; 3° la persistance des vaisseaux omphalo-mésentériques avec l'état insolite du canal intestinal dans le cordon ; 4° le volume de l'artère ombilicale du fœtus gauche, plus grand que celui de la même artère du fœtus droit, coïncidant avec la différence des développements des deux enfants; 5° l'absence, chez chaque enfant, d'une artère spermatique, correspondant à l'absence d'un testicule chez chacun d'eux; 6° l'absence d'une mésentérique inférieure en rapport avec l'absence d'un gros intestin ; 7° la présence de deux troncs céliaques représentant deux foies, deux rates, deux estomacs ; 8° l'existence de quatre artères rénales avec quatre reins; 9° l'existence de deux fémorales antérieures, appartenant l'une à un enfant, la seconde à l'autre, et développant une cuisse et une jambe pour chacun des fœtus; 10° la présence en arrière de deux fémorales rudimentaires, en rapport avec l'état rudimentaire du bassin postérieur et des membres qui lui étaient annexés; 11° la communauté des organes contenus dans le bassin, en rapport avec la communauté des artères qu'ils recevaient de chaque enfant; 12° l'écartement des artères sous-clavières du fœtus droit, produisant l'écartement des mammaires internes, celles-ci déterminant à leur tour l'isolement des deux sternum; 13° enfin, ces derniers effets dépendant eux-mêmes du volume démesuré du cœur.

Quant à ce dernier organe, il formait une vaste poche (1) occupant tout le diamètre transverse de la poitrine; il pré-

---

(1) Pl. XVIII, A, A, B.

sentait, sur sa partie moyenne, un sillon dans lequel était logée l'artère cardiaque. Ce sillon la divisait en partie droite et gauche, de sorte qu'extérieurement on eût cru à l'existence de deux ventricules, mais intérieurement la cavité était unique. Dans le plissement correspondant au sillon externe on voyait, en dedans et en bas, un rudiment de cloison qui, en cet endroit, séparait en deux loges cette vaste cavité. La loge droite, ou partie droite, était plus en rapport que la gauche avec l'insertion de l'aorte, et, au contraire, l'artère pulmonaire très-grêle s'implantait plus manifestement encore dans la partie gauche. Le canal artériel, plus volumineux que l'artère pulmonaire, s'insérait à la fin de la courbure aortique. Une oreillette très-étendue surmontait ce cœur et s'étendait plus en arrière qu'en devant; elle recevait une artère assez forte; sa cavité n'était séparée que par un plissement peu marqué de la cavité ventriculaire; les veines caves s'implantaient sur ses deux côtés. Les deux poumons, situés en arrière, étaient comprimés par le cœur et peu développés; le droit, quoique moins comprimé que le gauche, n'avait que deux lobes (1); le gauche en offrait trois, il était appliqué contre les côtes à la manière des poumons des oiseaux. Ces détails suffisent pour expliquer le mélange du sang rouge et noir, et rendre raison de la mort instantanée du fœtus immédiatement après l'accouchement.

---

(1) Pl. XVIII, *f*, B.

## Article XXVII.

*Du système nerveux de Ritta-Christina.*

Le système nerveux de Ritta-Christina était beaucoup moins compliqué que le système sanguin ; les moelles épinières (1) se prolongeaient, comme à l'ordinaire, dans le canal vertébral (2), et se terminaient par le faisceau de nerfs dont on a désigné l'ensemble par le nom de *queue de cheval* (3). Chaque moelle épinière se trouvait renflée vis-à-vis de l'insertion des nerfs des membres inférieurs, mais ces renflements présentaient une disposition inverse chez les deux enfants, relative au membre abdominal dont chacun d'eux était privé.

On sait que les renflements de la moelle épinière coïncident, chez les vertébrés, avec le développement des extrémités auxquelles ils correspondent (4), que leur volume est en raison directe de leur force ; on sait encore que, chez les animaux privés de membres, la moelle épinière est dépourvue de ces renflements : il en est de même de l'embryon humain à l'époque où ses extrémités n'ont pas donné encore signe d'existence. Chez les monstres privés d'un bras, le renflement supérieur n'est patent que du côté du membre conservé ; chez ceux privés d'une cuisse, le renflement inférieur

(1) Pl. X, fig. 2, A.

(2) Pl. X, fig. 3, B.

(3) Pl. X, fig. 2, 3, *c*, *c*, *d*.

(4) Voyez Anat. comparée de l'encéphale ; Ire et IIIe parties.

offre exactement la même disposition. Or, nos deux enfants étaient dans ce dernier cas, il manquait une cuisse à chacun d'eux, la droite à Christina, la gauche à Ritta : cette défectuosité était empreinte sur le renflement intérieur de chaque moelle épinière ; celui de Christina (1) était déprimé à droite, celui de Ritta l'était à gauche (2) ; les nerfs et les ganglions (3) correspondants étaient sensiblement diminués de volume ; tous ces effets étaient sensibles par la comparaison des renflements (4) des ganglions (5) et des nerfs (6) placés en face des membres conservés. L'absence des membres avait atrophié la partie du système nerveux qui leur était destinée, de telle sorte qu'elle n'égalait au plus que le tiers du volume des nerfs congénères.

Du reste, les branches nerveuses de Ritta (7) et celles de Christina (8) formaient un plexus lombaire dont les rameaux supérieurs extrêmement déliés se portaient vers l'abdomen postérieur, tandis que les inférieurs, convergeant les uns vers les autres, se réunissaient, s'entrelaçaient sur la ligne médiane (9), et formaient, avec les nerfs sacrés, le plexus connu sous cette dernière dénomination. De ce dernier plexus

---

(1) Pl. X, fig. 2, *b*, *a*, *d*, *d*.
(2) Pl. X, fig. 3, *a*, *b*, *d*, *d*.
(3) Pl. X, fig. 2 et 3, *f*, *f*, *f*.
(4) Pl. X, fig. 2, 3, *a*, *c*, *c*.
(5) Pl. X, fig. 2, *e*, *e*, *e*, *c*.
(6) Pl. X, fig. 3, *e*, *e*, *e*, *c*.
(7) Pl. VIII, fig. 3, *a*, *c*, *y*.
(8) Pl. VIII, fig. 3, *a*, *z*, *y*.
(9) Pl. VIII, fig. 3, *z*, *z*, *y*, *y*.

partait un double faisceau nerveux (1) qui se dirigeait en arrière, et sortait du bassin au-dessous du petit tubercule (2) qui rappelait le lieu où se fussent placés les membres surnuméraires s'ils eussent existé. Ces faisceaux envoyaient des rameaux aux muscles fessiers du bassin postérieur. D'après ces rapports, on ne peut les meconnaître pour les analogues des nerfs sciatiques. En outre, quelques filets du plexus sacré se portaient dans l'utérus postérieur (3), et dans les poches fibreuses (4), simulant les rudiments d'un second rectum. Si l'on ajoute à ces détails que chez Ritta (5), de même que chez Christina (6), il existait deux nerfs diaphragmatiques et deux pneumo-gastriques, on aura tout ce qui a paru digne d'être noté dans le système nerveux de la vie animale de nos deux enfants.

Le système nerveux de la vie organique, ou le nerf grand sympathique, était double chez chaque enfant, sauf quelques modifications de leur partie inférieure. Chaque nerf se comportait comme à l'ordinaire, sans différence dans son mode de distribution, depuis la tête jusqu'au milieu de la région lombaire des deux colonnes vertébrales. Cette normalité se conçoit pour la tête, les cols et les poitrines, à raison de l'état des organes de la circulation et de la respiration; mais elle a lieu de surprendre dès l'entrée du grand sympa-

(1) Pl. IX, *g*, *g*, R.
(2) Pl. IX, *x*.
(3) Pl. VIII, fig. 3, *f*, 2, 3.
(4) Pl. VIII, fig. 3, *h*, *h*, *h*, *h*.
(5) Pl. IV, fig. 1, *q*, *q*.
(6) Pl. IV, fig. 2, *m*, *n*.

thique dans l'abdomen, à cause de l'absence de l'un des reins chez chacun de nos enfants.

Car on sait que les petits nerfs splanchniques paraissent presque exclusivement destinés aux plexus rénaux ; or, le plexus rénal droit manquant chez Christina, et le gauche chez Ritta, on devait s'attendre à ne pas rencontrer ces nerfs des côtés correspondants à l'absence des reins et de leur plexus. Il n'en était rien ; le petit splanchnique droit de Christina, et le gauche de Ritta, existaient comme si les reins eussent été présents, leur terminaison ou leur origine était seule changée ; ces nerfs se rendaient de chaque côté dans le plexus mésentérique supérieur.

Chez Christina, le nerf grand splanchnique, les ganglions semi-lunaires, le plexus solaire et ses divisions nombreuses, ne présentaient rien de différent de l'état normal. Chez Ritta, le plexus solaire n'offrait d'autre différence que celle de la transposition de quelques-unes de ses parties. Ainsi le plexus hépatique se trouvait à gauche au lieu d'être à droite, et le plexus splénique était tourné à gauche au lieu d'être du côté droit. En outre le plexus mésentérique inférieur manquait chez Ritta.

Après que les grands sympathiques avaient produit les grands et les petits splanchniques, ils descendaient sur les côtés de chaque colonne vertébrale, et présentaient, sous le rapport de leur grosseur, quelques différences notables. Celui du côté droit de Christina, de même que celui du côté gauche de Ritta, étaient beaucoup moins forts que leurs moitiés congénères. Parvenus, celui de Ritta à la hauteur de la quatrième vertèbre lombaire (1), et celui de Christina au ni-

(1) Pl. VIII, fig. 3, *c*, R.

veau de la cinquième (1), ces deux nerfs s'inclinaient l'un vers l'autre pour se rendre de concert dans le méso-colon iliaque du côté de Christina, où ils formaient la grande partie du plexus mésentérique inférieur ; les autres nerfs composant ce plexus provenaient du grand sympathique gauche de Christina. Là se terminait en quelque sorte le grand sympathique droit de Christina et le gauche de Ritta ; immédiatement au-dessous, se trouvait une intersection marquée des deux côtés par une absence complète des ganglions et des filets de communication (2). Il est à remarquer que vis-à-vis cette intersection, les ganglions et les filets du grand sympathique des côtés opposés augmentaient de volume, de sorte qu'ils étaient plus forts qu'ils ne le sont ordinairement chez les enfants de cet âge.

Mais bientôt le grand sympathique reparaissait dans la région sacrée, un peu plus tôt chez Christina (3), un peu plus tard chez Ritta (4) : chez la première, il existait trois ganglions sacrés qui remontaient jusqu'au voisinage de la troisième pièce du sacrum ; il n'y en avait qu'un seul duquel partaient plusieurs filets qui communiquaient avec les nerfs sacrés. De chaque ganglion de Christina se détachaient également des filets qui se rendaient dans les mêmes nerfs. Ces ganglions de terminaison du grand sympathique occupaient leur place ordinaire sur la face antérieure

(1) Pl. VIII, fig. 3, *c*, *c*.

(2) Pl. VIII, fig. 3, *a*, *a*.

(3) Pl. VIII, fig. 3, *b'*, *b'*, *b'*.

(4) Pl. VIII, fig. 3, *d*, *e*.

du sacrum; parvenu à la base du coccix (1), chacun d'eux produisait un rameau qui, courbé en anse, s'anastomosait avec un rameau semblable provenant du grand sympathique du côté opposé (2). De la convexité de cette anse nerveuse se détachaient quelques rameaux qui se répandaient sur la face antérieure du coccix (3). On voit, d'après cette description, que là où manquaient les viscères, comme les reins et une partie des gros intestins, là manquait aussi la portion viscérale du système nerveux du grand sympathique. Chez l'hépato-dyme mâle (4), les grands sympathiques n'étaient pas interrompus (5), à cause sans doute de l'existence des prolongements intestinaux (6) dans le cordon qui remplaçait, en quelque sorte, la partie absente du gros intestin. Du reste, chez ce dernier, les deux plexus rénaux se trouvaient chez chaque fœtus, parce que chacun avait ses deux reins; chez l'un, le plexus spermatique droit manquait avec le testicule et son artère du même côté; chez l'autre, c'était le plexus spermatique gauche. Chez les hépato-dymes acomplexes que j'ai observés, les plexus cardiaques et les ganglions semi-lunaires étaient pénétrés comme les estomacs; les plexus mésentériques supérieurs des deux enfants n'en formaient qu'un seul, tandis que les deux plexus mésentériques inférieurs étaient parfaitement isolés et distincts.

---

(1) Pl. VIII, fig. 3, *b'*, *a*, *d*, *e*.

(2) Pl. VIII, fig. 4, *a*, *a*, *a*, *e*, *e*, *d*.

(3) Pl. VIII, fig. 3, *d*, *e*, *z*, *a*, *b*, *x*.

(4) Pl. XIX, B, 10, 9, *d*, 8, 6, 7.

(5) Pl. XIX, A, 1, 2, *k*, 5.

(6) Pl. XVII, *d*, *e*, *t*, *f*.

## Article XXVIII.

*Description et disposition des viscères abdominaux de Ritta-Christina et des hépato-dymes.*

Cette description doit avoir pour objet la position, le nombre et le rapport de ces organes, plus que leur forme. Les formes sont, en effet, peu changées, à l'exception de celle des organes hépatiques qui se sont pénétrés, et que de deux organes, elles n'aient produit qu'un seul, devenu complexe par cette coalescence (1). Mais cette pénétration, que naguères on eût regardée comme fortuite et peu essentielle, devient, au contraire, la clef de tous les changements qui se sont opérés dans ces viscères; elle reconnue et déterminée, les autres modifications organiques en dérivent nécessairement; les viscères propres à chaque enfant se disposent et s'arrangent d'après la position prise par l'organe hépatique qui lui correspond. Or, ils se sont coordonnés chez nos deux enfants, d'après l'ordre voulu par la manière dont s'est opérée la pénétration des deux foies. Cette pénétration est donc le point essentiel à bien reconnaître.

D'abord, le enfants se sont rapprochés par leur face latérale (2) ou les flancs ; deux de leurs hypocondres ont ainsi été ramenés l'un vers l'autre; de ce rapprochement est résultée une cavité vaste (3), occupée dans tous les temps

(1) Pl. III, 6, *h*, 5.
(2) Pl. XI, n° 5, 6.
(3) Pl. V, *b'''*, A, B.

par les organes hépatiques. Ces organes, logés primitivement dans la même cavité, se sont touchés, pénétrés et confondus, par les faces qu'ils se présentaient mutuellement. Reste à déterminer les parties de chacun des foies amenées au contact. Un fait évident conduit à cette détermination; c'est celui qui fut manifeste à l'ouverture de l'abdomen. On vit sur la ligne médiane, et au-dessous du diaphragme (1), deux éminences hépatiques (2), séparées par une échancrure antéro-postérieure. En soulevant ces éminences (3) de manière à mettre en évidence la face concave du foie, on remarqua, au point de leur jonction, la veine ombilicale commune (4) se bifurquant à quelques lignes de son entrée, pour traverser en particulier chacun des organes hépatiques. Cette position des veines ombilicales, le volume de ces éminences, leur sommet un peu conique, les firent reconnaître pour les petites extrémités de chacun des foies. Cette partie déterminée en prolongeant une ligne dans le sens de l'insertion des veines ombilicales (5), on divisa cette masse hépatique en deux parties, l'une gauche (6) appartenant à Christina, l'autre droite (7) appartenant à Ritta. Ces deux moitiés, quoique de volume inégal, étaient symétriques, en ce sens que l'on remarquait sur l'une (8) les mêmes parties que sur

(1) Pl. II, *b*.
(2) Pl. II, L, L.
(3) Pl. III, *h*, B, 6, *c*.
(4) Pl. III, C, B.
(5) Pl. VI, fig. 1, ligne pointillée.
(6) Pl. VI, fig. 1, A, *b*.
(7) Pl. VI, fig. 1, B, *m*.
(8) Pl. VI, fig. 1, *a*, *c*, *d*, *i*, A.

l'autre (1). L'extrémité postérieure de la ligne avait donc divisé les deux grosses extrémités des foies. Ces deux grosses extrémités réunies s'étaient logées dans la vaste cavité des hypocondres (2), tandis que les petites extrémités étaient restées disjointes à la partie antérieure des deux abdomens (3). Une partie des bords abdominaux s'était également pénétrée (4), tandis que les bords opposés ou vertébraux (5) étaient restés complètement dégagés.

Les bords et les extrémités des foies déterminés, il est aisé de reconnaître les parties diverses et analogues qui se trouvaient à droite et à gauche de la ligne médiane de ce foie coalescent ou complexe. En premier se voyaient deux éminences, portes antérieures, celle du foie de Ritta (6), celle du foie de Christina (7). Le sillon transversal était situé plus en dehors, occupé par les veines portes et leurs sinus. La veine porte et le sinus de Christina (8) étaient plus développés que le sinus et la veine porte de Ritta (9). En arrière de ce sinus et vers les grosses extrémités des foies, il existait de chaque côté un ventricule (10) et des canaux

(1) Pl. VI, fig. 1, B, *l*, *q*, *m*, *t*, *o*.
(2) Pl. III, *b*, n° 4, 4.
(3) Pl. II, *l*, *l*, B.
(4) Pl. VI, fig. 1, ligne pointillée.
(5) Pl. VI, fig. 1, *n*, B, A, *c*.
(6) Pl. VI, B, *q*, fig. 1.
(7) Pl. VI, A, *f*, fig. 1.
(8) Pl. VI, A, *i*, *i*, *i*, fig. 1.
(9) Pl. VI, B, *t*, *t*, fig. 1.
(10) Pl. VI, fig. 1, A, *j*, *j*.

biliaires (1) régulièrement développés. Entre ces sinus et les canaux biliaires se trouvaient les artères hépatiques, une pour le foie de droite (2), l'autre pour le foie de gauche (3). En devant des sinus des veines portes on rencontrait les restes du canal veineux, l'un du côté de Ritta (4), l'autre du côté de Christina (5). Au devant encore des canaux veineux était des deux côtés l'échancrure qui correspond à la veine cave inférieure, et l'ouverture des veines hépatiques de chacun des foies (6). Enfin, en dehors, ces parties étaient limitées par le lobe de Spigel, dont la forme était la même que sur un foie simple. Le lobe de Spigel de Ritta (7) était moins développé que celui de Christina (8); en général, toutes les parties du foie de Christina étaient d'un tiers plus volumineuses que les parties correspondantes du foie de sa sœur.

De tous les organes complexes qui peuvent se développer ou chez les êtres simples, ou chez les enfants associés ou doubles, le plus difficile, celui dont la composition nouvelle s'éloigne le plus de la composition du même organe normal, c'est le foie complexe. Or, on vient de voir qu'en appliquant à cette espèce d'organes les méthodes rigoureuses de l'anatomie, on parvient à déterminer avec préci-

(1) Pl. VI, fig. 1, B, *u*, *u*.
(2) Pl. VI, fig. 1, A, *k*.
(3) Pl. VI, fig. 1, B, *r*.
(4) Pl. VI, fig. 1, B, S.
(5) Pl. VI, fig. 1, A, *g*.
(6) Pl. VI, fig. 1, A, *e*, B, *p*.
(7) Pl. VI, fig. 1, B, *o*.
(8) Pl. VI, fig. 1, A, D.

sion les parties qui les constituent, que ces parties se soient pénétrées ou non. Cette anatomie, quoique nouvelle sous beaucoup de rapports, peut donc atteindre la même précision que l'anatomie ordinaire.

Cette précision est surtout nécessaire lors de la coalescence des deux foies ; car, si l'influence que nous avons attribuée à ces organes est bien la traduction exacte des faits, la double organisation constituante des hépato-dymes doit se rallier et tourner en quelque sorte autour du foie complexe. Les viscères et leurs parties composantes doivent, chez chacun des enfants, se ranger au pourtour du foie qui lui correspond, et prendre la position que leur assigne leur régulateur. Le fait de la coalescence des organes hépatiques resterait stérile, si on ne déterminait avec rigueur la manière et les points par lesquels s'est opérée leur pénétration. Venons à l'explication chez nos enfants.

Si l'on considère présentement le foie complexe de Ritta-Christina (1) dans la position qu'il avait dans l'abdomen (2), on reconnaît que la grosse extrémité du foie de Christina (3) était, comme de coutume, située dans l'hypocondre droit de l'enfant, tandis que la grosse extrémité de celui de Ritta (4) se trouvait dans son hypocondre gauche. Chez l'une, la position du foie était normale; chez l'autre, ce viscère était transposé : il avait passé de droite à gauche. Chez la première, Christina, les viscères avaient dû conserver leur

(1) Pl. III, *b*, *b*, 4, 5.
(2) Pl. V, *b''*, *a*.
(3) Pl. III, n° 4, B.
(4) Pl. III, *b*, A.

position normale, et ils l'avaient effectivement conservée chez l'autre, Ritta, l'inversion des viscères avait dû suivre celle du foie, et tous les viscères étaient effectivement transposés. Suivons comparativement chez les deux enfants ces divers mouvements, d'abord dans la poitrine, puis dans l'abdomen.

Le bord vertébral de chaque foie (1) regardait les deux colonnes vertébrales de nos enfants ; la veine cave inférieure était logée dans l'échancrure médiane de ce bord ; cette échancrure correspondait chez Chistina au côté droit de la colonne vertébrale; la veine cave (2) qui la traversait, allant rejoindre la base de l'oreillette droite (3), maintenait cette oreillette et le ventricule correspondant dans la position horizontale que le cœur affectait dans la poitrine (4). Le cœur pulmonaire se trouvait à droite et en haut (5), le cœur aortique était placé à gauche et en bas (6); et au contraire chez Ritta, le cœur pulmonaire était placé en haut et à gauche de l'enfant (7), et son cœur aortique était situé en bas et à droite (8), par la raison que la veine cave inférieure et le bord vertébral du foie correspondaient au côté gauche de la colonne vertébrale. Les deux cœurs se correspondaient ainsi qu'il suit : le ventricule gauche de Chris-

(1) Pl. VI, *n*, B, A, *c*.
(2) Pl. V, B, *d*.
(3) Pl. V, B, *d*, *c*.
(4) Pl. II, B, *e*, *d*.
(5) Pl. II, B, *e*, *j*.
(6) Pl. II, B, *d*.
(7) Pl. II, *h*, *y*, A.
(8) Pl. II, n° 1, A.

tina (1) se trouvait appliqué contre le ventricule droit de sa sœur (2); ces ventricules étant hétérogènes : les cœurs, quoique ramenés au contact, étaient restés indépendants l'un de l'autre.

Or, dans les formations ordinaires, chaque ventricule du cœur amène avec lui son poumon et ses dépendances; d'où il suit : 1° que chez Christina, le poumon à trois lobes (3) était à droite, tandis que chez Ritta (4), le poumon correspondant était à gauche; 2° le poumon à deux lobes était, par la même raison, placé à la gauche de Christina (5) et à la droite de Ritta (6); 3° d'où il suit encore que les deux poumons gauches de nos deux enfants se trouvaient dans la poitrine antérieure, tandis que les deux poumons droits étaient logés dans la poitrine postérieure; effet résultant inévitablement de la position normale de l'un de ces organes, et de la transposition de l'autre.

Ainsi, la position normale du foie de Christina avait commandé la position normale de ses poumons et de son cœur, tandis que la transposition de celui de Ritta avait déterminé et produit la transposition de son cœur et de ses organes pulmonaires. Pareillement et par la même cause, l'aorte de Christina était restée à gauche de la colonne vertébrale (7),

---

(1) Pl. II, *d*, B.
(2) Pl. II, *h*, A.
(3) Pl. II, *a*, *k*, B.
(4) Pl. II, *a*, *k*, A.
(5) Pl. II, B, *b*, *k*.
(6) Pl. II, A, *k*, *b*.
(7) Pl. V, B, *k*, *q*.

et la veine cave à droite (1), tandis que la même veine de Ritta était passée de droite à gauche (2), et l'artère aorte de gauche à droite de sa colonne vertébrale (3). Chez Christina, ces gros vaisseaux étaient restés en place; chez sa sœur, ils s'étaient transposés : ces vaisseaux avaient obéi à l'inversion du cœur, comme le cœur à son tour avait obéi à la transposition du foie. N'oublions pas de faire remarquer que, de cette position normale, d'une part, et de cette inversion, de l'autre, était advenue la séparation complète et absolue des circulations à sang rouge et à sang noir de nos deux enfants (4), d'où la possibilité de la vie aérienne, et une existence prolongée au-delà de dix mois. La vie était donc assurée par l'ordre, la position, et les rapports des viscères de la poitrine. Voyons présentement la position, l'ordre et les rapports qu'avaient affectés les viscères abdominaux pour suffire à la réparation et à l'entretien de cette vie associée.

On conçoit que c'eût été en vain que la nature eût pris ses mesures dans la poitrine, si elle eût livré au hasard l'arrangement des nombreux viscères qui encombraient le haut de l'abdomen. Mais, d'après le principe de l'évolution des organes que nous avons développé, le foie, servant de régulateur aux autres organes, tous considerés en masse et chacun d'eux pris en particulier, est obligé de se coordonner comme l'indique et le veut la position prise par l'organe hépatique. Or, chez nos deux enfants, cette position étant diverse, l'une

(1) Pl. V, *d*, *g*, B.

(2) Pl. V, A, *d*, *f*.

(3) Pl. V, A, *i*, *r*.

(4) Moins ce que nous avons déja noté chez Ritta.

étant régulière, l'autre étant transposée, tous les viscères du premier devront s'arranger et se coordonner comme à l'ordinaire, tandis que ceux du second devront se transposer en masse. L'ordre et l'arrangement que nous venons de constater dans la poitrine doit donc se continuer dans l'abdomen; des viscères nombreux que l'on remarque dans le haut de cette cavité, l'une des moitiés sera dans la position normale, et l'autre moitié sera retournée, et aura passé de droite à gauche. C'est effectivement ce qui a eu lieu.

Ainsi, l'estomac de Christina (1) est resté à gauche comme à l'ordinaire, celui de Ritta (2) s'est placé à droite; les rates ont suivi leur estomac : Christina avait la sienne à gauche (3), Ritta l'avait à sa droite (4). Les duodenum ont suivi la même impulsion : celui de Christina (5) est resté plus incliné à droite qu'à gauche, celui de Ritta a penché plus à gauche qu'à droite (6). Les pancréas ont suivi les duodenum, comme les rates avaient accompagné les estomacs. L'un a conservé sa disposition normale, c'est celui de Christina (7); l'autre a pris une disposition inverse, c'est celui de Ritta (8). Enfin les intestins grêles, prolongeant ainsi leur marche oppo-

(1) Pl. III, *g*, B.
(2) Pl. III, *g*, A.
(3) Pl. VII, *c*, B.
(4) Pl. VII, A, *c*.
(5) Pl. III, *h*, *k*, B.
(6) Pl. III, *h*, *k*, A.
(7) Pl. VII, *d*, B.
(8) Pl. VII, *d*, A.

sée (1), ont dû se réunir et se sont réunis à la fin du jejunum (2) ou au commencement de l'iléon.

Cette réunion ne pouvait manquer de s'effectuer vers cette région d'après le mécanisme même qui tenait à distance les estomacs et les duodenum. Ce mécanisme dépendait incontestablement de la position des foies. Or, d'après cette position chez les deux enfants, le cœcum de Christina devait se trouver à droite de son abdomen, et celui de Ritta devait occuper sa gauche à cause de sa transposition. Mais la gauche de Ritta et la droite de Christina se confondaient dans un même point au-dessous de l'ombilic; les intestins, en venant occuper ce point, se sont trouvés ramenés l'un vers l'autre, et maintenus là par une force à laquelle il leur était impossible de se soustraire. Leur contact en a été la suite inévitable; de ce contact est advenue leur pénétration, et de cette pénétration la dualité intestinale a été amenée à l'unité. Il n'y a eu qu'un iléon pour les deux enfants (3); il n'y a eu qu'un cœcum (4); il n'y a eu qu'un intestin colon (5); il n'y a eu qu'un rectum (6). Ainsi le voulait le principe des évolutions des organes ou la transposition de l'un des foies, et le maintien de la position normale de l'autre.

Ces doubles intestins avaient d'abord leur mésentère pro-

---

(1) Pl. VII, *e*, *e*, *e*, *e*, A, B.
(2) Pl. VII, A, A, *e*, *e*.
(3) Pl. VII, C.
(4) Pl. VII, C, D, *d*.
(5) Pl. VII, E, E, E.
(6) Pl. VII, F.

pre (1), lequel commençait au niveau du duodenum (2) et les fixait à la colonne vertébrale de chacun des enfants ; puis ces mésentères se réunissaient et se confondaient en un seul au niveau de la jonction des deux intestins grêles (3). Voici comment s'opérait la pénétration des deux mésentères : le feuillet droit du mésentère de Christina, parvenu au point de jonction des intestins, passait au-dessus des vaisseaux mésentériques, et, rencontrant là le feuillet gauche du mésentère de Ritta, les deux lames se pénétraient mutuellement, et si intimement que nulle trace de cette réunion n'était sensible sur la ligne médiane. Les deux feuillets opposés, c'est-à-dire le feuillet gauche de Christina et le droit de Ritta, accompagnaient les precédents jusqu'au point de leur pénétration ; ils les abandonnaient en cet endroit, s'accolaient l'un à l'autre, et formaient par ce moyen un autre mésentère unique, lequel enveloppait les vaisseaux propres à l'iléon commun aux deux enfants et aux gros intestins uniques ; il formait par ses radiations, le méso-iléon, le méso-cœcum, le méso-colon, et le méso-rectum. En arrière, les deux lames se portaient, en s'entr'ouvrant, la droite vers la fosse iliaque droite de Ritta, et la gauche, vers la fosse iliaque gauche de Christina.

Les ganglions mésentériques étaient placés entre les lames de ces mésentères ; ces ganglions étaient d'abord propres aux deux enfants dans toute l'étendue où les intestins et les mé-

(1) Pl. III, *k*, A.
(2) Pl. III, *k*, B.
(3) Pl. III, *l*, A, B.

sentères étaient isolés et dévolus en particulier à chacun d'eux; mais au moment où commençait la fusion des mésentères et des intestins, les ganglions mésentériques devenaient communs, puis ils s'isolaient de nouveau dans les points où les lames du mésentère s'écartaient pour former les mésocolons iliaques des deux enfants. Les vaisseaux lactés suivaient de point en point cette même disposition; les supérieurs étaient destinés en propre à chacun des enfants auquel appartenaient l'estomac, le duodenum et le jejunum. Jusque-là ce que chaque enfant mangeait et digérait servait uniquement et exclusivement à sa nutrition et à son développement; mais au point où l'intestin devenait commun, le produit de la digestion était déposé dans les glandes mésentériques communes, et de ces glandes partaient des vaisseaux efférents, qui distribuaient le produit de la digestion, une partie à Christina, une autre partie à Ritta.

Ce fait a un intérêt physiologique particulier; car on voit que, quoique Ritta mangeât beaucoup moins que sa sœur, son dépérissement n'était pas proportionné à ce défaut d'alimentation, par la raison qu'elle s'appropriait une portion de ce que mangeait et digérait sa sœur; on conçoit même qu'à la rigueur Ritta aurait pu ne pas manger du tout, sans pour cela mourir d'inanition; il eût suffi, pour prévenir ce résultat, que Christina mangeât pour deux; sa sœur eût puisé dans le réservoir commun la portion de chyle indispensable à son existence; or, recevant d'une autre part une partie du sang de Christina, sa vie eût pu s'entretenir. On voit par là que si la vie associée à ses inconvénients, elle n'est pas tout-à-fait dépourvue de quelques avantages. Ceci n'est qu'une supposition relativement à nos deux enfants, mais cette supposition a déja été réalisée; car des deux enfants associés, observés par Sigebert, l'une des têtes ne mangeait jamais, l'autre tête mangeait pour elle; or, si l'anatomie de ces enfants avait été faite avec le soin que nous nous sommes efforcé d'apporter dans celle-ci, on n'eût pas rejeté de la science un fait, par la raison qu'il n'avait pas de place marquée dans le cadre physiologique.

Les vaisseaux chylifères, partant de ces divers points, se rendaient dans le canal thorachique propre à chaque enfant; celui de Christina pénétrait dans la poitrine comme de coutume en arrière et un peu à droite de l'aorte, et s'ouvrait dans la sous-clavière gauche; celui de Ritta entrait dans la même cavité en se plaçant à la gauche de l'aorte; il débouchait ensuite dans la sous-clavière droite. Il y avait chez Ritta inversion du canal thorachique, comme il existait une transposition de l'aorte et de la veine cave inférieure. Tous ces rapports se correspondent et se suivent.

Ils étaient surtout remarquables dans le canal intestinal dégagé de ses mésentères (1); car alors, livrés à eux-mêmes, les intestins suivaient la tendance qui leur avait été imprimée par les foies, et à eux seuls ils répétaient et l'isolement et la coalescence des deux enfants : les œsophages (2) venaient rejoindre le haut des estomacs; ceux-ci (3), écartés comme l'étaient les têtes, se regardaient par leurs petites extrémités; leurs grosses extrémités étaient opposées, em-

(1) Pl. VII, A, B, P, E.
(2) Pl. VII, *a*, A, *b*, B.
(3) Pl. VII, A, *b*, B, *b*.

brassées par les deux rates (1) et leurs vaisseaux; les duodenum (2), ramenés l'un vers l'autre, étaient néanmoins séparés, et recevaient chacun leur canal cholédoque. Les pancréas étaient logés dans l'anse de leur courbure (3); ils s'ouvraient dans le duodenum un peu au-dessous du canal cholédoque. Les jejunum formaient ensuite une multitude de circonvolutions (4); celui de Christina (5) était plus long et plus large que celui de Ritta (6).

Parvenus au-dessous de l'ombilic, ces intestins convergeaient l'un vers l'autre, et se confondaient sur la ligne médiane des deux enfants. Cette union s'effectuait par une poche considérable (7), véritable cœcum quant à sa forme, et d'un diamètre égal au cœcum existant plus bas. Cette poche globuleuse avait la même structure que les autres parties du canal intestinal : elle était évidemment formée par le commencement des deux iléons; chacun des jéjunum (8) débouchait isolément dans la poche commune (9); l'ouverture propre à Christina était pourvue d'un repli de la muqueuse en forme de valvule (10); celle de Ritta (11) n'of-

(1) Pl. VII, *c*, A, *c*, B.
(2) Pl. VII, *e*, A, *e*, B.
(3) Pl. VII, *d*, A, *d*, B.
(4) Pl. VII, *e*, *e*, *e*, *e*, *e*, A, B.
(5) Pl. VII, *e*, *e*, *e*, A.
(6) Pl. VII, *e*, *e*, *e*, B.
(7) Pl. III, *i*, A, B.
(8) Pl. VII, *x*, A, *x*, B.
(9) Pl. VII, *x*, *x*, A, B.
(10) Pl. VII, A, *x*, *e*, *c*.
(11) Pl. VII, *x*, A.

frait rien de semblable. Au-dessous de cette poche existait un intestin iléon unique (1), dont le diamètre égalait celui des intestins grêles : celui-ci s'ouvrait, comme à l'ordinaire, dans le cœcum (2); ce cœcum était remarquable par la longueur de son appendice vermiculaire (3).

Ce dernier intestin était situé sur l'axe médian des deux enfants (4). Sa position à la droite du canal intestinal de Christina (5) semblait indiquer qu'il lui appartenait; mais, si l'on a égard à la transposition viscérale de Ritta, on remarquera que cette position était également celle qu'aurait dû affecter son cœcum. Néanmoins, comme ses artères provenaient principalement de Christina, il est à présumer que cet intestin lui était plus spécialement dévolu : ce qui encore porte à le croire, c'est que, d'une part, le colon ascendant, dont la direction était la même que le colon transverse, s'inclinait plus vers Christina (6), et que, d'autre part, le colon descendant et l'*S* iliaque du colon (7) de ce gros intestin unique occupaient la région lombaire et la fosse iliaque gauche de Christina. Le rectum (8), détendu par l'accumulation des matières fécales, s'inclinait légèrement du côté de Ritta; cette inclinaison paraissait produite par la fin de l'*S* iliaque du colon qui descendait jusque dans le bassin.

(1) Pl. VII, *c*, *c*.
(2) Pl. II, *q*.
(3) Pl. II, *q*, *o*, B; pl. VII, *d*, *c*.
(4) Pl. VII, *c*, D.
(5) Pl. VII, E, D, B.
(6) Pl. II, *r*, B.
(7) Pl. VII, E', A.
(8) Pl. VII, F, A, B.

Tel était le canal intestinal de nos deux enfants; d'où l'on voit encore que si les viscères de la poitrine étaient disposés de manière à permettre l'exercice de la vie extra-utérine, ceux de l'abdomen étaient combinés à leur tour de sorte à en assurer l'entretien par le versement des produits de la digestion dans les canaux thorachiques et les veines sous-clavières, et leur rejet au dehors des matières excrémentielles.

Ce rejet avait lieu par une ouverture anale (1), située au dessous des organes génitaux externes. Cette ouverture, commune aux deux enfants, était située néanmoins du côté de Christina, ce qui semble indiquer encore que le gros intestin lui appartenait plus qu'à sa sœur. Cette assertion acquiert un nouveau degré de vraisemblance par les faits qui suivent. A droite de cet anus, sur la même ligne et du côté de Ritta, se trouvait une seconde ouverture (2) analogue à la précédente; cette ouverture pénétrait dans la dernière poche (3) située derrière l'utérus antérieur, poche que l'on pouvait considérer comme un rectum rudimentaire. Ce rectum était annexé à trois autres canaux, fermés en forme de vésicules (4) et sans communication les uns avec les autres. Ces canaux, flottant dans le bassin et fixés aux méso-rectum par le dernier d'entre eux, étaient remplis par un liquide filant onctueux et un peu coloré en jaune. Leur structure était fibreuse en dehors, leurs parois épaisses; en dedans, sa membrane muqueuse tomenteuse était épaisse, et se rap-

---

(1) Pl. VIII, fig. 1, *d*.
(2) Pl. VIII, fig. 1 *c*.
(3) Pl. VIII, fig. 3, *h*, *b*.
(4) Pl. VIII, fig. 3, *h*, *h*, *h*, *h*.

prochait par son aspect de celle de l'intérieur de la vésicule du fiel. La vésicule qui débouchait au dehors était vide, et à parois moins fortes que les trois précédentes. Ces quatre vésicules, quoique sans communication les unes avec les autres, nous paraissent devoir être considérées comme un second colon avorté : nulle d'entre elles n'avait de prolongement qui pût faire soupçonner l'existence d'un appendice vermiculaire, et par conséquent de cœcum.

Les organes urinaires succédaient au canal digestif. Ces organes se composaient des deux reins (1), de quatre corps surrénaux (2), de deux utérus (3) et d'une vessie commune (4). La première chose que nous devons considérer dans cet appareil urinaire, c'est l'existence des corps surrénaux des deux côtés où manquaient les reins. Cette persistance des capsules surrénales, leur développement parfait chez l'un (5) et l'autre enfant (6), en l'absence des reins que d'ordinaire elles coiffent, prouvent l'indépendance de ces deux organes, indépendance mise en quelque sorte hors de doute par tous les faits de déplacement des reins dans lesquels les capsules sont restées à leur place accoutumée (7).

---

(1) Pl. V, *b*, *z*, A, B.
(2) Pl. V, *d*, *d'*, B, *b*, *b'*, A.
(3) Pl. V, *c*, *c'*, R, *c*.
(4) Pl. V, ''*d*.
(5) Pl. V, *b'*, A.
(6) Pl. V, *d'*, B.
(7) Voyez Histoire générale et particulière des anomalies de l'organisation, ou Traité de Tératologie, tome I, page 595, par M. Isidore Geoffroy Saint-Hilaire.

Elle résulte évidemment de l'indépendance de leurs artères, et du fait général que les vaisseaux se forment dans les parties où d'ordinaire on suppose qu'ils se terminent.

Les deux reins présents étaient le gauche de Christina (1) et le droit de Ritta (2); le premier était plus volumineux et surtout plus allongé que le second; l'échancrure interne par où sortent les vaisseaux était sur les deux plus prononcée que d'habitude. Du reste, leur structure était celle des autres reins. Chacun d'eux avait sa capsule (3) qui en surmontait le bord supérieur (4); chacun d'eux avait son uretère (5), sortant de l'organe au-dessous de l'introduction de la veine rénale (6), et s'implantant sur les côtés et à la base de la vessie. Celle-ci dans sa position ordinaire (7) était plus ample et moins conique qu'elle ne l'est chez les enfants de cet âge; elle débouchait à l'extérieur par l'ouverture de l'urètre, placée au haut des petites lèvres. Il suit de là que deux reins étrangers l'un à l'autre déchargeaient leur urine dans une vessie commune, dont la moitié appartenait à un enfant, la seconde moitié à l'autre; chaque rein avait ainsi en propre une moitié de vessie.

La vessie était unique pour les deux enfants. Cette observation a son importance; car on sait que plusieurs anato-

(1) Pl. V, *b*, *c*, B.
(2) Pl. V, *z*, R, A.
(3) Pl. V, *d'*, *c*.
(4) Pl. V, *b*, R, A.
(5) Pl. V, *c'*, A, R.
(6) Pl. V, *c'*, B, *c*.
(7) Pl. V, *d''*, *c'*, *c'*.

mistes ont considéré les organes génito-urinaires comme dépendants du développement de l'une des membranes fœtales, de sorte que l'absence ou la présence de la vessie semblerait devoir être liée à la présence ou à l'absence de l'utérus : or, il n'en est souvent rien, particulièrement dans le cas qui nous occupe.

En effet, en arrière de la vessie existait chez nos enfants un utérus (1) très-régulièrement conformé, ayant ses ligaments, ses trompes, un ovaire (2) appartenant à Ritta, un second appartenant à Christina (3), et un pavillon distinct, terminant chaque trompe utérine. De même que la vessie, cet utérus était la propriété des deux enfants. Chacun des ovaires en possédait une des moitiés; le vagin qui faisait suite à l'utérus, quoique unique, était une propriété commune. Ce partage de l'organe, qui ne se décelait dans le bassin que par les vaisseaux dont l'une des moitiés venait de Ritta et l'autre de Christina, devenait plus manifeste par la disposition de l'appareil génital externe, qui protége l'ouverture du vagin. On voyait ici que le corps caverneux gauche de Christina, se réunissant au corps caverneux droit de Ritta, formait évidemment le clitoris; on voyait que l'une des petites lèvres (4) appartenait à l'un des enfants, la seconde était à sa sœur; on voyait que des deux grandes lèvres (5) la droite était à Ritta et la gauche à Christina. L'entrée de

---

(1) Pl. V, n° 8.
(2) Pl. V, n° 10.
(3) Pl. V, n° 9.
(4) Pl. VIII, fig. 1, *c*, *c*.
(5) Pl. VIII, 1, *b*, *b*.

la vulve était unique (1) au milieu de ces deux appareils étrangers l'un à l'autre.

La composition de cet appareil génital antérieur était d'autant plus remarquable que, comme nous l'avons fait entendre il y a un instant, il existait un second utérus (2) du côté du bassin postérieur. Celui-ci, beaucoup plus petit que le précédent (3), était placé en arrière du rectum (4) : il avait ses trompes (5), leur pavillon, ses deux ovaires (6), son corps (7) et sa cavité intérieure (8); mais cette cavité était imperforée à la région du col (9). Elle formait de cette sorte un sac sans ouverture, analogue à celui que représentaient toutes les membranes séreuses. La cavité utérine renfermait une certaine quantité d'un liquide jaunâtre; la membrane interne qui la tapissait était légèrement veloutée à la manière de la face interne de la vésicule du fiel. Le vagin était représenté par un tissu fibreux dense, sans cavité distincte; il se joignait en arrière et en bas du rectum à la dernière des vésicules, qui simulait un second rectum rudimentaire. Il n'avait avec l'extérieur aucune communication; mais il était manifeste que cette communication tendait à s'opérer par l'ouverture anale placée du côté de Ritta. Au reste, l'utérus postérieur était, comme l'antérieur, commun aux deux

(1) Pl. VIII, fig. 1, *a*.
(2) Pl. V, n[os] 2, 3, 7.
(3) Pl. VIII, fig. 3, *f*, 2, 3, 4.
(4) Pl. VIII, fig. 3, *g*.
(5) Pl. VIII, fig. 2, n[os] 1, 2, 3.
(6) Pl. VIII, fig. 3, F.
(7) Pl. VIII, fig. 3, n[os] 2, 3; fig. 2, *z*, *z*.
(8) Pl. VIII, fig. 2, *a*, *b*.
(9) Pl. VIII, fig. 2, *b*.

enfants; la moitié appartenait à Christina, l'autre moitié appartenait à sa sœur.

Cette disposition des organes génitaux de Ritta-Christina montre évidemment que si, dans l'arrangement des viscères de la poitrine, de l'abdomen et du bassin, la nature avait pris ses mesures pour assurer la vie des enfants, elle n'avait pas oublié la possibilité de leur reproduction. Or, pour cette reproduction, elle avait tout combiné, pour que les plaisirs et les douleurs qu'elle entraîne fussent communs aux deux enfants. En supposant que la conception eût eu lieu dans l'utérus antérieur, un même enfant aurait eu deux mères distinctes, résultat singulier de cette vie associée ; en supposant encore que le vagin postérieur se fût ouvert à l'extérieur, des grossesses simultanées ou successives auraient pu se manifester soit en avant, soit en arrière du bassin, soit enfin dans les deux utérus en même temps.

Telle était l'organisation de Ritta-Christina, et l'influence que la position des organes hépatiques avait exercée sur la position, la connexion et les rapports des autres viscères, influence qui se trouve reproduite dans les rapports, la connexion et la situation des organes de l'hépato-dyme mâle.

Chez ce dernier, les grosses extrémités de chaque foie étaient moins pénétrées que sur Ritta-Christina, d'où il résultait que les petites étaient plus divisées et plus écartées en devant (1). Le foie de l'enfant gauche était dans sa situation normale; celui de l'enfant droit était dans une situation transposée. Le cœur du premier (2) avait la disposition de

(1) Pl. XVII, *i*, *x*, A, B.
(2) Pl. XVIII, A, *v*.

celui de Christina; la disposition du cœur du second était rendue méconnaissable par l'extension énorme qu'il avait prise (1). Les poumons du premier avaient leurs divisions normales, deux lobes à gauche et trois lobes à droite; l'inverse existait chez le second: le poumon à trois lobes se rencontrait à gauche, et celui à deux lobes à droite.

L'estomac du premier avait sa situation normale (2); la rate était adossée, comme à l'ordinaire, à sa grosse extrémité; l'estomac du second (3) avait contracté une adhérence morbide avec la base de la petite extrémité du foie correspondant, ce qui portait en avant et sur la ligne médiane sa grosse extrémité, tandis que la petite était déjetée à droite; la rate de cet estomac se trouvait en arrière et à droite. Par la position prise par l'estomac droit, cet organe se trouvait adossé au diaphragme, de sorte que sa situation était beaucoup moins oblique que de coutume; cette situation avait déplissé le duodénum de manière à le déformer complètement; il n'était reconnaissable que par l'insertion des canaux biliaire et pancréatique; le duodénum de l'enfant gauche, ainsi que son pancréas, n'avaient changé ni leur position, ni leurs rapports. A ces duodénum, succédaient des intestins grêles fort étendus, formant de chaque côté de l'abdomen de nombreuses circonvolutions (4). Ces intestins, qui étaient le jéjunum de l'un et de l'autre enfant, se ter-

(1) Pl. XVIII, A, A, B.

(2) Pl. XVII, L, B.

(3) Pl. XVII, *y*, A.

(4) Pl. XVII, *k*, *m*, *f*, *u*.

minaient dans le cordon (1) d'une manière tout-à-fait insolite même chez ces monstres, et surtout d'une manière fort différente en apparence des intestins analogues de Ritta-Christina; mais en suivant attentivement leur disposition, on reconnaissait qu'ils se comportaient comme nous l'avons dit précédemment, et qu'ils reproduisaient exactement les intestins de nos deux filles, à la circonstance près de leur fusion dans le cordon ombilical.

En effet, après que le jéjunum de l'enfant droit avait fini dans son abdomen les circonvolutions qui lui étaient propres, il remontait vers le haut de cette cavité (2), se plaçait au-dessous de l'estomac, se dirigeait vers l'ombilic, où il s'ouvrait dans une poche allongée (3). Pareillement du jéjunum de l'enfant gauche, celui-ci, dont les circonvolutions étaient plus inférieures, remontait par un pédicule creux (4) situé sur l'axe de l'abdomen, et gagnait par ce moyen la base de l'ombilic; il s'ouvrait à son tour dans la poche ombilicale, par une ouverture placée en face de la précédente, et dépourvue comme elle de tout repli valvulaire. Les deux jéjunum ainsi abouchés dans cette espèce de vésicule intestinale, un troisième intestin grêle partait de sa base et se plaçait entre les deux précédents (5). Celui-ci était évidemment un iléon commun aux deux enfants; de la base de la vésicule, il descendait au milieu de l'abdomen, et après une

(1) Pl. XVII, *e*, *t*, *d*.
(2) Pl. XVII, *e*, A.
(3) Pl. XVII, *d*, A, B.
(4) Pl. XVII, *t*, B.
(5) Pl. XVII, *f*, *d*, A, B.

étendue de huit à neuf pouces, il se terminait à un cœcum unique comme lui, et très-régulièrement conformé, ainsi que son appendice (1). Ce cœcum était placé à droite de l'abdomen de l'enfant gauche, et à gauche de l'enfant droit; situation normale des deux, si on a égard à la transposition des viscères de ce dernier. Au cœcum succédait le colon (2) qui descendait au lieu de monter, par la raison que la vésicule qui était restée dans le cordon, avait maintenu le cœcum dans une position plus élevée que celle qu'il aurait dû conserver. Le colon passait ensuite derrière l'ouraque, il se rendait dans le flanc gauche du premier des enfants, descendait dans sa fosse iliaque gauche, où il formait l'*S* iliaque (3); puis il s'enfonçait dans le bassin en donnant naissance au rectum qui s'ouvrait dans l'intérieur par un anus simple.

Tel était le canal intestinal de l'hépato-dyme mâle. Une circonstance mérite de nous arrêter un instant, c'est la vésicule située dans le cordon : sa forme était oblongue et allongée; du côté de l'abdomen elle faisait suite au canal intestinal, et avait la même structure que lui; du côté du cordon elle se terminait en un ligament fibreux solide qui se perdait dans son tissu; elle n'avait nul rapport spécial avec les vaisseaux omphalo-mésentériques conservés. Ce défaut de rapport indique que cette poche n'était pas les restes d'une vésicule ombilicale; que par conséquent elle n'était pas non plus un cœcum dont le prolongement fibreux

(1) Pl. XVII, *n*, A, B.
(2) Pl. XVII, 11, A.
(3) Pl. XVII, *m*, B.

eût été l'appendice vermiculaire; circonstances qui eussent donné un grand poids aux idées de M. Oken sur le développement primitif du canal intestinal, si on eût pu reconnaître là une vésicule ombilicale (*vesicula secundinarum*). La même remarque est applicable aux diverticules de l'iléon sur lesquels M. Meckel a appelé dans ces derniers temps l'attention des anatomistes. On ne pouvait prendre pour eux les deux premiers pédicules (1) qui entraient dans la vésicule (2), puisqu'ils appartenaient manifestement aux jéjunum; le troisième seul (3) en eût offert les caractères, puisque l'intestin dans lequel il se rendait était bien l'iléon. En procédant ainsi par voie d'exclusion, on parvient à reconnaître que cette poche correspondait exactement à celle que présentait la jonction des intestins de Ritta-Christina (4): si en effet on eût rencontré celle-ci vers l'ombilic, elle eût simulé en tout point celle de l'hépato-dyme mâle; et en dégageant la poche de ce dernier de son ombilic, et livrant ensuite les intestins à eux-mêmes, ils simulèrent et reproduisirent toutes les dispositions que nous avons remarquées dans cette portion du canal intestinal de nos deux filles. Cette poche ombilicale n'était donc que la dilatation ordinaire de l'intestin au point de jonction des deux jéjunum, dilatation maintenue accidentellement dans le cordon par l'espèce de ligament fibreux qui se prolongeait dans son tissu.

(1) Pl. XVII, *e*, *t*.
(2) Pl. XVII, *d*.
(3) Pl. XVII, *f*, *d*.
(4) Pl. XVII, A, A, *x*, *x*.

Les organes génito-urinaires de l'hépato-dyme mâle confirmaient également les vues que nous avons émises à l'occasion de leur indépendance. Chez nos filles, il se trouvait un appareil génital double avec un appareil urinaire simple; c'est l'inverse qui se produit chez l'hépato-dyme mâle. Il n'y avait qu'un seul pénis pour les deux enfants (1), dont la moitié droite venait de l'un d'eux, et la moitié gauche provenait de son frère; cette double composition se répétait de point en point dans les corps caverneux, dans les artères, les veines, les nerfs, et dans les muscles qui entrent dans la composition de cet organe; les bourses étaient divisées et distinctes comme à l'ordinaire, mais l'une d'elles était la propriété de l'enfant de droite, la seconde appartenait à l'enfant de gauche. Il n'y avait également qu'un seul testicule de chaque côté (2), lesquels se comportaient exactement comme ils le font chez un enfant ordinaire. Il suit de là que, si ces enfants étaient parvenus à l'âge de puberté et qu'ils eussent eu des rapports féconds avec une femme, chacun de leurs propres enfants eût eu deux pères, et malgré cette double origine, il est à présumer qu'ils n'eussent rien offert d'insolite dans leur structure.

A côté de ces organes génitaux simples se trouvait un appareil urinaire double, et croisé d'un enfant à l'autre de la manière qui suit. La vessie antérieure (3), dévolue par moitié à chaque enfant, envoyait comme à l'ordinaire son ouraque dans le cordon, et se continuait comme à l'ordi-

---

(1) Pl. XVII, n° 3.

(2) Pl. XVII, n^os^ 2, 2.

(3) Pl. XVII, *h*.

naire aussi avec le canal de l'urètre du pénis; en arrière et sur les côtés elle recevait deux uretères (1), dont l'un venait du rein gauche de l'enfant, A (2), et l'autre du rein droit de l'enfant, B (3). Cette vessie, ces uretères et ces reins répétaient exactement l'appareil urinaire de Ritta-Christina. Derrière cette vessie se trouvait le rectum (4), et derrière encore ce rectum se voyait une seconde vessie (5). Celle-ci était arrondie et imperforée par le bas, elle adhérait par ce bas-fond avec le rectum et avait une tendance manifeste à s'ouvrir dans son intérieur; en haut, elle présentait à gauche deux uretères (6) qui se rendaient dans le rein droit de l'enfant, A; sur le côté, elle offrait un autre uretère qui venait du rein gauche de l'enfant, B (7) : chacun de ces appareils urinaires avait ses reins spéciaux. Les deux reins de l'enfant, A, (8) étaient réunis en forme de croissant sur la partie antérieure de la colonne vertébrale, et embrassaient l'aorte (9) qu'ils recouvraient en cet endroit; ils répétaient dans l'abdomen la disposition que présente au col le corps thyroïde, leur réunion s'effectuait de la même manière, par la pénétration de leur angle inférieur. Ces reins étaient l'un et l'autre surmontés de leur capsule surrénale. Les reins de

(1) Pl. XVIII, *y*.
(2) Pl. XVIII, *o*, A.
(3) Pl. XVIII, *j*, B.
(4) Pl. XVIII, *m*, *m*.
(5) Pl. XVIII, *n*.
(6) Pl. XVIII, *n*, A.
(7) Pl. XVIII, *x*, B.
(8) Pl. XVIII, P, A.
(9) Pl. XVIII, *z*.

l'enfant, B, étaient isolés et placés comme à l'ordinaire, l'un à la droite, l'autre à la gauche de l'aorte (1), mais leur situation était changée ; au lieu de perpendiculaire elle était horizontale (2), de sorte que leur bord convexe se trouvait en haut, tandis que leur bord concave, ou l'échancrure par où sortaient les uretères (3), regardait en bas. Les capsules surrénales (4) dont chaque rein était coiffé (5) avaient éprouvé le même déplacement. Le double appareil urinaire de cet hépato-dyme, uni à un appareil génital simple, reproduisait dans un sens inverse le double appareil génital de Ritta-Christina, uni à un simple appareil urinaire. La répétition n'était pas limitée à leur composition, dont la moitié provenait de l'un des enfants, et la seconde moitié de l'autre, elle s'étendait encore à leur degré de développement : ainsi l'utérus postérieur de Ritta-Christina était privé de la portion d'appareil urinaire qui aurait dû lui correspondre, comme l'appareil urinaire postérieur de l'hépato-dyme mâle était dépourvu de l'appareil génital qui aurait dû lui revenir. L'absence de ce dernier appareil avait produit l'imperforation de la vessie postérieure, de même que la privation de l'appareil urinaire avait déterminé l'imperforation de l'utérus postérieur de Ritta-Christina. Les effets étaient réciproques chez les deux hépato-dymes. En outre chez Ritta-Christina l'appareil génital antérieur avait opéré tous ses développe-

---

(1) Pl. XVIII, *v*, B.
(2) Pl. XVIII, *l*, *i*, B.
(3) Pl. XVIII, *x*, *j*, B.
(4) Pl. XVIII, *k*, B.
(5) Pl. XVIII, *i*, B.

ments, de manière à pouvoir remplir les fonctions qui lui sont attribuées, de même que chez l'hépato-dyme mâle l'appareil urinaire antérieur était le seul propre à compléter la fonction urinaire. Les développements réguliers de ces deux appareils étaient en avant, et leurs avortements en arrière, résultat général et constant dans l'organisation de la duplicité monstrueuse.

Enfin, chez les deux hépato-dymes, il n'existait qu'un seul placenta complexe, qu'un seul cordon ombilical pour les deux enfants : la dualité avait été ramenée à l'unité par l'effet de leur coalescence; les associations des organismes s'étaient effectuées en vertu des règles que nous avons exposées, et une organisation complexe, viable dans le premier cas et mortelle dans le second, était sortie de ces doubles associations.

Ici se termine la tâche que je m'étais imposée dans ce travail.

# EXPLICATION DES PLANCHES

*De la Théorie des formations et des déformations organiques, appliquée à l'anatomie de* Ritta-Christina, *et de la Duplicité monstrueuse.*

### PLANCHE I.

*Ritta-Christina représentée moitié de grandeur naturelle.*

A. Partie supérieure de la poitrine coalescente; rapprochement de l'organe mammaire droit de Christina et gauche de Ritta.

E. Partie inférieure de la poitrine antérieure.

B, B. Moitiés latérales de l'abdomen antérieur appartenant, la droite à Ritta, la gauche à sa sœur.

C, C. Bosses occipitales des deux enfants.

D. Pubis commun.

F. Cuisse et jambe de Christina.

G. Cuisse et jambe de Ritta.

### PLANCHE II.

*Viscères du thorax et de l'abdomen, dans leur situation respective et leurs rapports.*

A. Ritta. B. Christina.

*a*. Péricarde unique environnant les deux cœurs et l'insertion des gros vaisseaux.

*b*, *b*. Diaphragme unique séparant les poitrines de l'abdomen.

*c*. Cœur de Christina. *d*. Ventricule gauche. *e*. Ventricule droit. *i*. Artère aorte. *j*. Artère pulmonaire. *f*. Cœur de Ritta. *h*. Ventricule droit ou pulmonaire. *g*. Ventricule gauche. *i*. Aorte. *j*. Artère pulmonaire.

*k*, *k*, *k*, *k*. Poumons.

*l*, *l*. Petites extrémités des foies séparées l'une de l'autre par une scissure médiane.

*m*, *m*. Les deux estomacs séparés par la masse des intestins grêles. *n*, *n*. Les deux rates adossées à la grosse extrémité de chaque estomac.

*o*, *o*, *o*, *o*. Intestins grêles placés en partie du côté de Ritta, et en partie du côté de Christina.

*p*. Point de réunion des jéjunum en un seul intestin grêle. *q*. Cœcum avec son appendice vermiculaire. *r*. Gros intestin unique, placé plus spécialement du côte de Christina.

## PLANCHE III.

*Les viscères de la poitrine ayant été enlevés, les organes hépatiques ont été renversés pour mettre à découvert leur face concave, et apprécier l'influence de leur position sur la situation et les rapports des viscères de l'abdomen.*

A. Ritta. B. Christina.

*a*, *a*. Bord du diaphragme relevé.

*b*, *b*. Face inférieure du foie complexe. *c*. veine ombilicale oblitérée et unique jusqu'à son entrée dans la scissure hépatique où s'opérait sa division. *b*, 4. Grosses extrémités de chaque foie réunies. *b*, 6. Petites extrémités des mêmes organes. *d*, *d*. Lobes de Spigel recouverts par l'épiploon gastro-hépatique. *e*, *e*. Vésicules biliaires.

*f*, *f*. Pancréas recouverts par le péritoine.

*g*, *g*. Estomacs vus par leur face inférieure.

*h*, *h*, *h*, *h*. Intestins grêles mis en rapport avec le côté abdominal auquel ils correspondaient.

*i.* Point de réunion des deux jéjunum, indiquant la dilatation opérée par leur jonction. *j.* Gros intestin.

*k*, *k.* Commencement de chaque grand mésentère. *l.* Réunion des deux grands mésentères formant une arcade, dont la convexité était en bas et la concavité en haut. *m*, *m.* Ligne pointillée indiquant la position et l'anastomose des deux artères mésentériques supérieures.

*n.* Utérus postérieur. n° 2. Ovaire de Ritta. 4. Sa trompe et son pavillon. n° 3. Ovaire de Christina. 4. Son pavillon et sa trompe.

*c*, *c.* Cuisses des deux enfants.

## PLANCHE IV.

*Position respective de chaque cœur, insertion de leurs principaux vaisseaux.*

FIGURE I.

R. *Cœur, vaisseaux et trachée-artère de Ritta.*

*a*, *a.* Partie du péricarde commun.

*b.* Ventricule aortique situé au côté droit de la poitrine. *d.* Oreillette de ce ventricule. *c.* Ventricule pulmonaire placé à gauche du thorax. *e.* Oreillette de ce ventricule. *f.* Artère aorte. *g*, *d.* Les deux carotides primitives. *h*, *h.* Les deux sous-clavières. *i.* Artère vertébrale du côté droit. *j.* Aorte descendante située au côté droit de la colonne vertébrale. *k.* Artère pulmonaire. *l.* Canal artériel. *m.* Veine cave supérieure gauche s'ouvrant dans l'oreillette pulmonaire. *n.* Veine azygos du même côté. *o.* Veine cave supérieure droite s'ouvrant dans l'oreillette aortique. *p.* Veine azygos du même côté.

*q*, *q.* Nerfs diaphragmatiques.

*r.* Poumon à deux lobes, situé dans la cavité droite du thorax. *s.* Poumon à trois lobes, situé dans la cavité gauche de la poitrine.

*t.* Corps thyroïde.

*u.* Trachée-artère.

FIGURE II.

C. *Cœur, vaisseaux et trachée-artère de Christina.*

*a*. Portion du péricarde commun aux deux cœurs.

*b*. Ventricule aortique placé du côté gauche du thorax.

*c*. Ventricule pulmonaire placé à droite de la même cavité.

*d*. Oreillette du ventricule aortique. *e*. Oreillette du ventricule pulmonaire. *f*. Artère aorte offrant en ce point une dilatation. *g*. Origine commune de la carotide et de la sous-clavière droites. *h*. Sous-clavière gauche. *g'*. Carotide primitive gauche.

*i*. Aorte descendante située au côté gauche de la colonne vertébrale.

*j*. Artère pulmonaire.

*k*. Canal artériel oblitéré.

*l*. Veine cave supérieure s'ouvrant dans l'oreillette droite.

*m*, *n*. Nerfs diaphragmatiques.

*o*. Poumon à trois lobes, placé comme à l'ordinaire dans le côté droit de la poitrine et moins ample que celui du côté opposé. *p*. Poumon à deux lobes, situé dans le côté gauche de la poitrine et plus développé que le précédent.

*q*. Corps thyroïde.

*r*. Trachée-artère.

## PLANCHE V.

*Le foie complexe ayant été enlevé, les cœurs et les poumons ont été renversés en haut pour montrer les rapports des veines caves inférieures et des aortes; les intestins ont été détachés pour faire apprécier les rapports des deux utérus avec le rectum.*

A. Ritta. B. Christina.

1° Organes particuliers de Ritta.

*b*. Cœur soulevé, vu par sa partie inférieure. *b*, *b*. Oreillette et ventricule aortiques situés à droite.

*c*,*c*. Oreillettes et ventricule pulmonaire placés à gauche.

*d*. Veine cave inférieure s'ouvrant à la fois dans les deux oreillettes.

*e*, *e*. Insertion des veines hépatiques.

*f*. Veine rénale.

*b'*. Veine iliaque externe.

*i*. Aorte descendante placée du côté droit de la colonne vertébrale.

*j*. Tronc céliaque déjeté à gauche de l'aorte.

*k*. Artère mésentérique supérieure.

*l*. Artère rénale droite.

*m*. Artère diaphragmatique droite, produisant la capsulaire du même côté.

*b*. Diaphragmatique et capsulaire du côté gauche.

P. Gros tronc artériel que nous verrons à la planche VIII s'anastomoser avec une branche de l'artère aorte de Christina.

*q*. Origine de l'artère sacrée moyenne.

*r*. Artère hypogastrique.

*s*. Artère iliaque externe.

*t*. Iliaque interne. *u*, *u*. Fessières et ischiatiques.

*v*. Artère ombilicale oblitérée, d'un calibre moindre que celle du côté opposé.

*x*. Tronc commun de la moitié droite des artères vésicales et utérines antérieures.

*y*, *y*, *y*, *y*. Poumons soulevés.

*z*. Rein droit.

*b*, *b*. Capsules surrénales doubles.

*c*. Uretère.

*a*, *a*. Diaphragme séparant les poitrines de l'abdomen.

*b''*. Vaste cavité occupée par le foie complexe.

2° Organes particuliers de Christina.

*a'*. Cœur soulevé, vu par sa face intérieure.

*b*, *b*. Cavités gauches du cœur.

*c*, *c*. Cavités droites du même organe.

*d*. Entrée de la veine cave intérieure dans l'oreillette droite.

*e*, *e*. Veines hépatiques.

*a*, *a*, *a*, *a*. Organes pulmonaires.

*f*. Veine rénale.

*g*. Veine iliaque primitive gauche.

*h*. Veine iliaque externe.

*j*. Tronc veineux représentant l'iliaque primitive droite, et ayant une distribution particulière. Voyez Planche VIII.

*k*. Aorte descendante dans la situation qui lui est ordinaire.

*l*. Tronc céliaque déjeté à droite de l'aorte.

*m*. Artère mésentérique supérieure.

*n*. Artère mésentérique inférieure unique pour les deux enfants.

*o*. Artère rénale.

P, P. Artères diaphragmatiques et capsulaires.

*q*. Fin de l'aorte abdominale.

*r*. Artère iliaque primitive du côté gauche.

*s*. Artère iliaque externe.

*t*. Artère iliaque interne.

*n*, *n*, *n*. Branches de l'artère hypogastrique.

*o*. Artère ombilicale, oblitérée et plus volumineuse que la précédente.

*x*. Tronc commun à la vésicale gauche et à l'artère utérine antérieure.

*y*. Artère sacrée moyenne.

*z*. Artère représentant l'artère iliaque primitive droite de Christina. (Voyez planche VIII.)

*b'*. Rein gauche de Christina.

*c'*. Uretère de ce rein.

*d'*, *d'*. Capsules surrénales doubles.

*e'*. Colonne vertébrale.

3° Organes communs aux deux enfants.

*a*, *a*, *a*, *a*. Diaphragme complexe séparant les poitrines de l'abdomen.

*b''*. Vaste cavité occupée par le foie complexe.

N° 5. Face interne du petit abdomen postérieur.

*d''*. Vessie unique recevant les deux uretères.

N° 8. Utérus antérieur correspondant aux parties externes de la génération.

N° 9. Ovaire, trompe et pavillon appartenant à Christina.

N° 10. Ovaire, trompe et pavillon appartenant à Ritta.

N° 4. Rectum distendu par les matières stercorales et interposé entre les deux utérus.

N° 2. Ovaire de Ritta de l'utérus postérieur.

N° 6. Sa trompe et son pavillon.

N° 3. et 7. Ovaire, trompe et pavillon de la moitié de l'utérus postérieur appartenant à Christina.

## PLANCHE VI.

*Représentant la face inférieure du foie complexe, et la structure intérieure des cœurs de Ritta-Christina.*

### FIGURE I.

*Foie complexe.*

A. Foie de Christina.

B. Foie de Ritta.

Ligne pointillée marquant la trace de leur pénétration.

1° Foie de Christina. A.

*a*. Grosse extrémité ou grand lobe.

*b*. Petite extrémité ou moyen lobe.

*c*. Échancrure correspondant à la colonne vertébrale.

*d*. Lobe de Spigel ou petit lobe.

*e*. Échancrure dans laquelle était logée la veine cave inférieure. On y voit l'orifice des veines hépatiques.

*f*. Éminence porte antérieure.

*g*. Sillon longitudinal très-court.

*h*. Restes du canal veineux.

*i*, *i*, *i*. Veine porte et son sinus occupant le sillon transversal du foie.

*j*, *j*. Vésicule et canaux biliaires.

*k*. Artère hépatique.

2° Foie de Ritta. B.

*l*. Grosse extrémité ou grand lobe.

*m*. Petite extrémité ou moyen lobe.

*n*. Échancrure correspondant à la colonne vertébrale.

*o*. Lobe de Spigel ou petit lobe.

*p*. Échancrure qui loge la veine cave inférieure. On y voit l'orifice des veines hépatiques.

*q*. Éminence porte antérieure moins prononcée que sur l'autre foie.

*r*. Sillon longitudinal recouvert presque en entier par la substance du foie.

*s*. Restes du canal veineux.

*t*, *t*. Veine porte et son sinus occupant le sillon transversal.

*u* : *u*. Vésicule et conduits biliaires.

*r*. Artère hépatique.

FIGURE II.

R. *Cœur de Ritta ; l'oreillette est ouverte pour montrer la cloison auriculaire.*

*a*. Veine cave inférieure.

*b*. Veine cave inférieure s'ouvrant dans l'oreillette gauche.

*c*, *c*. Cloison auriculaire perforée de trois ouvertures qui communiquent de l'oreillette pulmonaire dans l'oreillette aortique.

*c*, *d*, *f*. Positions de ces ouvertures dépourvues de valvules.

*e*. Enfoncement imperforé ressemblant au trou de botal oblitéré.

*g*. Paroi interne de l'oreillette pulmonaire.

*h*. *h*. Oreillette aortique.

*i*. Sommet de l'oreillette pulmonaire.

*j*, *j*. Ventricule aortique.

FIGURE III.

C. *Cœur de Christina. L'oreillette droite est ouverte pour montrer la cloison.*

*a*. Veine cave inférieure.

*b*. Valvule d'Eustachi.

*c*. Trou de botal parfaitement oblitéré.

*d*. Sa valvule.

*e*. Veine cave supérieure.

*h*. Son orifice dans l'intérieur de l'oreillette.

*f.* Orifice auriculo-ventriculaire droit.
*g*, *i*, *j*, *k*, *l*. Anfractuosités des parois de l'oreillette.
*z*, *z*. Sommet de l'oreillette droite.
*y*. Oreillette gauche.
*x*. Ventricule droit.
*x*, *x*. Ventricule gauche.

## PLANCHE VII.

*Canal intestinal de Ritta-Christina.*

A. Ritta. B. Christina.
*a*. Æsophage.
*b*. Estomac.
*c*. Rate.
*d*. Pancréas.
*e*. Duodénum.
*e'*, *e'*, *e'*, *e'*.... Intestin jéjunum.
A, A. Point de réunion des deux intestins grêles.
*x*, *x*. Débouchement de chacun des jéjunum dans l'intestin commun.
*c*, *c*. Intestin iléon unique pour les deux enfants.
*d*, *c*. Appendice vermiculaire du cœcum.
D, E. Cœcum.
E', E', E', E'. Gros intestin unique.
F. Intestin rectum.

## PLANCHE VIII.

*Intérieur du bassin et organes génitaux de Ritta-Christina.*

### FIGURE I.

*Organes génitaux externes.*

*a*. Vulve unique débouchant dans un vagin semblable.
*b*, *b*. Grandes lèvres.
*c*, *c*. Petites lèvres.

*d.* Ouverture de l'anus communiquant dans le rectum commun.

*e.* Seconde ouverture anale communiquant avec la poche inférieure *h.* de la fig. III.

FIGURE II.

*Utérus postérieur.*

*a.* Cavité du corps de l'utérus.

*b.* Cul de sac qui terminait inférieurement la cavité du col.

N° 1. Partie supérieure du corps de l'utérus.

N° 2, 2. Ovaires.

N° 3, 3. Pavillon et trompes utérines.

FIGURE III.

*Organes intérieurs du bassin commun.*

*a, a.* Dernières vertèbres lombaires.

*b, b.* Symphyse du pubis disjointe, les pubis écartés.

*c, c.* Côtés correspondants de la base des deux sacrum.

*d.* Pièce osseuse unique formée par la réunion des deux os coxaux postérieurs.

*e, e.* Détroit supérieur du bassin.

*f.* Utérus postérieur privé de vagin, avec ses ovaires, n° 2 et 3. Ses trompes et leur pavillon n° 4 et 5.

*g.* Rectum commun renversé.

*h, h, h, h.* Quatre poches fibreuses formant les trois premières des cavités sans ouvertures, remplies par un liquide filant; la quatrième inférieure était vide et s'ouvrait au-dehors par l'ouverture indiquée fig. I. *e.*

*i, i.* Partie inférieure des deux reins.

*j, j.* Les deux artères aortes.

*k.* Artère iliaque primitive droite de Christina.

*l.* Rameau épigastrique de cette artère.

*m, n.* Gros tronc transversal formé par les iliaques de *Christina* et de *Ritta* et unissant la circulation des deux enfants.

*p.* Artère sacrée latérale gauche de Ritta.

*q*. Terminaison de l'iliaque interne de Christina.

*r*. Mésentérique inférieure de Christina.

*s*. Iliaque primitive gauche de Christina et sa division en iliaque externe et interne.

*t*, *t*. Artères sacrées moyennes.

*v*. Artère iliaque primitive droite de Ritta.

Nerf de la vie de relation.

*x*, *x*. Plexus sacrés n'offrant rien de particulier.

*y*, *y*, *y*. Nerf des plexus sacrés correspondants, lesquels se réunissaient pour former le faisceau nerveux qui sortait du bassin postérieur. R. Planche IX.

*z*, *z*, *z*, *z*. Autres nerfs sacrés qui se distribuaient à l'utérus postérieur et aux poches insolites qui représentaient les rudiments d'un second gros intestin.

Nerf de la vie organique.

*a'*, *a'*, *a'*. Série des ganglions lombaires et sacrés du côté gauche de Christina.

*b'*, *b'*. Derniers ganglions sacrés du côté opposé.

*c'*. Troisième et dernier ganglion lombaire du côté droit.

*d'*, *d'*. Série des ganglions lombaires et sacrés du côté droit de Ritta.

*e'*. Ganglion sacré unique du côté opposé.

*f'*. Troisième et dernier ganglion sacré du côté gauche de Ritta.

## PLANCHE IX.

*Muscles de la partie postérieure du tronc et du bassin de Ritta-Christina.*

*a*. Pièce osseuse formée par la jonction de deux os postérieurs coxaux.

*b*, *b*. Les deux coccix.

*c*, *l*. Muscles obliques externes de l'abdomen postérieur.

*c*, C, R. Côté de Ritta. *l*, *c*. Côté de Christina.

*d*, *d*. Faisceaux musculeux représentant le tiers supérieur des muscles droits de l'abdomen postérieur.

*f*, *f*. Muscles grands fessiers réunis sur la ligne médiane en formant un muscle demi-orbiculaire. La partie inférieure de cette masse charnue, n° 9, 9, a été enlevée pour mettre à découvert les muscles de la couche profonde.

*g*, *g*. Muscles adducteurs.

*h*, *h*, *h*. Plan musculaire formé par les muscles ischio-coccigiens et releveurs de l'anus.

*i*, *i*. Muscles sphincters embrassant les deux ouvertures anales; *nous n'avons pu les suivre dans leur partie antérieure.*

*x*. Tubercule offrant sans doute le vestige des deux membres inférieurs qui manquaient.

R. Artères et faisceaux nerveux sortant du bassin au-dessous de ce tubercule, et représentant les systèmes vasculaires et nerveux destinés aux membres postérieurs avortés.

*x'*, *x'*. La position des deux ouvertures anales.

## PLANCHE X.

*Sternum et moelles épinières de Ritta-Christina.*

### FIGURE I.

*Sternum représenté dans sa grandeur naturelle, et par sa face interne.*

*A*, *x*, *x*, *x*, *x*. *c*, *c*, *c*, *c*. Sternum et côtes de Christina.

*B*. *r*, *r*, *r*, *r*, *y*, *y*, *y*, *y*. Sternum et côtes de Ritta.

*a*, *a*. Pièces claviculaires des deux sternum.

*b*, *b*. Premières côtes détachées.

*h*, *b*, *c*, *i*. Noyaux osseux isolés de chacun des sternum.

N° 1, 2. Appendices xiphoïdes des sternum.

*e*, *e*, *e*, *e*. Trajet et isolement des quatre artères mammaires internes, indiquant l'indépendance et le mode de formation de ce sternum complexe.

FIGURE II.

*Partie inférieure de la moelle épinière de Christina, vue par sa face postérieure.*

*a*, *b*. Renflement lombaire, déprimé sur tout le côté droit.
*c*, *c*. Origine ou insertion des nerfs lombaires et sacrés du côté gauche.
*d*, *d*. Origine ou insertion des nerfs lombaires et sacrés du côté droit.
*e*, *e*, *e*. Ganglions intervertébraux du côté gauche.
*f*, *f*, *f*. Ganglions intervertébraux du côté droit.

FIGURE III.

*Partie inférieure de la moelle épinière de Ritta, vue par la face postérieure.*

*a*, *b*. Renflement lombaire déprimé sur tout le côté gauche.
*c*, *c*. Insertion ou origine des nerfs lombaires et sacrés du côté droit.
*d*, *d*. Insertion ou origine des nerfs lombaires et sacrés du côté gauche.
*e*, *e*, *e*. Ganglions intervertébraux du côté droit.
*f*, *f*, *f*. Ganglions intervertébraux du côté gauche.

## PLANCHE XI.

*Squelette de Ritta-Christina*

Le squelette de *Ritta* a été dessiné au trait, celui de *Christina* a été dessiné et ombré; par ce moyen on distingue nettement sur les pièces de la ligne médiane la part qui revient en propre à chacun d'eux. On voit encore d'une part le mode d'après lequel s'est opérée l'association du système osseux, et de l'autre le mécanisme de la coalescence des os placés sur le centre des deux squelettes.

N^os 1, 1. Synciput des deux crânes.
N^os 2, 2. Bosses occipitales.
N^os 3, 3. Bosses coronales.
N^os 9, 9. Région cervicale des colonnes vertébrales.

A, B, C. Noyaux osseux des vertèbres cervicales défectueuses de Ritta.

*d*, *e*, *g*, *h*, *i*, *j*. Noyaux osseux propres à la portion du sternum de Ritta.

*k*, *l*, *m*, *n*, *u*. Noyaux osseux propres à la portion du sternum de Christina.

N° 12. Côtes de Ritta.

N° 13. Côtes de Christina.

N° 5. Vertèbres lombaires de Ritta.

G. Vertèbres lombaires de Christina.

P, Q. Pièce postérieure et insolite du bassin.

N° 4′. Os coxal de Ritta.

N° 4. Os coxal de Christina.

N° 10. Pièce pubienne de Christina.

N° 11. Pièce pubienne de Ritta.

N° 7. Pièces osseuses du membre inférieur de Ritta.

N° 8. Pièces osseuses du membre inférieure Christina.

## PLANCHE XII.

### *Hépato-dymes acomplexes.*

#### FIGURE I.

*Hépato-dyme (eniops gensoulii, Geoffroy-St.-Hilaire) vu par devant.*

*a*, *c*, g, e. Sujet gauche dessiné au trait.

B, f, D, C. Sujet droit dessiné et ombré.

#### FIGURE II.

*Tête et tronc du même Hépato-dyme, vus par leur partie postérieure, et dessinés comme le précédent, afin de distinguer ce qui est propre à chaque enfant.*

#### FIGURE III.

*Les mêmes parties dont la peau a été enlevée pour mettre à découvert les muscles superficiels, dont la moitié E, B appartient à un sujet, et la seconde moitié A, E appartient à l'autre.*

FIGURE IV.

*Hépato-dyme synoptus. Ce sujet conservé dans l'alcool m'a été donné par mon illustre ami M. Geoffroy-St.-Hilaire; je l'ai disséqué avec M. le Dr. Martin St.-Ange qui a fait le dessin, ainsi que ceux de la planche XIII, qui appartiennent au même hépato-dyme.*

Ce qui est au trait appartient exclusivement à l'enfant droit A; ce qui est ombré appartient à l'enfant gauche B.

*a*, *a*. Le muscle orbiculaire des paupières.
*b*. Le muscle transversaire du nez.
*c*. Le releveur de la lèvre supérieure et de l'aile du nez.
*d*. Le releveur de la lèvre supérieure et l'abaisseur de l'aile du nez.
*f*. Le zygomatique.
*g*. Le temporal.
*h*. Le buccinateur
*i*. L'orbiculaire des lèvres.
*j*. Le carré du menton.
*k*. Le triangulaire des lèvres.
*l*, *l*. Le masseter, le digastrique et le stylo-hyoïdien.
*n*. L'artère carotide, la veine jugulaire interne et le nerf pneumo-gastrique.
*o*. Le mylo-hyoïdien.
*p*. Le sterno-hyoïdien.
*q*. le sterno thyroïdien.
*r*. L'omoplato-hyoïdien.
*s*, *t*. Le sterno-cleïdo-mastoïdien.
*u*. Le splenius.
*v*. Le deltoïde.
*x*, *x*. Le grand pectoral.
*z*, *z*. Le grand oblique de l'abdomen.

## PLANCHE XIII.

*Organisation intérieure des hépato-dymes acomplexes.*

FIGURE I.

*Face antérieure.*

A. La trachée-artère.
*b*, *b*, *b*. Poumon gauche du sujet S. D.
*b'*, *b'*, *b'*. Poumon droit du sujet S. G.
*c*. L'oreillette gauche.
*c'*. L'oreillette droite.
*d*. La veine cave supérieure.
*p'*. La veine cave inférieure.
*e*. Le cœur antérieur des deux sujets.
*f*. Le tronc commun aux artères pulmonaires et au canal artériel.
*g'* La crosse de l'aorte de ce même cœur.
*g*. La crosse de l'aorte du sujet S. G. venant s'ouvrir dans l'aorte *g'*, qui part du cœur *c*.
*h*, *h'*. Les carotides primitives.
*i*. Les artères vertébrales.
*j*. Les artères sous-clavières.
*k*. Les veines jugulaires internes.
*l*. Le nerf pneumo-gastrique.
*m*. Le foie.
*m'*. Le cordon ombilical.
*n*. La rate du sujet S. D.
*o*. La capsule surrénale.
*p*. Le rein gauche du sujet S. D.
*q'*. L'intestin grêle du sujet S. D.
*q*. L'intestin grêle du sujet S. G.
*r*. Le point de jonction des deux intestins grêles d'où part le gros intestin unique et commun *s*, *s*, *s*.

FIGURE II.

*Face postérieure.*

*a.* Le cœur postérieur des deux sujets d'où part l'aorte qui se distribue au sujet S. G.

*b.* Le tronc commun aux artères pulmonaires et au canal artériel.

*c.* La crosse de l'aorte.

*d.* Le point où l'artère carotide primitive se bifurque pour fournir la carotide interne et l'externe.

*f.* L'artère sous-clavière gauche du sujet S. G.

*g.* L'artère vertébrale.

*h.* La même artère sous-clavière au point où elle prend le nom d'axillaire.

*i.* Artère aorte du sujet S. G.

*j.* Veine cave supérieure.

*k.* Oreillette droite : la gauche ne peut être vue.

*l.* Le poumon gauche du sujet S. G.

*l'*, *l'*. Le poumon droit du sujet de S. D.

*m.* Le foie postérieur.

*n'*. Le foie antérieur.

*o.* La rate du sujet S. G.

*q* et *q'*. Les reins.

## PLANCHE XIV.

*Squelette d'un hépato-dyme acomplexe, conservé au cabinet anatomique du Muséum d'Histoire naturelle.*

FIGURE Ire.

*Squelette vu par la face antérieure.*

A, R. Sujet droit.

B, Q. Sujet gauche.

Le sujet droit est dessiné au trait, le sujet gauche est ombré, dans le but de montrer la formation de ces êtres et leur mode de coalescence.

N^os 1, 1. Région cervicale des vertèbres.

*a*, *a*, *b*, *b*, *b*. Côtes.

C, D. Sternum antérieur.

*x*, *x*. Clavicules antérieures.

K, P, O. Membres thorachiques du sujet droit.

L, M, N. Membres thorachiques du sujet gauche.

*h*, *h*. Région lombaire vertébrale.

G, R. Bassin et membres pelviens isolés du sujet droit.

F, Q. Bassin et membres pelviens isolés du sujet gauche.

FIGURE II.

*Face postérieure du même squelette dessiné de la même manière et dans le même but.*

A, O. Sujet gauche.

B, N. Sujet droit.

N^os 1, 1. Vertèbres cervicales.

*a*, *b*, *d*, *c*. Côtes postérieures.

H. Sternum postérieur formé par deux moitiés hétérogènes comme l'antérieur.

N^os 2, 2. Région des vertèbres lombaires.

C, R, L, P. Membres thorachiques.

M, L, N, S, O. Bassins et membres pelviens des deux sujets entièrement isolés les uns des autres.

FIGURE III.

*J'ai emprunté cette figure à l'ouvrage de Haller, pour montrer combien la nature se répète dans ces productions des êtres anormaux.*

A. Sujet gauche.

B. Sujet droit.

*a*. Estomac du sujet droit.

*c*. Estomac du sujet gauche.

*e*. Vésicule du fiel.

*h*. Autre vésicule.

*g*. Mésentère.

*j*. Rein gauche du sujet gauche.
*t*. Rein droit du même sujet.
*k*, *f*. Uretères des reins du sujet gauche.
*t*, *q*. Les deux reins du sujet droit.
*h*. Uretère.
*x* Cordon ombilical unique.

## PLANCHE XV.

### *Composition de la tête des céphalo-dymes.*

Cette planche est destinée à montrer le mode de formation de la tête des céphalodymes, l'association des demi-têtes de chacun des enfants développant d'abord une tête complète en avant, et donnant naissance en arrière à un quart de tête, puis à une demi, puis à une tête entière. L'occipital devient le point fixe autour duquel se disposent toutes les pièces osseuses pour arriver à cette singulière composition. Les dessins ont été composés de manière que ce qui appartient à l'un des enfants est au trait, et ce qui appartient à l'autre se trouve ombré.

#### FIGURE 1re.

*Base du crâne d'un demi-céphalo-dyme* (Synotus, G. S. H).

O. Trou occipital.
B, B. Portion condyloïdienne de l'anneau occipital.
C, D. Portion basilaire du même anneau.

On voit que cette partie est placée latéralement au lieu d'être située sur la ligne médiane; en face d'elle et exactement sur la même ligne se trouve l'anneau occipital de la seconde tête. D'après ce quart de rotation de cet anneau, la moitié des pièces crâniennes qui lui correspondent se placeront les unes en avant et les autres en arrière; la partie centrale du sphénoïde s'est placée en vertu de ce mouvement entre les deux anneaux occipitaux.

E. Partie centrale du sphénoïde postérieur, dont la moitié appartient à l'une des têtes, et la seconde moitié à l'autre.

*Pièces situées en avant des anneaux occipitaux.*

F, *g*. Rocher antérieur, en face se trouve le rocher analogue de l'autre tête.

G. Cadre du tympan, en face existe un cadre semblable appartenant à la seconde demi-tête.

J. Portion de la base du sphénoïde antérieur.

I. Base de la grande aile du sphénoïde.

H. Portion écailleuse du temporal.

K. Voûte palatine.

L. Maxillaire supérieur.

M. Portion de l'os jugal.

Ces parties jointes à leurs analogues qui appartiennent à l'autre sujet forment une tête antérieure, ressemblant en tout à une tête normale, quoique composée avec deux demi-têtes étrangères l'une à l'autre.

*Pièces situées en arrière des anneaux occipitaux.*

A, A. Rocher postérieur, en face se trouve le rocher postérieur de l'autre tête.

Les occipitaux postérieurs cloisonnaient ce crâne en arrière, entre eux se trouvaient deux noyaux osseux qui étaient les rudiments de la portion écailleuse de chaque rocher.

La tête antérieure étant complète, on voit que les développements ne peuvent se porter qu'en arrière de manière à en augmenter le nombre des parties, puisque cette tête postérieure ne se compose quant à la base que d'un demi-anneau d'occipital, et d'un rocher de chaque côté.

FIGURE III.

*Base du crâne d'un céphalo-dyme plus avancé*; (Éniops, Geoffroy-Saint-Hilaire).

O. Anneau occipital.

*c*, *c*. Portion condyloïdienne de cet anneau.

*d*. Pièce basilaire.

Cet anneau est placé latéralement comme dans le crâne précédent, il est porté un peu plus en avant, cette marche en avant du trou occipital ira en augmentant à mesure que la tête postérieure prendra de l'accroissement. En face se trouve l'anneau occipital semblable composé du même nombre de pièces.

*Pièces situées en avant du trou occipital.*

E. Partie centrale du corps du sphénoïde postérieur.

En avant et en arrière de cette pièce se trouvent deux petits anneaux osseux qui font partie de la base des sphénoïdes antérieurs.

F. Rocher antérieur.

G. Pièce centrale des sphénoïdes antérieurs.

I, H. Base de la grande aile du sphénoïde.

J, L, M. Base du maxillaire inférieur et portion des apophyses ptérigoïdes.

K. Portion du palatin.

*n*, *o*. Partie palatine du maxillaire inférieur.

*Pièces situées en arrière du trou occipital.*

B, B. Rocher postérieur.

A. Portion écailleuse du temporal.

FIGURE V.

*La partie postérieure de ce crâne était cloisonnée sur la ligne médiane par une pièce impaire très-grande.*

B, C. Dont l'échancrure C, recevait la pointe A, fig. III.

Cette pièce était formée par la réunion de deux pariétaux surnuméraires.

Au-dessus d'elle il existait deux autres pariétaux A, A, appartenant l'un à un enfant, le second à l'autre.

FIGURE II.

*Par les côtés cette pièce unique s'articulait avec l'occipital postérieur.*

B, C, A, dont la grandeur était beaucoup diminuée.

FIGURE VIII.

*Autre base du crâne d'un trois quarts de céphalo-dyme.*

*o*. Trou occipital situé encore plus en avant que chez le précédent.

E, F. Pièces condiloïdiennes de l'anneau occipital.

G. Pièce basilaire.

J. Rocher antérieur.

H. Apophyse mastoïde.

J'. Cadre du tympan.

K, L. Base des ailes du sphénoïde.

*o*, *o*. Corps des sphénoïdes comprimés.

L, M. Alvéoles du maxillaire supérieur.

*i*. Portion écailleuse du temporal.

*Pièces situées en arrière du trou occipital.*

B. Occipital postérieur.

C, D. Rocher postérieur.

A. Grande pièce unique interposée entre les deux occipitaux, et formée par deux pariétaux réunis, de même que dans le crâne précédent.

Ce crâne est remarquable par la concentration de la base des sphénoïdes dont les parties sont au contraire si distinctes chez les céphalo-dymes précédents.

FIGURE VII.

*Céphalo-dyme complet.*

O. Anneau occipital situé toujours latéralement, mais occupant la partie moyenne du flanc de chaque base de ce double crâne.

Toutes les pièces situées en avant du trou occipital K, J, G, H, I, *b*, *c*, *d*, *e* sont répétées et reproduites en arrière par des pièces analogues *e*, *d*, *c*, *b*, I, H, G, K.

La tête postérieure est complétée comme l'antérieure : dans les cas précédents, fig. 1, 3 et 8, la tête postérieure était réduite d'abord au rocher, puis aux rochers à une portion écailleuse du temporal, aux occipitaux et aux pariétaux qui cloisonnaient le crâne en arrière.

Si on tire une ligne médiane sur la base de ces crânes, ligne indiquée par la manière dont les dessins ont été composés, on les divise en deux parties égales, l'une droite, l'autre gauche; une de ces moitiés constitue la tête de l'un des enfants, l'autre moitié forme la tête de son frère. C'est la même composition que celle du sternum et du foie complexe que nous avons déja exposée (1).

FIGURE IV.

*Face postérieure du cœur d'un hépato-dyme complexe.*

A, B. Corps de l'organe.
C, H. Courbure de l'aorte.
G, E, F. Troncs artériels s'élevant de la crosse de l'aorte.
D. Artère pulmonaire.
J, I. Bifurcation de cette artère.
K, L. Artère aorte.
*k'*, *k'*, *k'*. Branches s'élevant de la courbure aortique.
M. Artère pulmonaire.

(1) Je reçois en ce moment une dissertation de M. W. Clark, professeur d'anatomie à l'université de Cambridge. L'auteur y décrit un hépato-dyme acomplexe (Céphalo-dyme, Janiceps). Cette description est remarquable par la reproduction des faits capitaux qui font la base de mon travail. Les deux têtes de ce céphalo-dyme étaient anencéphaliques. J'ai encore reçu une dissertation de M. le Dr John Paget, sur les monstruosités du cœur appliquées à la pathologie de cet organe; les observations profondes qu'elle renferme montrent combien les vues anatomiques qui nous dirigent sont appréciées dans leur application pratique par les anatomistes et les médecins de la patrie des *Monro* et des *Hunter*. En rappellant ces publications postérieures à l'impression de ce travail, je ne puis omettre le premier volume de l'ouvrage de M. Isidore Geoffroy-St-Hilaire, dans lequel, sous l'heureuse dénomination de TÉRATOLOGIE, cette partie de la science est traitée avec une profondeur de vues qui en agrandissent le domaine, en montrant les connexions étroites de l'anatomie, de la zoologie et de l'anatomie pathologique.

*m'*, *m'*, *m'*. Division de cette artère.

*n*. Canal artériel.

FIGURE VI.

*Structure de ce cœur complexe à trois ventricules.*

F, F. Ventricule moyen très-vaste et commun. Ce ventricule était formé de la réunion des deux ventricules droits, le cœur du sujet droit ayant éprouvé l'inversion que nous avons exposée.

A, A. Ventricule aortique du sujet droit.

G, G. Ventricule aortique du sujet gauche.

D. Artère pulmonaire du sujet droit.

C. Artère aorte du même sujet.

I. Artère aorte du sujet gauche.

J. Artère pulmonaire du même sujet.

B, H. Ouvertures faisant suite aux deux artères pulmonaires et mettant en communication le ventricule central commun avec les deux ventricules latéraux.

## PLANCHE XVI.

*Détails de l'organisation des hépato-dymes acomplexes.*

FIGURE I.

*Montrant l'intérieur de l'oreillette du cœur a.* (Voyez pl. XIII, fig. 2.)

*a*. Le cœur.

*b*. L'intérieur de l'oreillette.

*c*. Ouverture auriculo-ventriculaire.

*c'*. Oreillette gauche.

*d*. Trou de Botal.

*e*. Veine cave supérieure.

*f*. Veine cave inférieure.

*g*. Artère pulmonaire gauche.

*h*. Artère pulmonaire droite.

*h'*. Canal artériel.

*j*. Crosse de l'aorte.
*k*. Tronc de la carotide commune.
*i*. Artère vertébrale.

FIGURE II.

*Représentant l'intérieur du ventricule droit, communiquant avec le gauche par une petite ouverture.*

*a*. La cavité du ventricule droit où viennent s'ouvrir le tronc pulmonaire et la crosse de l'aorte.
*b*. L'oreillette droite.
*c*, *c*, *c*. Les colonnes charnues de la valvule *tricuspide*.
*d*. La portion membraneuse de cette valvule auriculo-ventriculaire droite.
*e*. La veine cave supérieure.
*f*. La veine cave inférieure.
*f'*. La communication insolite des ventricules.
*g'*, *g*. Stylet indiquant la communication de l'oreillette droite *b* avec la cavité du ventricule droit *a*.
*h*. La crosse de l'aorte divisée.
*h'*. Le tronc commun aux artères pulmonaires et au canal artériel.

FIGURE III.

*Fait voir les deux cavités ventriculaires, l'ouverture qui les fait communiquer et le mode de circulation possible.*

*a*. La cavité du ventricule droit.
*b*. L'oreillette droite ouverte.
*c*, *c*, *c*. Les colonnes charnues renversées, se terminant par de petits tendons sur la membrane de la valvule tricuspide.
*e*. La veine cave supérieure.
*f*. La veine cave inférieure.
*g'*, *g*. Un stylet qui indique le trajet que le sang doit parcourir en passant de l'oreillette droite dans le ventricule droit.
*h*. Le tronc pulmonaire et le canal artériel.
*i*. La valvule mitrale.

*j*. La crosse de l'aorte.

*k*. Le ventricule gauche.

*m*, *m*. Un stylet qui traverse l'ouverture insolite faisant communiquer les deux ventricules.

FIGURE XII.

*a*. Le cœur antérieur des deux sujets réunis. (Voyez pl.e XIII, fig. 1.)

*b'*. L'oreillette gauche.

*b*. L'oreillette droite ouverte.

*c'*. La veine cave supérieure.

*c*. La veine cave inférieure.

*d*. Un repli d'oreillette indiquant le point où se trouve ordinairement l'ouverture auriculo-ventriculaire droite, qui est ici entièrement oblitérée.

*e*. Le trou ovale extrêmement large.

*f*. Le tronc pulmonaire.

*g'*, *g*. Les artères pulmonaires.

*h*. Le canal artériel.

*i*. La crosse de l'aorte.

*j*. La branche de communication des deux crosses.

*k*. L'artère carotide primitive droite.

*l*. L'artère carotide primitive gauche.

*m*. L'artère vertébrale.

*n*. L'aorte descendante.

FIGURE XIII.

*Le même cœur.*

*b*. L'oreillette droite.

*c'*. La veine cave supérieure.

*c*. La veine cave inférieure.

*g*, *g*. Les artères pulmonaires.

*h*. Le canal artériel.

*i*, *i*. La valvule sygmoïde du tronc pulmonaire.

*j*. La branche de communication des deux crosses.

*k*. L'artère carotide primitlve droite.

*l*. L'artère carotide primitive gauche.

*m*. L'artère vertébrale.

*n*. L'aorte descendante.
*o*. Le ventricule droit.
*o'*, *o''*. Ouvertures insolites qui font communiquer les deux ventricules.
*p*. Une incision pratiquée sur la paroi externe du ventricule gauche.
*q*. Une érigne servant à écarter les parois du ventricule droit.

### FIGURE XIV.

*Même cœur.*

*c*. La veine cave inférieure.
*c'*. La veine cave supérieure.
*g'*, *g*. Les artères pulmonaires.
*h*. Le canal artériel.
*j*. La branche anastomotique des deux crosses aortiques.
*k*. L'artère carotide primitive droite.
*l*. L'artère carotide primitive gauche.
*m*. L'artère vertébrale.
*n*. L'aorte descendante.
*r'*, *r*. La paroi antérieure du ventricule gauche renversée.
*s*, *s*. Les trous insolites qui font communiquer les deux ventricules.
*t*, *t*. Un stylet indiquant la communication auriculo-ventriculaire gauche.
*v*. La valvule mitrale.

### FIGURE IV.

*Circulation générale des deux sujets réunis.* (V. pl. XIII, fig. 1 et 2.)

*a*. Le cœur antérieur vu par sa face postérieure.
*b*. L'oreillette droite.
*c*. L'oreillette gauche où débouchent les veines pulmonaires.
D. La veine cave supérieure.
D et D'. La veine cave inférieure.
*d*, *d*. Veines hépatiques superficielles.
C. La crosse de l'aorte au point de la bifurcation.
*c*. Les artères intercostales.
*c'*. L'artère stomachique.
*c''*. L'artère capsulaire.

*c'''*. Tronc fournissant l'artère hépatique et la mésentérique supérieure.

*d''*, *d'*. Les artères rénales.

*d'''*. L'artère mésentérique inférieure.

E, E. Les artères crurales.

*e*, *e'*. Les veines rénales.

*e''*, *e''*. Les veines crurales.

F. Artère ombilicale droite très-développée.

*g*. Artère ombilicale gauche excessivement petite.

*g'*, *g*. Artères hypogastriques.

A' Le cœur situé profondément vu par sa face antérieure.

B. La crosse de l'aorte.

*b'*. Le tronc commun aux deux carotides *b'* et *b''*.

*g'*. L'artère vertébrale.

*g''*. L'artère sous-clavière.

C'. L'oreillette droite.

C''. L'oreillette gauche.

D''. La veine cave supérieure.

D'''. La veine azygos.

E. La veine cave inférieure.

*e*. Les veines rénales.

*f*. La veine mésentérique.

G. La crosse de l'aorte.

*g*, *g*. Les artères carotides primitives.

*h*. l'artère sous-clavière.

*h'*. L'artère vertébrale.

*i*, *i*, *i*. Les artères intercostales.

*j*. L'artère coronaire stomachique fournissant les deux artères diaphragmatiques inférieures.

*k'*. Tronc commun fournissant l'artère hépatique et la mésentérique supérieure *l*.

*k''*. Les artères capsulaires.

L, *l*. Les artères rénales.

L', *l'*. L'artère mésentérique inférieure.

*m*. Bifurcation de l'aorte.

*m'*, *m'*. Artères crurales.
*n*, *n*. Artères hypogastriques.
*m*, *m'*. Les artères ombilicales.
X. Le canal artériel du cœur A'.
Z. Le canal artériel du cœur A.
X', X. Les deux foies.
O, *o*. Deux veines ombilicales allant dans le foie *x*.

FIGURE VIII.

A. La langue antérieure.
B'. L'épiglotte et la glotte.
C'. Le larynx.
C''. La bifurcation de la trachée-artère.
D', D. Les lobes du poumon droit.
F, F', F''. Les lobes du poumon gauche.
A. La langue postérieure atrophiée.
B. La glotte postérieure atrophiée.
C. Le larynx postérieur atrophié.
D. Les lobes du poumon gauche atrophiés légèrement.
F, F. les lobes du poumon droit.
G. L'œsophage commun.
H, H. Les deux estomacs confondus et ne formant qu'une seule cavité.
*h*. Le commencement de l'intestin grêle.
*i*, *i*. Les deux foies.
*j*. Le cordon ombilical.

FIGURE V.

*Reproduction de la tête de janiceps décrite par Duverney dans les Mémoires de l'Académie des Sciences.*

FIGURE VI.

*Intérieur du pharynx d'un hépato-dyme acomplexe.*

*f*. Langue antérieure très-développée.
*b*. langue postérieure atrophiée.
*c*, *c*. Ouverture supérieure de l'œsophage commun.
*e*. Ouverture du larynx antérieur.

FIGURE VII.

*L'un des cervelets isolés.*

A. Cervelet.

*b*, *b*, *b*, *b*. Tubercules quadrijumeaux antérieurs et postérieurs.

*d*, *e*, *f*, *g*, *h*, *i*, *i*. Divers nerfs crâniens.

FIGURE IX.

*Les deux cervelets d'un hépato-dyme acomplexe (eniops) vus en place.*

D, D, E. Cervelets.

*c*, *c*. Scissure de communication du troisième au quatrième ventricule cérébral.

*a*, *a*. Nerf olfactif antérieur.

*b*, *b*. Nerfs optiques antérieurs.

*g*, *e*. Nerfs optiques postérieurs.

*i*. OEil postérieur.

*j*. Corps ou glande pituitaire.

*g'*, *g'*, *g'*, *e'*, *e'*, *e'*. Divers nerfs crâniens.

FIGURE X.

*Hémisphères cérébraux d'un hépato-dyme acomplexe vus par la partie postérieure.*

A. Hémisphère droit.

B. Hémisphère gauche.

*c*. Commencement de leur grande scissure.

D. Ouverture auriculaire.

FIGURE XI.

*Organes visuels d'un hépato-dyme acomplexe (eniops).*

A. OEil postérieur formé par la réunion des deux yeux.

G, G. Nerfs optiques séparés d'abord, puis confondus.

E, D. Portion des cervelets.

F. Ingrassias traversé par un des nerfs optiques antérieurs.

C, B. Les deux yeux antérieurs, propres l'un à l'un des enfants, l'autre à son frère.

FIGURE XII *bis*.

*Les deux cervelets et les hémisphères cérébraux simples d'un hépato-dyme acomplexe.*

A, B. Hémisphères cérébraux simples.
C, D. Les deux cervelets.
F, F. Le haut des deux moelles épinières.

## PLANCHE XVII.

*Ensemble de l'organisation de l'hépato-dyme complexe mâle.*

A. Enfant droit.
B. Enfant gauche.
C. Cordon ombilical unique.
j. Diaphragme soulevé.
*i*, *x*. Foie complexe.
*l*. Estomac de l'enfant gauche.
L. Estomac de l'enfant droit.
*d*. Poche commune dans laquelle se rendaient les trois portions du canal digestif, désignées par les lettres *e*, *t*, *f*.
*n*. Cœcum unique.
*q*, *s*, *s*. Vaisseaux omphalo-mésentériques.
*h*. Ouraque.
*m*. Gros intestin.
R. Artère ombilicale.
K, *u*. Intestins grêles.
N[os] 1, 2. Testicules.
N° 3. Pénis.

## PLANCHE XVIII.

*Détails d'organisation de l'hépato-dyme mâle.*

A. Sujet gauche.
*v*. Cœur de ce sujet surmonté de son oreillette.

*q*. Poumon gauche.
T. Trachée-artère.
S. Aorte ascendante avec ses bifurcations.
N° 7. Veine cave supérieure droite.
N° 8. Veine cave supérieure gauche.
N° 9 et 10. Nerf pneumo-gastrique.
*g*, *g*, *g*. Diaphragme commun.
*p*. Les deux reins de l'enfant gauche surmontés de leurs capsules, et réunis par leur partie inférieure.
*o*. Uretère de ce rein.
*y*. Vessie antérieure renversée dans laquelle se rend cet uretère.
*n*. Poche vésicale imperforée.
*z*. Artère transverse commune.

B. Organes du sujet droit.
A, A. Poche représentant le cœur divisée par une rainure médiane.
*b*. Bulbe de l'aorte ascendante, et ses divisions principales *c*, *d*, *e*.
*f*. Poumon à deux lobes.
*t*. Trachée-artère.
N° 2, 3, 4. Ganglions cervicaux du nerf grand sympathique.
N° 5. Insertion du muscle mylo-hyoïdien.
*i*. rein droit.
*h*. Capsule surrénale droite.
*j*. Uretère de ce rein se rendant dans la vessie normale *y*.
*l*. rein gauche.
*k*. Capsule surrénale gauche.
*x*. Uretère de ce rein se rendant dans la poche vésicale imperforée *n*.
*v*. Artère rénale.
*x*, *z*. Artère transverse communiquant d'un sujet à l'autre.
*m*, *m*, *m*. Terminaison du gros intestin.
*z*, *z*. Cuisses des deux enfants.

## PLANCHE XIX.

### *Système sanguin de l'hépato-dyme mâle.*

Cette planche a pour objet de montrer l'ensemble des systèmes artériels et veineux de l'hépato-dyme mâle, avec leurs rapports normaux et insolites.

A. Sujet droit.
A', G. Courbure de l'aorte.
B, C, D, F. Troncs artériels s'élevant de la courbure de l'aorte.
H. Artère sous-clavière gauche.
J. Artère sous-clavière droite.
K. Bifurcation inférieure de l'aorte.
L'. Artère transverse commune.
L. Veine transverse commune.
*o*, 5. Tronc de la veine cave inférieure.
M. Veine iliaque.
N^os 1 et 2. Ganglions du grand sympathique.
N° 3. Fin du gros intestin.

B. Sujet gauche.
O, P. Cœur.
*f*. Veine cave supérieure droite.
*g*. Veine cave supérieure gauche.
*c*, *d*. n° 6. Troncs s'élevant de la courbure de l'aorte.
*h*. Tronc de l'aorte.
U. Artère transverse servant de lien d'union entre ces deux systèmes artériels.
*l*. Artère iliaque gauche.
*j*. Veine iliaque.
K. Artère ombilicale.
N^os 6, 7, 8, 9, 10. Ganglions du grand sympathique.
*y*, *y*. Les deux cuisses antérieures.

## PLANCHE XX.

### *Squelette de l'hépato-dyme male.*

Le squelette de l'enfant placé à droite A a été dessiné au trait, celui de l'enfant situé à gauche B a été ombré. Cette petite innovation dans la représentation des parties me paraît indispensable pour faire distinguer dans les êtres associés, ce qui appartient à l'un ou à l'autre.

A. Enfant droit.

*n.* Région cervicale des vertèbres.

*o.* Scapulum droit.

C, L. Clavicule droite.

*i*, *h*. Sternum offrant au milieu un hyatus profond, de sorte que la moitié droite de cet os est tout-à-fait séparée de sa moitié gauche.

G. Appendice xiphoïde unissant les sternums des deux enfants.

*u*, *v*, *x*, *z*. Côtes de l'enfant droit.

I. Région lombaire des vertèbres.

K, K. Les deux os coxaux.

*a*, *b*, *a'*, *b'*. Premier et cinquième doigts composés de deux phalanges au lieu de trois.

E, F. Membre surnuméraire droit.

*f.* Phalange unique représentant le petit doigt de ce pied.

B. Enfant gauche.

*m.* Région cervicale des vertèbres.

P. Scapulum gauche.

C, L. Clavicule gauche.

*q*, *r*, *s*. Côtes de l'enfant situées à gauche.

J. Région lombaire des vertèbres.

L, L. Os coxaux.

C. Pubis postérieur.

N° 6. Pièce osseuse unique formée par la réunion des deux parties supérieures des fémurs surnuméraires.

D. Cartilage correspondant aux condyles inférieurs du fémur de la cuisse gauche surnuméraire. La jambe gauche avait été détachée et perdue dans l'examen auquel avait été soumis cet hépato-dyme avant de nous être remis.



FIN DE L'EXPLICATION DES PLANCHES.

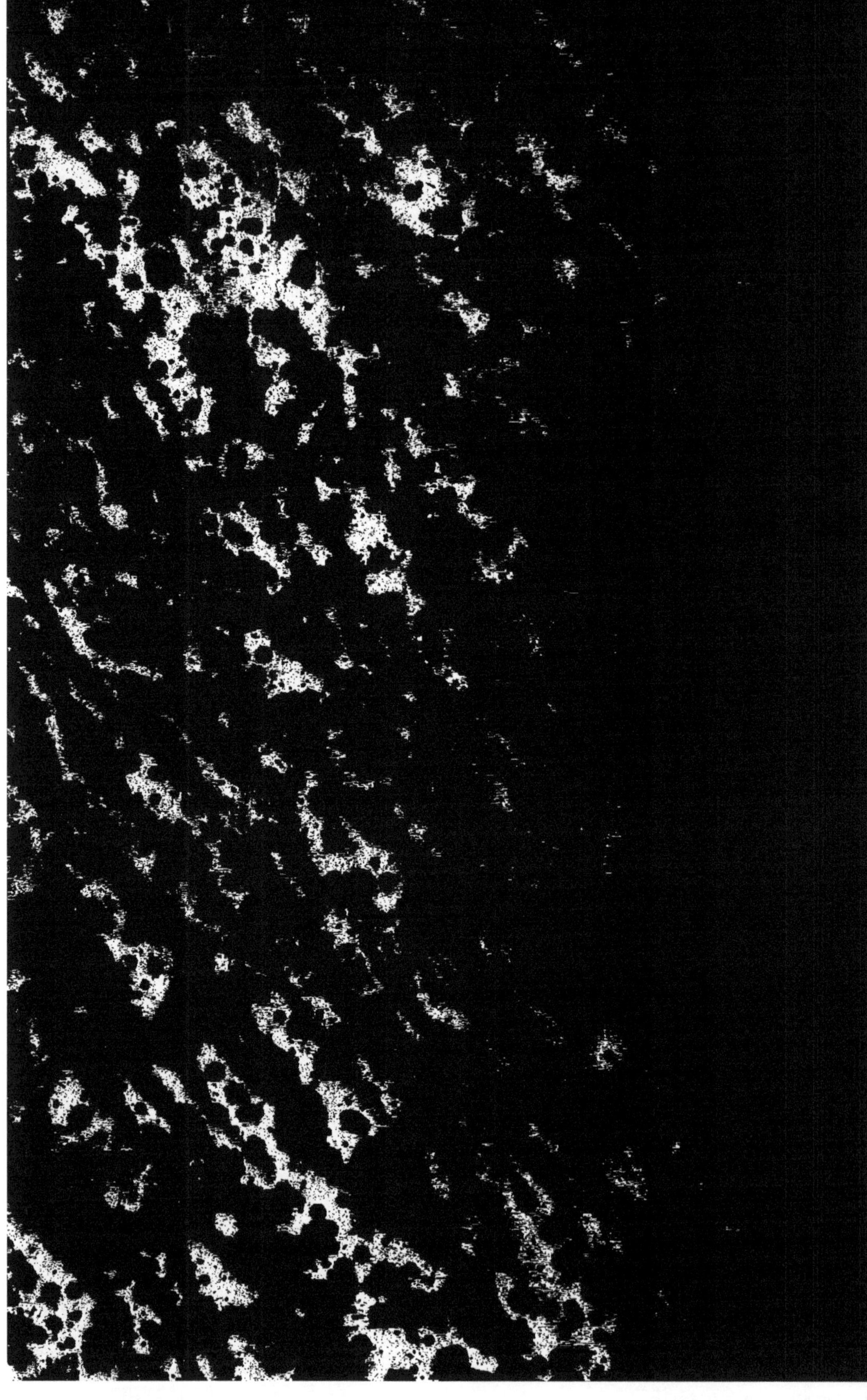

www.ingramcontent.com/pod-product-compliance
Ingram Content Group UK Ltd.
Pitfield, Milton Keynes, MK11 3LW, UK
UKHW020103200726
13856UKWH00002B/354

9 782012 467958